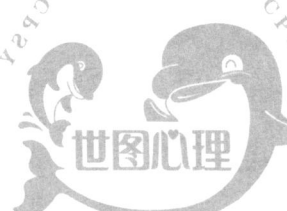

博客：http://blog.sina.com.cn/bjwpcpsy
微博：http://weibo.com/wpcpsy

希望与理解
之道

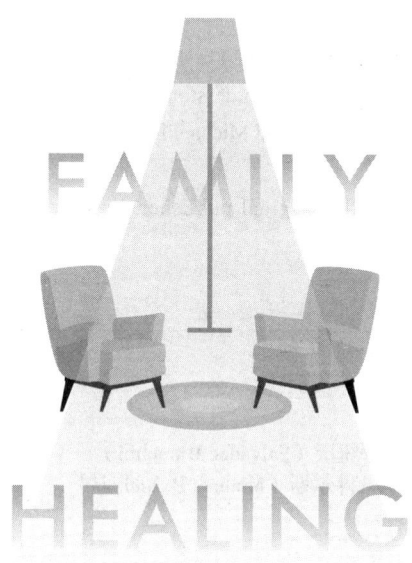

STRATEGIES
for
HOPE AND
UNDERSTANDING

Salvador Minuchin
Michael P. Nichols

疗愈家庭

[美]萨尔瓦多·米纽庆
[美]迈克尔·P. 尼科尔斯
———— 著

王渡 ———— 译

中国出版集团有限公司

世界图书出版公司
北京　广州　上海　西安

## 图书在版编目（CIP）数据

疗愈家庭：希望与理解之道 /(美) 萨尔瓦多·米纽庆，(美) 迈克尔·P. 尼科尔斯著；王湲译. -- 北京：世界图书出版有限公司北京分公司, 2024. 8. -- ISBN 978-7-5232-1618-7

Ⅰ．G78

中国国家版本馆CIP数据核字第2024XP7932号

Simplified Chinese Translation copyright © 2024 by Beijing World Publishing Corporation, Ltd.
Family Healing: Strategies for Hope and Understanding Original English Language edition
Copyright © 1993 by Salvador Minuchin and Michael P. Nichols
All Rights Reserved.
Published by arrangement with the original publisher, Free Press, an Imprint of Simon & Schuster, LLC.

| | |
|---|---|
| 书　　名 | 疗愈家庭：希望与理解之道<br>LIAOYU JIATING |
| 著　　者 | ［美］萨尔瓦多·米纽庆（Salvador Minuchin）<br>［美］迈克尔·P. 尼科尔斯（Michael P. Nichols） |
| 译　　者 | 王　湲 |
| 策划编辑 | 王　洋 |
| 责任编辑 | 王　洋 |
| 装帧设计 | 人马艺术设计·储平 |
| 出版发行 | 世界图书出版有限公司北京分公司 |
| 地　　址 | 北京市东城区朝内大街137号 |
| 邮　　编 | 100010 |
| 电　　话 | 010-64038355（发行）　64033507（总编室） |
| 网　　址 | http://www.wpcbj.com.cn |
| 邮　　箱 | wpcbjst@vip.163.com |
| 销　　售 | 新华书店 |
| 印　　刷 | 三河市国英印务有限公司 |
| 开　　本 | 787mm×1092mm　1/16 |
| 印　　张 | 20.25 |
| 字　　数 | 240千字 |
| 版　　次 | 2024年8月第1版 |
| 印　　次 | 2024年8月第1次印刷 |
| 版权登记 | 01-2019-6643 |
| 国际书号 | ISBN 978-7-5232-1618-7 |
| 定　　价 | 69.80元 |

版权所有　翻印必究

（如发现印装质量问题，请与本公司联系调换）

# 前　言

作为一个从业三十年的家庭治疗师，我自称"业界前辈"也不为过。毕竟，在这个领域萌发之初，我就已涉足其中，也为它的成长贡献了自己的绵薄之力。无论人们对家庭治疗的褒贬如何，我都见证了当年横空出世的它，是如何用一套前所未有的方式去认识和帮助人们的。到今天，家庭治疗在心理健康领域已经稳稳地有了自己的一席之地。

说到讲故事，传统方式大概就是一位长者坐在矮脚凳上，将自己年轻时辉煌的冒险经历娓娓道来，后辈们听得津津有味。所以在这本书中，我先写了四章自传式内容。但接下来当我开始整理那些能够代表家庭普遍问题的各种案例以及我与他们展开工作的方式的素材时，我惊讶地发现自己还像前面那个讲故事的老人一样，夹带了太多个人经验在其中。我意识到如果要诚实客观地向读者陈述治疗案例，首先要克服的障碍就是避免过度使用自己的理论去解读目标家庭，以及用自己的意象去塑造这些来访家庭。与麦克·尼古拉斯的合作就结缘于此。我和他一起回顾了数十个案例，从中挑选出几个来阐述家庭发展的不同阶段，以及那些突然让家庭陷入困境的问题。这里面有些不太常见的特殊个案，但大部分案例描述的仍然是普通人在学习如何度过他们人生中的至暗时刻。麦克承担了将录音素材整理成文本这种费时费力的工作，并赋予这些晤谈不一样的视角。这些个案之前已经被深深地打上了我的烙印，并险些受到我的偏见的影响。正如你所看到的，我会在这本书中帮助读者了解那些家庭正在努力解决的重大问题，以及在我尝试帮助他们处理问题、引领他们进入治疗时，是如何在头脑中进行筹划的。

麦克负责整理好文本，我检查之后将它们缩减成合适的篇幅，并增添一些治疗层面的想法。我和麦克用了几个周末一起通览梳理这些素材，删去一些重复的内容，复核录音材料以确保誊录准确。两人的合作高效且愉快。

我希望这本书中的故事都是由案例中的家庭成员自己来讲述，所以我们的选择就只能限于那些有录音记录的案例。也是出于这个原因，一些长程治疗个案未被纳入其中。而对那些曾与我一起工作过的贫困和低保家庭，我认为他们的核心问题应该由更大的机制和体系来关注，而非我这本书力所能及。毋庸置疑，在书中我们会改换案例中家庭成员的姓名和身份特征，但你所读到的故事都是真实发生过的。

在这里要感谢我的妻子帕特，她与我相濡以沫四十余年，已经和我分享了半辈子人生。她读过这本书中的每个故事，并给予评论，但对我来说最宝贵的，是她在我自传章节中的贡献——她为我们共同生活的那部分内容增色不少，也纠正了一些我记忆有偏差的地方。感谢她这些年一如既往的陪伴。

和我过去的每本书一样，我要感谢芙兰·希区柯克，她在我的写作生涯中实在至关重要——她是我的语法老师、编辑、讨论对象、书评人和好朋友。麦克和我还要感谢自由出版社的乔伊斯·塞尔兹，她给予了我们专业的引导和深切的鼓励。

# 目 录 CONTENTS

**第一章 一个家庭治疗师的养成** ·················· 1
  一　我的原生家庭 ································· 1
  二　从个体到家庭的治疗转型 ······················ 18
  三　家庭与家庭治疗 ······························ 36
  四　一对夫妻的形成 ······························ 51

**第二章 夫妻之道** ································ 65
  五　家庭暴力 ···································· 67
  六　无声的契约 ·································· 94

**第三章 父母与孩子** ····························· 118
  七　拿走手杖 ··································· 121
  八　父母：狱卒还是囚犯？ ······················ 156
  九　父亲的怒火 ································· 181

**第四章 再婚** ··································· 214
  十　再入围城 ··································· 215
  十一　继女的习惯 ······························· 235

**第五章　年华老去** ·················································· 261

十二　疑病症患者和善解人意的妻子 ························ 264

十三　死亡与猩猩面具 ·········································· 288

**后记　沉默之歌** ·················································· 312

# 第一章　一个家庭治疗师的养成

## 一　我的原生家庭

一九九二年二月

我是在一所州立精神病院给十岁的托尼和他的家庭做咨询的。在见到这个家庭之前,我先听取了医护人员给我介绍托尼的情况。托尼八岁时,妈妈带他去了一所顶尖的大学医院,在那里,他待了十个月。医生给托尼的结论是"注意力缺陷障碍"。这和之前的诊断结果"多动症"相比,不过是换了个说法,都是在说这个孩子冲动、控制能力差、注意力持续时间短。在这所大学的精神科病房里,医生们尝试各种不同的用药剂量,以期能够帮他缓解症状,让他出院。几番努力之后,医生们决定将他转介到一所州立精神病医院。托尼在那里住了一年。就这样,小小年纪的他已经在精神科病房里度过了他童年中五分之一的时光。

在这所州立医院,托尼接受了个体治疗、团体治疗、娱乐治疗以及其他各种各样的疗法。他在一所管教严格的学校读书,和其他孩子一起住在一间条件非常一般的小房子里。在这里,他可以通过表现良好来获得"小星星",去换取更好的食宿待遇。托尼的医生显然并没有把精力放在托尼的身心健康上,而是非常关注托尼的神经系统问题。他长篇大论地讲述了对托尼进行的一系列药物治疗的尝试,包括托尼之前在大学医院服用的主治攻击性和注意力问题的药物哌甲酯(Ritalin)和硫利达嗪片(Mellaril)。来这里之后,治疗重点变成托尼的分离焦虑问题,所以他让托尼服用一段时间的可乐定(Clonidine),然后停药,以便对比药物治疗和非药物治疗的差异。到了十二月底,托尼开始联合服用锂和抗抑郁药。对此,这位医生表示:"我们的任务还很艰巨。如果家庭环境混乱,很难让孩子在其中实现良好的自我控制,那么在这种情况下,托尼的状况就会变得很不稳定。"

我听了大概十个医生对这个案例的陈述,无一例外都在用某种精确性掩盖他们各自观点的片面性,这让我印象颇为深刻。当我问及他们对托尼的将来如何打算,他们支支吾吾地回答,希望托尼能在一年之内出院,然后在精神科医生们指定的机构度过余生。我估计可能是某种日间看护医院或者限制宽松的医疗机构。可托尼还只是一个十岁的孩子啊!

在和托尼交谈之前,我以为会看到一个怪物,然而我看到的却是一个冲动但敏捷的男孩,他和我的交流毫无障碍。我很纳闷是否有人考虑过那些专家的治疗方式真的适合孩子吗?他们考虑过治疗成本吗?这个州每年要为托尼支付超过十万美元的住院费用。两年来,这个孩子脱离了真实的生活,被关在一个温室里,供人观察其病症。他缺乏一些适合其年龄的活动,这无疑又加重了他的症状。医生们仍然坚持认为托尼的问题源于这个孩子自己,甚至源于他的神经系统。难道我们就没有更好的办法吗?

接着我和托尼及他妈妈见了面。我问这位母亲为什么把托尼送到这儿，她解释说："我管不住他"。

"哦，那为什么不是把你送到这儿？"

托尼和他妈妈都笑了。尽管这个问题听起来怪怪的，但我一点儿都不觉得它好笑。妈妈有点儿困惑地看着我，我说："只要你和托尼合不来，他就不得不一直留在这里。"

"这倒是个很不一样的角度。"妈妈回答。没错，我认为托尼的问题不只在于他自己，还关乎他和家庭的互动。

在会谈期间，托尼一度大发脾气。我指出他这样的行为太幼稚了，请妈妈帮帮他，让他能表现得像个十岁孩子。母亲出面制止，托尼安静下来，我立刻赞许了他们二人解决冲突的能力。接着我又和他的医生们谈了谈，我对他们的处理感到生气，这个孩子几乎要面临"终身监禁"，而事实上他完全可以在家完成康复，只需定期回门诊治疗。他习得自我控制需要家人的支持和帮助，而且门诊治疗也更有效，痛苦更少，费用也更低。

狭隘的治疗思路限制了托尼的人生与未来，而这本书会提供一个新的应对手段，这一部分来源于我的个人经验，一部分来源于我的理论和治疗方法，而在其中贯穿始终的是家庭的动态变化。你可以把这本书当成一个故事集，因为治疗师就是讲故事的人。我们就像探索别人生活的人类学家，当然在描述他人生活的时候也会不可避免地套用我们自己的个人经验。作为一个观察者，无论多客观，也必然会选择那些自己看起来更重要的东西，并以合理的方式去呈现这些观察。

我会先从我原生家庭的故事开始讲起。你得了解我，因为我是接下来这些家庭戏剧的观察者。我会告诉你我是谁，我的原生家庭和当下的家庭，以及我的人生是如何发展变化的。通过叙述我自己的故事，我真正想讲的是那些在所有家庭内部都会出现的改变和我们之间的共性。

后面我会详细讲述几个前来治疗的家庭中发生的故事。这些故事涉及家庭中遭遇的压力、困境甚至一些怪诞行为，我担心你们会觉得狗血。但事实上，这些家庭成员不应该被贴上精神病人的标签，他们和我们一样，都是普通人。

首先我的家庭看上去和你们的家庭没什么不一样，和这本书中提到的那些家庭也没什么太大差别。专业人士会倾向于认为治疗师和遭遇严重创伤的来访者之间是非常不同的，前者更关注困境和问题，但其实这是相当武断的区分方法。

让我先带你到我童年时代的我的家乡去看看。我的故乡在阿根廷的一个乡间小镇，是一块被阿根廷人包围的犹太人聚集区。与主流文化迥异的境况让这群少数族裔彼此关系紧密，向内寻求自我保护与种族延续。

小镇叫圣萨尔瓦多，位于阿根廷的恩特雷里奥斯省。11号大街是小镇仅有的七条街道之一，"11号大街"这个名称只不过表达了规划者对这座小镇会有一个光明未来的某种乐观期待。

我家在镇上，是一座大房子，有三间大卧室，两间餐厅（一间供客人使用），一间新装修的浴室，一间户外厕所，一间独立的厨房，一间用人房和一间鸡舍。紧挨着我家的就是父亲所在公司的商店："这里有农民需要的一切，从拖拉机到帆布鞋。"商店后面还有一间储存粮食的大型仓库，这些粮食会被卖给邦吉波恩

# 第一章 一个家庭治疗师的养成

（BungeyBorn）或者达孚（Dreyfuss）公司，他们专门将阿根廷的农作物销往全世界。

小镇上有四千人，其中四分之一都是犹太裔，住在六个街区，我对这六个街区的人都很熟稔，他们也都认识我，我的家族在镇上举足轻重。我家左边住着我的堂姐，胖胖的宝琳娜。她家和街角之间是我伯父伊莱亚斯的药房，我父亲十一岁时在那里做洗瓶工。右边住着我的姑妈埃斯特和姑父艾萨克，旁边还有他们的五金店。我祖父母何塞和贾伊阿可就住在他们隔壁，那时两位老人已经由孩子们赡养了。街对面是我的伯纳多舅舅，他是我母亲的弟弟，娶了我父亲的妹妹吉莉，他们生了七个孩子，经营着一家服装店。我姑父艾萨克的母亲和他的哥哥也住在同一个街区。虽然我们并不是生活在一个真正的大院里，但这个大家族的连接无处不在。

现在就让我讲讲11号大街发生的故事吧。

第一个故事来自我姑姑和姑父的五金店。姑父身形清瘦、爱干净，姑妈却身材臃肿、不修边幅。俩人整日争吵，但姑姑的音量总是占上风。镇上都在传她和外地来的那个推销员有婚外情，我虽然好奇这俩人究竟是如何看上对方的，但也毫不怀疑这个绯闻的真实性。

第二个故事是关于经营药房的伯父伊莱亚斯的。他是一位上了年纪的单身汉，虽然留着一头浪漫派诗人般的长发，讲话却生硬突兀得就像医生写处方那么难懂。他和镇上那位漂亮的已婚女教师一直维持着恋情，女教师比他大十岁，所以很难说这场恋爱最后结局会走向哪里——也许会发展成一个由索福克勒斯[①]或者阿里斯多芬尼

---

[①] Sophocles，索福克勒斯，古希腊悲剧诗人。——译者注

斯①创作的希腊戏剧：十五年后，依旧清瘦的药房店主娶了女教师美丽的女儿，她比他小二十岁。到时候这个姑娘会选择向谁来为自己委屈多年的亲生父亲复仇呢？我们拭目以待。

第三个故事：佩雷斯的妻子玛利亚，她经历了一场假怀孕，大家看着她越来越胖，却始终不见婴儿的降生。

还有很多故事——"这家的男人是自杀死的""那家生了个孩子是智障，从小就被藏在家里怕被人笑话"……其实所有人都对这些事心知肚明，但在我们这些孩子中传来传去的还是那些桃色事件，这让我一直印象深刻。

记忆中我光顾过的理发店、肉食店、面包房、电影院、药房及小商店都是犹太人开的。在小镇上，除了那两家银行以外，其他几乎都是犹太人经营的生意。可能只有在镇上办周报的泰内尼拉是个例外。我和他的小儿子曾经狠狠地打过一架，俩人都要争一口气，非打到最后有人鼻子冒血才罢手。输赢在那个年纪很重要，当然对现在的我们来说已经不算什么了。

我和家人们就住在这样一个浸润在阿根廷文化里的俄裔犹太人聚集区。大家非常团结，只光顾自己族裔经营的店铺。我们和小镇上的其他阿根廷人和平共处，但大家都是关起门来自得其乐。我们社区也有自己的酒鬼，犹太人古德森，他每周会推着一辆装满鱼的手推车穿过小镇叫卖。古德森每次喝渣酿白兰地都把自己搞得醉醺醺，对那些买鱼的客人出言不逊，动辄就嚷嚷着："不卖了！想吃鱼自己去钓！"孩子们看到了就尖叫着围着这个醉汉寻开心。油漆工爱斯宾多拉是另一个非犹太裔的醉汉，每次用那些廉价葡萄酒把

---

① Aristophanes，阿里斯多芬尼斯，古希腊早期喜剧代表作家。——译者注

自己灌醉了，他就会躺在人行道上手指天空，声嘶力竭地大喊着："我是萨尔瓦多·爱斯宾多拉"！那气势就像群狗吠月，要向全世界发出挑战。

虽然小镇墙上也会有"爱我国家，杀光犹太"的涂鸦，但我是在犹太人的社区长大的。我也沉迷于阿根廷音乐，琢磨那些古老的神怪故事，像其他阿根廷乡下孩子一样，和来挑衅的小孩打架。除了反抗，我们别无选择。虽然打不过那些比我强壮的孩子，但只要冲上去战斗就是一种光荣。我已经慢慢长成了一个阿根廷人，却并不自知。我内心的骄傲以及对荣誉和名声的捍卫，就像堂·吉诃德大战风车一样——这跟俄裔犹太人有什么关系，根本就是个彻头彻尾的西班牙人[①]。作为受到歧视的少数族裔，我也学会了看不起自己的犹太人身份，故意视而不见，甚至憎恨这个身份。我在这种分裂中长大，内化了阿根廷主流文化中的那些偏见，同时又在内心和这些偏见进行着斗争。

三岁的我是什么样子？五岁呢？八岁呢？对于这些年纪我只有一些粗略的断断续续的记忆，要用一些细节把它们串起来。毕竟讲故事总是要虚构些童年往事，才能满足听众。

我是家里三个孩子中的老大。妹妹萨拉蒂娜比我小两岁，大家都叫她乔拉；弟弟罗格里奥，也叫卡洛，比我小八岁。我爸爸的妹妹埃斯特姑姑家的孩子们和我们差不多年纪，就住在隔壁。我们去找对方玩，绝对不多走十几步从前门进，而是直接翻过围墙从后院跑进去。我父亲是个有地位的人，工作努力，事业有成，妈妈在家

---

[①] 阿根廷自1512年起成为西班牙的殖民地，阿根廷文化深受西班牙文化影响。——译者注

里总是处处为他着想："嘘，安静点，爸爸在睡觉""爸爸在吃东西""爸爸在工作""爸爸累了"。妈妈就像一个谨守职责的监工，为爸爸的生活打造了一个井然有序的小世界。

我们的父亲很慈爱，经常拥抱、亲吻我们。但他也很忙，需要解决商店里出现的各种重大问题——一个大企业才有的问题，比如从农民手里收购谷物，然后卖给他们耕犁、拖拉机和衣物，还常常要提前贷款给农民，等他们有收成的时候再还账。父亲为人公正，员工和顾客都知道莫西里奥绝对值得信任。他通常只用握个手生意就成交了，当然为了数字准确，他还是会记录在案，但是真正的合同就在这"握手"的动作里。我对父亲非常敬畏，一心希望成为他那样的人——公道、诚实、正义。

我们的母亲也很勤劳。其实家里有一个全职的女佣帮忙煮饭，一个钟点女工每周来两三次打扫卫生，还有一个保姆帮忙照顾孩子和收拾杂物。虽然有这些人在家里帮忙，可妈妈还是整天掸扫、清洁、缝补，处理那些必须要完成的杂事。"父亲、餐厅、家具、孩子们"，这些都是她全力以赴要捍卫的领地——一个家庭中总要有人去跟疾病、垃圾及杂乱无章作斗争。

父亲慈爱、公正，却有点儿遥不可及；母亲守护、控制欲强，但总是陪伴在我们左右。这是我在幼年和青春期与他们无数次的互动中构建、强化并最终得以确认的感受。当然，很多人的经历也许并不能印证这个结论，但大部分家庭都是比较传统的。他们形成了某种特定的互动方式，一开始可能只是因为一时的偏好，然而随着时间推移，他们会越来越适应这个偏好，以至于略有变化就会让家庭成员感到不舒服。时间一长，形成了路径依赖，就很难摆脱。

我们家的规矩很严格，父亲就是那个严厉的管教者。如果我犯了错，母亲可能也会生气，甚至会揍我，拧我耳朵或扇我耳光，但我从来不会怕她。对着妈妈，我可以发火、逃跑、争辩或不停地捣蛋去惹恼她。对父亲就不行了。生气的时候，他左脸颊会不由自主地抽动，这就是一种警告。但他揍我的时候却非常谨慎，有理有据还相当冷静。如果我干坏事了，特别是撒谎了，我就知道他要打我屁股了。他会淡淡地招呼我过去，我从不敢违抗。接着他会详细解释为什么要打我，然后解下他的皮带，让我趴在他膝盖上，开始抽我。如果我觉得他打得不对，我也绝对不会哭，哪怕被揍得很痛。挨完打，我就一声不吭地走开，用沉默来表达反抗。我很倔强，显然我父亲也很倔强，尽管当时的我还看不到这一点。在我九岁上三年级的时候，有一次我考试考砸了：历史只得了7分，之前我还得过9分的。因为害怕父亲训斥，我偷偷把"7"改成了"9"。我的伪造水平相当拙劣，被父亲一眼看穿了，他质问我是不是自己改了，我硬着头皮否认了。父亲说"你肯定改了"，我继续否认。接下来的一幕完全在意料之中：父亲打我一下，问我有没有改成绩，我回答"没"；又一巴掌——"没改"；再来一巴掌——"没改"。后来父亲也害怕了，怕把我打坏，不得不求我说实话，我还是回答"没改"。

妈妈也过来恳求我："你就说实话吧，说你改了。"

"没改。"

"莫西里奥，求你了。你要打坏他了！"一时间，埃斯特姑姑、我妈妈，还有我七岁的妹妹一起来哀求父亲，而父亲却在央求我，但我没有屈服。这种时刻，我不能让步，我咬牙撑着捍卫自己的尊严，与父亲的权威进行抗衡。我和父亲在那一刻都陷入了骑虎难下的僵局：作为父亲，他有责任惩罚我的错误行为；而对我来说，这涉及尊严，我不能承认。

六十年过去了，我只要闭上眼睛就能看到那一幕。我仿佛能听到母亲苦苦哀求的哭泣声。我已经忘了被打得有多痛，但仍能感到一个九岁男孩的叛逆与倔强。

在当今世界，鞭打已经构成了虐待罪。父亲的皮带曾经让我的身上青一块紫一块，但我从来没觉得父亲是在虐待我，其他人同样没觉得这是虐待。他的鞭打是公正的，他只是在做他认为正确的事情，其他人也都清楚这一点。

在我的成长过程中，父亲的形象在我心中一直非常伟岸。但在那个年代、那个环境下，一个父亲的威严只不过是与生俱来的一种权力而已。

我最早的记忆之一就是坐在父亲的肩头看犹太人的庆祝大游行。那时我三岁，和父亲一起去参加宣布"在巴勒斯坦建立犹太人家园"的《贝尔福宣言》（Balfour Declaration）通过五周年的庆祝活动。

五岁时，我得到了父亲送给我的第一匹小马。我给它起名叫"小矮个"，把它养在农场。工人们一不留心，它就会跑到家里来找我。有了"小矮个"，我开始融入了阿根廷的乡村文化，和其他孩子一样，我的骑马技术日臻娴熟，天天和小伙伴一起骑马调皮捣蛋，周末就会跑到更远的地方玩耍。

父亲去火车站边上的粮仓监督工作的时候，我喜欢让他带上我。他会和我聊些生意经，还会饶有兴致地询问我的看法。他有时被请去调解冲突，那些犹太人不愿让外族人来插手内部纠纷，我为此深感自豪。另一个让我引以为傲的时刻，是父亲跟那位非犹太裔的银行行长谈判的时候。对我来说，那可是除了警察局局长洛佩兹先生以外最有权势的家伙。如今回忆起这些往事，我心中对父亲仍然抱有高山仰止的崇拜之情。

父母有各自的分工，父亲每天清晨去店里工作，妈妈则在家收拾家务。我们这些孩子就去上学，中午回家吃饭。和家人共进午餐是重要的家庭活动。午餐是一天之中的正餐，也是"家庭理事会"开展活动的时间。父亲坐在餐桌主位，母亲坐在他旁边，我们聚在一起畅所欲言，讨论学校里发生的事情，或者听父母聊些大人的问题。

时间到了1930年，那年我九岁，经济大萧条导致父亲的事业失败，我们家忽然变穷了：失去了女佣，失去了商店，食物也变得紧缺。妈妈只能做些玉米糁粥，让我们配着面包吃。我对父亲当时的印象达到了一种神话般的高度：他成了一个牧民，和我姑父的兄弟一起将马群从恩特雷里奥斯赶到数百里之外的科连特斯。在那里，他们用从姑父那里借来的钱买了一些奶牛赶回来出售。那一年，我常常在梦里恍惚看到父亲头枕马鞍、席地幕天地睡觉，在小溪边钓鱼充饥，和汤姆·米克斯①、吉恩·奥特里②在一望无际的草原上放牧牛群。

与此同时，我也慢慢长大了，会帮母亲去售卖土豆和自制香肠。每天清晨，我们要把土豆清洗并擦净，我猜这是为了防止变质，但我也知道其实是母亲的审美让她不愿意卖脏乎乎的东西。我一直都很困惑为何当时爸爸在我心里变成了英雄，妈妈却没有成为我眼里"勇敢的母亲"。多年以后，我才意识到当时她身上同样有着非凡的力量。

---

① 20世纪30年代美国西部片电影演员。
② 20世纪美国乡村音乐歌手。

随着我们逐渐长大，情况开始发生了变化。我的叔叔巴勃罗从附近的康科迪亚回到了小镇上，他开始坐上了餐桌的主位。他是父亲所在公司的主要合伙人，也是父亲的上司。他的到来让我们感觉怪怪的。我无法理解父亲对他低三下四，坚称他也是一家之主，我很讨厌这个巴勃罗叔叔，妈妈也不喜欢他的那种霸道行径，这让我们之间形成了一个秘密联盟。

祖母过世以后，祖父每周五会来我家吃晚饭，这个时间是犹太人安息日的开始，他会坐在餐桌的主位上，妈妈负责点起蜡烛，祈神赐福。祖父的绝对权威永远是毋庸置疑的，他的高大身材、花白胡子以及那顶无边帽都让他看上去充满了大家长的威严。虽然步伐矫健，但他仍习惯拄着一根手杖，这主要是为了衬托气质。

有一年，在一个酷暑夏夜的安息日晚餐上，我母亲递给祖父一杯不太冰的啤酒，祖父当即站起来把啤酒泼向母亲，啤酒溅得到处都是。我记得当时他的那种愤怒就像一个君王受到了侮辱："你怎么敢对我这样！"母亲僵住了，父亲的脸颊开始抽搐，时间如同凝固了一般。我已经记不清后来祖父是不是离开了，母亲有没有道歉并把桌子擦干净，再端上来一杯啤酒。我只知道，在家里，我的父亲不能挑战他的父亲，哪怕是为了保护妻子。

印象中，我的父母是很亲密的一对夫妻。他们发生冲突时，母亲总是回避，默默地独自难过，而易怒的父亲就会去道歉，锲而不舍地向妈妈表达爱意，直到把妈妈哄好。我记得夜里曾听到他们给彼此朗读爱情小说，类似约瑟马摩尔的《阿玛莉亚》，他们会忽然发出一阵低低的笑声，像是被什么东西蒙起来的笑声，我也听不明白。他们作为夫妻的相处之道在于对彼此的需要以及对彼此的尊重。在一个等级森严的大家族里，他们通过承担各自的角色和行使功能来支持彼此：父亲是养家糊口的人，需要得到妻子和孩子的尊重；母亲则是家里必不可少的照顾者。我想母亲很清楚她人生的首要任务就是支持丈夫、保护孩子，并且对这个优先次序坚信不疑。她明白自己依赖丈夫，对她来说，似乎也理应如此。

一个与人为善、一心为他人着想的人，常常会为了别人而牺牲自己，同时也需要他人的依赖。母亲常常黯然神伤，但我们从没有意识到这会和她当时的家庭生活有什么关系。她的侄子亚伯拉罕是阿根廷军队里的一名士官（对于犹太人来说，这史无前例），他的死讯让她哭了一年多，我们却把这归因于她天性多愁善感。直到今天，我才理解了母亲。她来自一个亲密和睦的家庭，她是最小的女儿，长得也漂亮，备受母亲和哥哥姐姐们的宠爱。当和我父亲结婚时，她是远嫁来到这个一百多里外、骑马要走四天的地方。婚后她的生活显然被父亲的家族完全吞没了，她只是父亲的一个从属者。但在那个年代里，包括我母亲在内的所有人都觉得作为一个贤妻良母怎么可能不幸福呢？所以对我们来说，母亲的怅惘只不过是她容易伤感罢了。

我父母婚姻的和谐是建立在他们二人高度互补的基础上的，他们彼此支持，相互满足需要。然而，这种极为顺畅的相处模式也会有其局限性。当父亲在七十五岁过世以后，母亲悲痛欲绝。她之前的人生目标一直都是让丈夫的生活更轻松。现在她成了孤家寡人，没有人再需要她，她几乎失去了存在的意义。整整两年的时间，她终日抑郁，沉溺于对往日的回忆。她需要重新发展那些曾经被认为我父亲才应该具备的生活技能，这些技能在她身上早已经退化了。但是随着她缓慢地开始适应一个人的生活，母亲身上展现出的能量和潜力让每个人都大吃一惊——我敢肯定也包括她自己。在她生命最后十五年的独居生活里,她把自己活成了一个非同寻常的重要人物。她重新挖掘自己的潜力,以我父亲完全想象不到的方式去完成那些曾经只属于丈夫做的事情。

如果一对夫妻相处和谐,通常是不需要相互竞争的,自我意识和配偶意识是可以兼容的。这种关系既高效也非常有回报,可一旦配偶离世,活着的一方想要发展出新的自我意识,就会发现受阻于这种兼容关系。

波多黎各的一位术士曾说过,每个孩子出生时就自带隐形光环,兆见其未来。我是家中长子,在其他文化里,我的成长担负着光宗耀祖的重任。印象中父亲经常会有意制造一些机会,让我树立一种自主感和责任心。在我十一岁的时候,父亲将一辆1926年的雪佛兰旧车卖给了一个农民,作为这辆车的卖点之一,父亲让我负责教这个农民学会驾驶。我读高中时,父亲开了一家汽车配件商店,我在店里帮忙,他告诉我收款箱里的钱都是我们的,有需要就可以用。当然,我从来没用过。

母亲给了我作为家中长子全部应有的待遇:我穿到学校的白色束腰外衣每天都浆得笔挺,这让我整洁得体;我每顿饭都吃得饱饱的,每顿都能吃到母亲为我切的肉。如果说我从父亲那里学到了体贴和责任感,那么我从母亲这里则学会了人们总是需要帮助的。他们想把我培养成一位至少拥有两名助手的医生,或者一个漫不经心的犹太法典学者,娶一个能干又柔顺的完美主妇。我把这个目标稍微做了些调整和创新,但就像他们说的——橡子总是落在橡树附近,最终也没差到哪里去。

在心理学层面会对人们的个性行为进行"贴标签"式的分类,

这就像是在骨折处打石膏，湿的时候它是有弹性的，能够延展来适应骨骼的位置，但是当它变干变硬时，就会像一个外来的骨架，束缚着内部骨骼的生长。在我的家庭中，每个人性格的形成其实异常简单。我做过的大部分事情都被认为是"有责任感"的，如果我做了什么不负责任的事情，会被说成"懒惰"、"忘了"或者"心不在焉"——但从来不会被批评说"不负责任"。于是，我慢慢地成长为一个有责任感的男人。这种简单的"贴标签"的方式也不是不好，只是会限制行为本身的自由度，就像打网球时不让你弯曲手肘一样。

我妹妹乔拉想象力丰富，观察力敏锐，也非常善于利用她的这些能力。但她是个女孩儿，还是家中老二，所以她的这些天分常常被贴上"可爱"或者"漂亮"的标签。她有段时间经常跑到邻居家去编故事。有一次，她对邻居说妈妈不给她晚饭吃，于是邻居多给了她一份甜点。其实邻居也知道这是小孩子瞎说的，但她讲得实在绘声绘色，像模像样。后来邻居忍不住告诉了母亲，母亲也只是震惊了一下，最终这件事变成了一个家庭笑话。这就是心理社会身份的优势之一，也是悲剧之一，一旦你被定义了，这些定义就会给你所有的行为贴上相应的颜色或者标签。乔拉是"可爱的"，因此她的所有行为都只是"可爱"，尽管事实上她非常聪明，有着丰富的想象力，却得不到认可，因为那会影响她女孩子天生自带的"可爱"光环。

在我的弟弟罗格里奥的人生中，几乎没有"负责任"这个词，偶尔出现也吓人一跳，家人对他的预判总是他"想努力"但更想偷懒。他比我小很多，我和他几乎没有可以共同分享的儿时回忆，我十一岁（我的家乡小学五年制）离开家的时候他只有三岁。我是从后来彼此的经历中了解到我的家庭给他创建的归类标签是什么。

他出生于1929年，正值我们家发生巨变的时刻。经济大萧条让我的双亲陷入惶惶不安、一贫如洗、衰弱无力的境况中。这不是一个沉醉于未来梦想的时机，他们每天发愁的是全家的生计。我想罗格里奥的成长过程是没有承载来自父母的太多期望的，但是作为家里最小的孩子，他显然得到了更多的照顾、更少的约束：他做多做少都可以。我是父亲的大儿子，乔拉是母亲的"小棉袄"，而罗格里奥感觉自己大概就是家里最弱的"小可怜"。

当然，这种对性格形成的描述并不完整。作为孩子，我们很多其他方面的能力被家人看到和支持，并且得到了回报，这些同样是一直伴随我们的资源。就像在计算机里，大部分的计算功能你都看不到，我们也一样，那些巨大的看不见的潜力一直都在。

如今我们三个都已结婚生子，是事业有成的专业人士。妹妹居住在以色列，是一名医疗人类学家。我的弟弟也在那儿，是一名政治学教授。我想这也可以看出受教育程度不高的父母培养我们的坚定决心，但家庭给我们贴的标签也是事实，并且成了我们的"身份卡"，就像那些日本商务人士交换名片，并以此决定鞠躬致礼的角度一样，我们也是如此使用这些"身份卡"的，这些标签成为我们展现自己时更愿意选择的方式——标签成了我们。

而在过去的半个世纪里，在精神分析神话的强化之下，数百万人回到自己过往历史的泥泞中艰辛跋涉，去寻找标签外真实的自己。但事实上，无论这个"身份卡"上的标签有无变化，关于"我"本身的内容始终在不断扩展。当我结婚，或当我成为一位父亲、一位治疗师、一位教师、一位作家甚至一位老人的时候，我都会进入一段新的关系，并需要呈现与以往不同且复杂的反应。有时我会为不同的情境保持自身的不同部分，就像一个演员在不同的场景中扮演不同的角色，但就在这些人生的曲折跌宕中，我渐渐地成就了一个卡片以外的立体人生。

我从来都不是个手脚灵活的人，也接受自己总是笨手笨脚的。当我和妻子帕特从以色列回到美国时，儿子丹尼刚满一岁，一家子住在纽约曼哈顿上西区一处非常普通的社区。当时我们很穷，主要靠帕特在银行街教育学院做心理老师的微薄薪水度日。客厅装饰简陋，只有三把铁艺腿的椅子。在帕特的支持下，我决定自己动手做一个沙发。我从一个木材厂搞到了一扇木门，装上四条腿，又在两端各加了一块木板，然后铺上海绵垫、刷漆、抛光——我忽然发现自己不再是曾被妈妈嘲笑"粗手笨脚"的家伙了。

人有时候就像蜗牛，背负着记忆的外壳，甚至把那些记忆也当成了自己。在成长过程中，我逐渐懂得我们要对彼此负责，忠于家庭、宗族和朋友，这是我日常生活的一部分；同时，我也期待被他人保护，因为我们归属彼此，守护彼此。这给我一种确定感和安全感，哪怕因为大萧条，我们的生活动荡不堪，我也对未来充满乐观：只要我努力工作，那里总有一个位置属于我。

与周围的人身处不同阶层却相互依存，这是我成长的根基。我甚至认为自己的认知风格也来自和某个注重细节的照料者之间的互动——我不大关注细节，但善于建立关系，喜欢那些有创造性的跃变，哪怕跃变偶尔会带来麻烦。在我的世界里，认知风格与性别高度相关，因为照顾者通常都是女性。对童年阶段，我已经重新进行了拓展、编辑和修订，补充了很多新的真相，同时把这些回忆标注为"幼稚往事"。但是我曾经走过的路决定了我现在的模样，在那座小镇中形成的某些观念也是我后来治疗风格的一部分。

从很早的时候，我就怀有一种责任感和领袖意识，相信人与人是相互依存的，对正义事业怀有强烈的认同感。正是从这些观念出发，我开始致力于了解关于家庭的所有知识——大家族和核心家庭，家庭内部子系统和外部边界，以及如何帮助那些只从个体角度看待事物的人，引导他们去了解作为家庭和其他重要社会群体中的成员，他们比自己所知道的具有更多可能性。

## 二 从个体到家庭的治疗转型

转型之旅并没有一个明确的起始点，但囿于我也和普通人一样都喜欢追求前后逻辑一致，所以，我还是以大家习惯的方式，先从童年时期开始讲起。幼时的回忆当然会被晚年的想法所粉饰，随着我们长大、变老，我们在那些画面中看到了不同的色调和多重的含义，就像西斯廷教堂里的穹顶壁画，是层层颜料和胶水的叠加，才造就了那份阴影中的神秘感和巨大的情感共鸣。

精神健康领域的专业人士，往往沉迷于研究个体及其过往，过度重视童年时期的影响，似乎人们的学习与体验活动仅限于早期生活。这看上去也很符合一个显而易见的真理：自我存在于个体之中。但事实上，自我是流动的，并且包括和他人的互动。认识到这个是需要学习的，绝非不证自明。

我估计自己和大部分人一样，最初也是认为自我只关乎我自己。我的两个堂姐宝琳娜和胡安娜，是我成长阶段的启蒙老师。她们告诉我，人的大脑中有一个部分叫小脑，里面有一只会唱歌、作曲、写诗的小鸟。这个说法对当时六岁的我来说太有吸引力了，到现在我仍然觉得自己内心深处的某个地方会创作歌曲，而且我相信在某种程度上，那只小鸟就是我在青春期创作诗歌的灵感来源，也是我今天在治疗中使用隐喻、意象或幽默的源泉。不过我也很清楚，如果"我是那个歌手，那么你就是我吟唱的那首歌"，是我遇到的每个人，激发出不同维度的我。

超越自我封闭的个体概念，以更复杂的视角去看待根植于环境中的个体，这是一段持续数年的学习旅程。我在人生很早的时候，就决定以后要去帮助少年犯。这一决定系受到我高中心理老师的影响。他是一个聪明、热情、很有魅力的人，有时会和我们讨论人性的问题——尽管要讲的课题是十九世纪中关于记忆和认知的研究。他教我们认识卢梭思想中所论述的人类未被污染的天真而高贵的品性，提醒我们少年犯同时也是社会问题的受害者。"保护社会受害者"，这个想法击中了我内心的某个地方，也许我内在也有一个受害者。那一刻，我决心先去做一名律师，这样就可能继而成为一个与人打交道的心理专家，去保护受害者。现在看来，这未免有些过于迂回，但在当时的阿根廷，心理学分属在"哲学和文学"的门类之下，被认为是女性从事的职业。

当我在十八岁进入大学的时候，我已经完全忘记了法学和心理学。我祖父是一个移民到此的农夫，父亲是一个没怎么受过教育的成功商人，那么家中长子还能选什么专业？母亲送给我一个护身符，让我一起带进了医学院——那是一个崭新的笔记本，她在扉页上写道："物归其位"。一个笔记本似乎也替代不了她忧心的牵挂和充满爱意的管束，但我还是把它打包带上了开往科尔多瓦的列车。

在医学院的头三年,我的日子平平无奇。直到1944年,阿根廷独裁者胡安·庇隆(Juan Peron)控制了这个国家的所有大学。学生们奋起反抗,占据了学校里的建筑,举行游行来抗议警察,我们的武器就是高呼强硬的口号。学生们年轻而勇敢,高尚亦天真。消防警察试图用强力水管驱散示威人群,浑身湿透、精疲力竭的我们展开巨大的横幅:"暴君!你们无法摧毁理想!"

尽管我从未接触过射击,却学会了戴着眼罩拆解、组装枪支,这在当时被认为是革命的一项必备技能。我揣着枪,既自豪又紧张,心中充满了与伙伴们并肩战斗、共赴未来、为理想献身的豪迈感。

随着事态的发展,我被捕入狱,被单独监禁起来。这间小牢房没有窗户也没有灯,时间缓慢得仿佛停滞了一般。但是我曾经读过一个巴西政治犯的故事,他被单独监禁多年,在一个人的日子里,他自己编写了一份报纸,他在脑海里记录下那些从未发生过的新闻,撰写关于国家各种问题的每日社论。对那个腐败政府的愤怒,给了他活下去的理由。于是,我也开始寻找能够支撑自己活下去的防御工具。我用了很多时间去回忆小学时代,用一个细节牵带出其他事情。比如从我一年级的老师谢雷小姐开始,她总是穿着一件不太好看的黑裙子,梳着圆发髻。我仿佛看到她在黑板上画出一个池塘和几只蓝白色的小鸭子,给我们讲解简单的数学问题。我时而陷入沉思,时而任思绪飘远,遇到一条弯路或岔道,就再回到已经被变了模样的原点。我分不清这些记忆哪些是真实的,哪些又是虚幻的,但正是它们让我不再恐惧。我总是时不时地在半夜被特殊机构（政治警察）提审，他们询问我是否有个妹妹叫萨拉或者一个堂弟叫塞缪尔（都确有其人），然后再把我送回牢房。我从未受到过威胁，他们也从不询问那些可能会危及我朋友的问题，当然他们对学生运动领袖的事情已经掌握得比我多得多，这只是一种虐待游戏而已。

一个星期之后，没有任何解释，我被转移到了另一个监狱，那里关押着一些更重要的政治犯。他们对我们的羁押系听命于"国家总统"（这使得释放遥遥无期）。虽然那段日子确实令人焦虑惶恐，但我印象最深的却是周围人所表现出的勇敢、粗犷和幽默。我们经常打趣自己现在是阿根廷最安全的人，没人能把我们再关进监狱了！我学会了下棋，并在一番谋划之后，找到了打饭最佳策略：打饭时，不要在碗里盛太多稀汤，这样就能打到多一点儿的蔬菜。相信我，这绝对值得！在那里，我还学到了友谊和忠诚，也理解了一种心心相通的无力感和愤怒如何将截然不同的生命凝聚在一起。

我被关了三个月。1944年圣诞节期间，就像被忽然监禁一样，我们大部分科尔瓦多的政治犯又被忽然释放了。在犹太学生运动之初，我只是一名积极分子，但三个月的牢狱生活，让我的身份发生了改变——我现在是政治人物了。我曾对自己的故乡乃至全世界的犹太人都充满着忠诚感与归属感，这是我的家族徽章，而如今它所涵盖的范围更宽广了。作为一名政治犯，我已经成为很多朋友意见与立场的代表符号。开始时，我有点胆怯，感觉自己像个冒牌货，但最终我没有辜负他们的期望。我开始观察并研究现有体制中的不公平现象，以及那些机构为了自保而表现的各种死板、僵化状况。如果让我对自己二十一岁到七十岁的人生做一个标注的话，我会重重地写下：这是一段对所谓既定真理中不公平与谎言的挑战之旅。正是这种取向，让我在实践中对所有假设和看似确定的事物一直秉持着适当怀疑，这种怀疑就是希望的源泉。在1946年从医学院毕业后，我开始接受儿科住院医师的培训，辅修医学心理学。不幸的是，当时的心理学训练支离破碎，没有什么好的指导，我只能自己阅读关于儿童发展类的书籍，去找门诊的患儿做访谈。一名儿科医生的训练理应包括如何与儿童交谈等技能的培养，但事实上并没有。

1948年，我开办了一家儿科诊所；以色列成了一个独立国家，一个身处战火的国家。我的人生规划忽然改变了，我也记不清楚自己是否有过犹疑，总之记忆里我简单地变卖了还簇新的医疗设施，在布宜诺斯艾利斯的犹太医院接受了为期一个月的急救培训，就和其他三十几名年轻的阿根廷男女一起登船出发前往以色列了。这趟航行给我上了一堂重要的课。当船停靠在巴西的巴伊亚时，当地犹太群体用英雄的待遇欢迎了我们；但到了热那亚，我们就被人送进了一个关押大屠杀幸存者的集中营，瞬间又变成了难民。终于到了以色列的内格巴——这是一个靠近埃及边境的集体农场，我成了集体中的一员。最后，我被分配到帕尔马赫第四团担任军医。这是一支精锐部队，长官不佩戴任何军衔徽章，如果我没记错的话，他们和士兵领一样的薪水——每月三英镑。我不会说希伯来语，但我的护士伊扎克会说希伯来语和一种德国意第绪语，后者和我的西班牙意第绪语有点像。我们就这样想方设法去听懂那些十七八岁的士兵的话，他们说着罗马尼亚语、保加利亚语、匈牙利语、捷克语、西班牙语（谢天谢地）、拉迪诺语，当然还有萨布拉人的希伯来语。就这样，我很快就从阿根廷一间小诊所里按部就班问诊的小医生，变成了要承担起战争中的年轻伤员生死攸关责任的军医。那一刻，我不知所措、惶恐不安，只深深地感到自己的医学知识实在有限。

我的这段人生，就像童年时期一样，有着不同的层面。很多小细节让我现在仍回味不已，比如在黎明时分的内盖夫，离前线约六公里的地方，我独自一人奉命等候伤员。等待时，我想挖出一棵野生灌木的根，掘地三尺也没有挖出来。它们入地如此之深，就像和宇宙连在了一起。

现在人们也许已经遗忘了当时以色列对抗阿拉伯诸国的情景。这个民族的存亡掌握在我们手中，我们就是未来，未来属于我们——属于我们所有人，我们团结起来创造一切。来自世界各地的人，说着不同的语言，穿着不同的服装，拥有不同的文化和记忆，但都是我的兄弟姐妹。那一刻，代表我主要身份的"阿根廷犹太裔"标签忽然消失了，一种没有身份冲突的归属感让我不再坚持自己只是一个"犹太人"，而更是一个"人"。我不需要再捍卫自己的种族身份，我可以融入他人，这也成为后来我的理论与职业实践中的重要思想支撑。我在后来的工作中，挑战僵化关系形式的同时，也接受我们对他人必然存在的使命感，以及在关系中寻找亲密柔情的需要。

战争结束后，1950年我离开以色列军队返回美国开始学习精神病学，计划以后重回以色列做一名儿童精神科医生。我先被在芝加哥的布鲁诺·贝特尔海姆[1]录取了，但当我抵达纽约后，发现前往芝加哥路途迢迢，这让我踌躇止步。于是，和很多移民一样，我留在了登陆地纽约。

接下来，我同时在纽约两个完全不同的机构接受训练。作为贝

---

[1] 奥地利裔美国心理学家，以治疗和教育情绪失常儿童方面的工作而闻名。

尔维尤医院的一名兼职精神科住院医师，我在劳雷塔·本德的指导下学习如何观察行为高度紊乱的儿童，并对他们进行诊断。面对那些孩子的混乱与痛苦，我们束手无策，只能退而给他们的行为贴上"人类冲动"的标签，以此来拉远我们和那些痛苦之间的距离，同时产生一种错觉——似乎我们正在解决问题。事实上，我们对心理疾病的发展知之甚少，也没有尝试过心理治疗。我们和孩子的接触并不是解决问题的治疗过程，我们的工作仅仅是诊断。

我的另一份工作是在犹太人监护委员会做儿童精神病学研究员，委员会在索恩雪松山有个住院中心，我在那里居住和工作。我和二十个有心理障碍的孩子住在其中一座乡间小屋里，我们在那里创建了一个治疗性的环境，积极干预孩子们的生活，也会在心理动力学概念的指导下进行个体治疗，还有另外一些比较新颖的治疗与干预方式。我还记得我曾向我的督导索贝尔（R. Sobel）医生提交过一个案例，是一个有性滥交问题的十七岁女孩，她总想勾引我，我很茫然也有些尴尬，问督导我该怎么办。

"那就告诉她你很容易被诱惑，"他建议道，"跟她说，她不必如此费劲，因为你已经被她吸引了，但是如果你放纵自己，对她并没有任何帮助。"这个建议解救了我，让我不再执着于压抑自己对她释放魅力的反应，而这与那种沙发后面的治疗师要保持超然的理想状态是迥然不同的。

我接受了精神分析训练，读弗洛伊德，着迷于他的著作，却很难将其和我在乡间小屋的工作联系起来。他作品中那些心理能量的收支平衡似乎更像是某种水力液压知识，而不是关于儿童的问题行为的。

在研究室里和理论打交道，在小屋里和现实打交道，对我来说都是对既定真理的不断挑战。不同想法的相互碰撞让我困惑，但不同的思考方式也创造了一种动态的压力，让我重新审视自己所接受的训练。

我在1951年结婚并和妻子移民到了以色列，成为"阿利亚青年"五家问题儿童寄宿中心的联合负责人。这个组织旨在援助欧洲战后幸存的无家可归的儿童，后来也将业务扩展到援助世界其他地方的儿童。我尝试把自己在美国接受的训练应用到以色列这些机构中，却时常发现自己的知识捉襟见肘。我的合作主管，舒拉米·特克莱巴（Shulamit Klebanoff）是一位教育家，对团体动力学很有研究，并且在青少年发展教育环境方面有着丰富的经验。她对不同文化中的儿童生活有着充分的了解，相比而言，我对孩子们的理解是非常浅薄的。

我们除了帮助那些在欧洲大屠杀中幸存下来的儿童，也救助了来自印度、也门、伊朗，以及摩洛哥的孩子们。这些寄宿机构的管理人员都具有以色列农业集体公社（基布兹和莫沙夫①）的文化背景，非常擅长和团体打交道。

正是在这里，我开始真正审视文化和环境在人们生活中的重要意义。我曾一直视犹太群体为一个团结的统一体，能够形成一个有保护力的团体来抵御外敌入侵。但我渐渐地看到分属不同群体的犹太人也会自相残杀：德系的犹太人会发动抵制西班牙系犹太人的种族活动；也门的犹太人和保加利亚的犹太人开战；摩洛哥籍的犹太人社群干脆和所有其他犹太族裔打起来。这已经不是多样性引发的

---

① 以色列的两种农业合作组织形式：集体农庄形式的基布兹和农业合作社形式的莫沙夫。

问题，而是偏见导致的悲剧。

我由此开始更加深入地去理解不同背景下的人们。当一个十四岁的摩洛哥女孩在我的办公室看到一个蝴蝶，尖叫道："穆斯塔法"，然后解释说那是她父亲的灵魂，因为她父亲在死的那一刻没有闭上嘴巴。我清楚这根本不是精神病性反应，而是一种文化控制。当我看到孩子们因为战争而不得不颠沛流离，遂意识到他们对结构严密的组织化需要并非出于个体病理反应，而是在身心都已支离破碎后对一种外部保护、一种心理安抚的渴求。我开始更多地理解人类的适应性、团体的支持力量，以及成长的潜力，也感觉到自己知识的匮乏。在那个年代，精神分析的训练可以弥补这一缺陷，于是我和妻子返回美国重新求学。

1954年到1958年，我在纽约的威廉·阿兰森·怀特精神分析研究所接受训练。之所以选择这里，是因为人际精神分析的创始人哈利·斯塔克·沙利文的理念深深地吸引了我。他把精神分析师作为一个参与性的观察者，在人类发展和病理学的观点中加入了对个体所处环境的理解。我也对埃里希·弗洛姆的著作和理念非常感兴趣，他同样认为人是根植于文化的。此外，我也非常着迷于其他几位文化精神分析学家，如卡伦·霍妮、亚伯拉罕·卡迪那，以及埃里克·艾瑞克森。在训练中，我被指导坐在斜躺着的病人身后，注意病人语言和非语言的表达，倾听和观察其中奥义，压抑自己的反应冲动。因为我天生是一个喜欢语言表达的人，所以保持这样的沉默状态对我来说很辛苦，但我仍然遵循了这些程式化的规定，偶尔弄出一点动静以示我在倾听。因为长时间的沉默，一旦开口，我的话语似乎具有了更深刻的含义。

在精神分析研究所接受训练的同时，我开始为韦尔特维克男子学校的少年犯们工作，事实上这就是在重拾我少年时代的梦想，帮助那些身陷困境的青少年。与善于表达的中产阶级成年人非常不同，这个群体需要非常积极的治疗干预形式。

在韦尔特维克开始家庭治疗的同时，我继续进行自己私人精神分析诊所的工作，重新回到职业生涯早期那种分裂式的训练模式，许多专业人士也是如此。这两种治疗形式基于两套完全不同的假设，有段时间我对它们进行了严格的区分。但是渐渐地，在家庭治疗方面的经验让我开始意识到，不可能仅仅依靠病人个体单方面所提供的关于父母、配偶及兄弟姐妹的信息来进行治疗，我开始想要直接听到其他人的声音。

在同时进行着个体和家庭治疗的过程中，我的个人治疗方法发生了变化。我开始更加关注人与人之间的互动，而不是个体的内在动力和病理诊断。意识到这一点是源于一个六十多岁的意大利寡妇的个案。她因为急性妄想症前来就医，一位精神病医师建议她住院治疗。当时她正因为哥哥的去世而悲恸不已，哥哥是她人生中非常重要的人。就在这个艰难时刻，有天她回到家，发现自己住了二十几年的房子被盗贼洗劫一空。她决定搬家，叫来搬家公司，却没想到噩梦开始了，搬家工总想告诉她应该搬到哪里，还故意乱放她的贵重物品，用粉笔在她的家具上留下神秘的记号。她出门时，总有人跟踪她，在她背后暗戳戳使眼色。这时，这位女士终于开始意识到自己反应过度了，于是她去找了心理医生。医生给她开了镇静剂，并把她转介到一个住院机构。她拒绝住院，通过一个朋友的朋友找到了我。听完她的故事，我告诉她，现在她就像是失去了自己的保护外壳，是非常脆弱的：哥哥离世，又要搬离自己的公寓——

每个角落、每件东西、每位邻居都无比熟悉的家。

我向她保证，当她长出一个新壳的时候，这些问题就会随之消失。我们还讨论了如何加快新壳的生长，比如她要拆开所有的包裹，挂起她的画，摆好她的书，归置好新家里的一切，让自己熟悉它。我曾经读到过，作家乔治·西默农在写新书的时候，会严格规划自己的生活，他会把一天中的每个时间段都安排得与前一天尽量一样，外部生活越有规律、越可预见，对人的干扰越小。这位女士也完全可以尝试这种方法，把所有的活动都固定下来，在特定的时间起床、特定的时间去同一家商店购物，在同一号收银台付款。这两周，她不用尝试在新家附近结交朋友。她会回去探访老街坊，但为了避免熟人担心，我叮嘱她不要跟朋友们聊那些可怕的经历，如果有人问起，就说那只是些偶尔犯糊涂、容易受惊的老年常见病。随着她对周围越来越熟悉，她的症状迅速消失了。她一直住在自己的新公寓里，享受着她所渴望的独立生活。

在这个案例中，我把这位女士视为身处过渡危机中的正常人，她的症状并非源于内在病理，而是源于其生活环境。她处于一个正常的哀悼期，并经历搬家所引发的一场类似于妄想状态的心理危机，从这个角度，我就能帮她恢复对原先世界的控制。"长出新壳"的这个阶段由我来掌控并进行引导，对她来说也是一种保护。

这种将个体问题与其日常生活环境进行关联处理的工作经验，引导我开始观察那些进入收容所的少年犯所在的家庭。在以色列与那些来自不同种族背景、流离失所的孩子们相处的经历，让我渐渐关注起文化和社会问题。因此，当我在纽约与黑人青少年和波多黎各青少年及其家庭开展工作时，我对他们的"病理学"理解是从一个更广泛的社会关系入手，这些关系干扰到了他们的生活。

## 第一章 一个家庭治疗师的养成

韦尔特维克学校的寄宿学生都是有犯罪记录的青少年，来自纽约的贫民区或者黑人和西班牙裔聚集的哈莱姆区。他们在韦尔特维克生活一两年，然后回到各自家人身边。在为他们回归家庭后的服务项目中，我和一群积极活跃的专业团队成员一起工作：迪克·奥尔斯沃德、查理·金、布拉乌利奥·蒙塔尔沃、克拉拉·拉宾诺维茨。但在我们对这些青少年进行了跟踪研究后，大家都纷纷陷入了一种致命的无力感。这些孩子挣脱了他们的生活环境，来到公益机构接受了治疗，接着又回到哈莱姆区真实的压力之下，我们慢慢意识到这样的治疗对孩子们来说效果是存疑的。

于是，我们开始和孩子们以及他们的家庭一起进行面谈。我曾经读过唐·杰克逊[①]的一篇论文，他令人信服地论证了这类个体是由一种人为的简单过程"塑造"出来的，这个过程完全漠视了个体与其重要社会关系的情感联结。我们尝试在同一时间、地点和全部家庭成员一起进行面谈。这里有回归服务项目中的家庭，也有那些孩子仍在寄宿机构中的家庭。我们在治疗室中装上单向镜，这样就能观察到每一个治疗师和家庭成员们的治疗过程，研究他们互动中的动力。我们称自己为家庭治疗师。

我当时还在接受精神分析培训，具有团体动力治疗的经验。团队其他成员也都有个体或团体心理动力学的治疗训练基础，因此我们开始考虑开展家庭咨询。但很快我们就意识到现实与想象大相径庭：与单个青少年或者青少年群体坐在一起进行工作，与跟整个家庭成员进行互动所带来的冲击完全不可同日而语。

我们曾经接受的训练，是让我们去寻找一种看不见的个体内在

---

[①] 《家庭内平衡问题》，出自《精神病学季刊副刊》。——作者注

动力，来调节其可见的外部行为。我们坚信只要有好奇心、谨慎、有技巧，并且有耐心，病人迟早会给我们提供一根阿里阿德涅之线①，引导我们穿过心灵的迷宫。对于青少年群体，我们希望挖掘他们早期记忆中关于攻击性、恐惧和焦虑的根源，以便能够理解他们目前对世界的看法。我们就像深海潜水员，寻找人们内心的动力，帮助他们控制自己的行为，重建人生。

但在家庭治疗中，我们忽然无法确定行为和感受的起点究竟在哪里。我们观察到某些感受和行为是对其他家庭成员感受或者行为的反应，而那些家庭成员的感受或者行为反过来也是对之前其他成员感受和行为的反应。于是，我们开始把所有的行为都视为行动，但又不只是行动，还是一种对行为的反应。我们还发展出一些新的视角来观察行为、推演意义——例如，一个难缠的、充满攻击性的、到处搞破坏的孩子，也许就是他那身心俱疲甚至备受虐待的母亲唯一的保护者。个体家庭成员的记忆受到整个家庭当下互动经验的挑战，我们不仅要倾听，还要注意观察。他们会用一些看不见的密码、默契的信号来激发一些家庭成员（不一定是某一个）以模式化的方式做出反应。我们开始预测这些反应，并努力去发现指导这种家庭模式运行的潜在结构。

这些新的认知是陆陆续续缓慢获得的。在治疗过程中，我们没有时间进行深入思考。在其他治疗模式中，治疗师有一些控制权，他们可以选择是否对病人有所回应，或者选择回应的程度与性质。在家庭治疗中，我们感到一切都无法控制，自己就像个外国人，正在拜访一群异族人，他们有自己的文化和历史、有自己的交流方式

---

① 阿里阿德涅之线，来源于古希腊神话，比喻走出迷宫的方法和路径，解决复杂问题的线索。——译者注

第一章 一个家庭治疗师的养成

和根深蒂固的忠诚与竞争。我们需要学习如何加入他们，获取信任，向他们展示我们的价值。最重要的是，我们要想出一些能够体现我们新认知的干预方式。

经过一种更具反思性的治疗训练，在被那些家庭成员推来搡去的排斥或拉拢中，我们渐渐发现自己开始成为治疗过程中的积极参与者。

我们没有模型，也没有文献指导，只有可行的假设。我们认为对家庭成员在不同场域中的关系是否发生变化进行观察会非常有价值。于是我们设计了一个三阶段访谈。在这个三阶段访谈中，不同的治疗师与不同的家庭成员分组进行访谈。首先，我们与整个家庭进行访谈；接着，第一个治疗师与母亲或者父母双方成为一组，同时第二个治疗师与孩子们成为一组，分别进行访谈。在第二阶段访谈结束后，家庭成员和治疗师进行小组互换，即第二个治疗师与母亲或者父母双方成为一组，第一个治疗师与孩子们成为一组，进行第三阶段的访谈。每一次访谈都有两个团队成员在单向镜后进行观察，访谈结束后进行汇报。这不仅让我们深入了解到家庭成员的互动模式，也使我们掌握了治疗师与家庭的互动情况。

在努力倾听并学习如何帮助这些家庭的同时，我们开始设计一些治疗技巧，这也是我们技能手册的部分内容。如果一起工作的家庭缺乏内省力，我们就聚焦于他们的行为和沟通模式。比如一个家庭成员提出了问题，那么他就得保持耐心等待回答；在打断别人之前要先示意，这样的沟通才是有建设性的而不是破坏性的。在有些家庭中，我们给要发言的成员传递一个物件，持有这个物件的人才能发言，其他人必须保持沉默，等轮到自己时才开口讲话。我们还会利用空间作为情感上靠近或者疏远的某种比拟——让家庭成员通过交换椅子，或者将椅子拉远、靠近来表示心理上与对方的距离。我们鼓励持续对话，尊重个人观点，并帮助他们认识到彼此之间的个体差异[①]。

就这样，我们发展出了一套非常积极主动的治疗模式，充满热情和激情地去提供帮助。我们对那些漠视个人权利的人表示愤慨，强烈批评司法和福利制度对这些孩子所在家庭的偏见、无视甚至对家庭成员权力的剥夺。不过，我们沉浸于家庭治疗的新发现，并没有继续去探索和挑战更大社会体系的可能性。我们的见解和努力得到了肯定，我们逐渐成为所谓"多重问题家庭"治疗的倡导者，并证明了如果治疗师学习使用一种对来访者具有意义的语言进行交流，那么他完全有可能形成一种专门用于"沟通困难的穷人家庭"的治疗体系，和针对其他家庭的一样。

1965年，我和妻子带着两个孩子搬到了费城。在那里，我同时担任费城儿童咨询诊所的主任、费城儿童医院的精神科主任，以及宾夕法尼亚大学医学院的儿童精神病学教授。在接下来的十八年里，我的职业发展非常有意思，鉴于要从零零碎碎的往事中构建一个连贯的故事，我会选择那些与职业生涯相关的片段来讲述这段经历。

因为我坚持儿童精神病学（也就是家庭精神病学）的观点，导致我在大学医学院的精神病学系非常不受欢迎。当时的儿童精神病学和家庭毫无关系，而我是因为在韦尔特维克男校工作的知名度才被招揽进来。之前我针对贫困家庭的工作正在成为费城儿童咨

---

① S. minuchin, B. Montalvo, B. g. Guerney, B. l. Rosman和F. Schumer,《贫民窟的家庭》（纽约：Basic Books，1967）。——作者注

询诊所的关注重点，但是我所发展的那种治疗形式——"家庭治疗"——当然还是被他们认定是为穷人们准备的。我坚持认为这种治疗方式对中产阶级的孩子同样有价值，这冒犯了很多人。对那些精神科机构来说，我的立场就像是背叛了整个行业协会。宾夕法尼亚儿童精神病学委员会发起了一项调查，旨在剥夺我所在诊所培训儿童精神病学家的权力，宾夕法尼亚大学精神病学系的调查人员表示："米纽庆博士的观点对本系来说是危险的。"

时至今日，我已经意识到当初其实是自己激发了他们的这种反应。我坚持自己的工作方式，毫不退让，迫使那些机构开始对我进行挑战。我想我本来可以更圆融一些，"退一步海阔天空"，但我这一生直到今天都从未停止过对僵化成见的挑战，这已成为我个人和职业的需要，对此，我的热忱从未动摇。现在回想起来，能受到这样的攻击也算是我的一种成就吧！

与此同时，家庭治疗领域的专业视野正在逐渐扩展。有一天，我顺路载邻居罗伯特·凯伊去费城儿童医院。儿童咨询诊所正是儿童医院的附属机构，而罗伯特是儿童医院糖尿病研究部门的负责人。他告诉我有四个患糖尿病的女孩儿因为频繁晕倒而需要住院治疗，但即使再先进的医疗手段对她们似乎也都无济于事，所以医生们怀疑她们的症状是心因性的，而将她们转介到了心理治疗部门。治疗依然毫无进展，于是罗伯特问我愿不愿意见见她们。

我不假思索地回答：愿意，我要和她们的家人一起去探视她们。我认为孩子的生理症状应该放在家庭关系的背景下去处理。后来我们了解到，事实上，这些女孩儿在医院对胰岛素注射的反应指标完全正常，但一回到家里就会出现胰岛素注射失效的状况。尽管她们所注射的药物经过再三检查，完全无误。儿科医生们坚信她们的症状是由心理因素导致的。然而经过一年的个体心理动力治疗，"重建脆弱的自我力量"，状况依然没有丝毫好转。

在对这些女孩儿和其他身心疾病患者的治疗过程中，我们发现他们的家庭有一个不同寻常的共同特征：他们都不约而同地把自己描绘成正常的幸福家庭，家人之间毫无冲突，唯一的麻烦就是孩子得了重病。而当我们去探寻家庭冲突时，发现这些冲突是从身心失调的病童身上"迂回"呈现的。大致来说，就是家庭中存在的心理冲突引发了孩子的身体症状，而家庭其他成员可以轻而易举地通过保护与照顾病童，来回避或者否认这些冲突。

后来我们开发了一个研究项目，重点关注这些"脆性糖尿病"儿童，也包括厌食症和哮喘症患儿以及他们的家庭。接着，这项对身心失调病童家庭的研究扩展到了包括出现镰状细胞性贫血、溃疡性结肠炎和其他身心症状病童的家庭，为家庭治疗的有效性提供了身体变化上的实际依据。脆性糖尿病儿童开始对医学治疗有了预期反应，不再遭受一次又一次的酮症酸中毒折磨；顽固性哮喘症患儿也可以停掉可地松了，其中一个甚至吹起了长笛。

就在同一时期——二十世纪六十年代末七十年代初，我们不仅开始积极发展家庭治疗，也尝试探索家庭所在的社会环境。对我来说，这是一个系统性思考的自然成长过程。一直不断地去审视个体与更大系统之间的关系，这似乎也是我个人生命的一种自然延续。我曾是阿根廷少数族裔的一员，是在以色列和美国生活过的移民，学术休假期间我在阿姆斯特丹、伦敦和罗马短暂居留，多重社会背景的影响并塑造了我，也使我意识到身处不同文化会有不同反应。但回首往事，我还是惊讶于在很长一段时间里，对不同家庭的

第一章　一个家庭治疗师的养成

关注和热情妨碍了我的视角，遮蔽了我对其社会关系的看法。不过，二十世纪六十年代开始强调的要重新审视所有社会结构的观点，以及一种新的生态意识的出现，都让我们越来越清楚地认识到我们正在误用资源，我们对自己的社会关系视而不见。"太空船地球"①"美丽小世界"②，这些口号都表达了一种对社会内在联结的新认知。

在费城南部社区，居住的主要是贫穷的黑人家庭，他们希望费城儿童咨询诊所能够为其提供心理健康服务。我们诊所的员工主要是中产阶级白人，只有零星几个少数族裔。我们也努力过，但在当时很难招募到少数族裔的专业人士，于是我们决定培养一些没有学历但有天分的人才。我们获得了美国国家精神卫生研究所（NIMH）为期五年的资助，展开了我所参与过的最激动人心的培训项目，但对庞大的行政官僚机构僵化与消极的工作态度，我们显然毫无心理准备。当时诊所的员工有黑人心理学家杰罗姆·福特、杰伊·哈利、布劳里奥蒙塔尔沃、玛丽安·沃尔特、雷韦纳，以及我自己和另外一些同事，我们都是诊所里最合格的培训师。受训者接受了严格的督导及理论培训，在整个见习期间享受实习补贴。当这个资助项目结束时，我们已经有了大约三十名训练有素的少数族裔治疗师。然后我们聘用了几乎全部的第一届毕业生，但当我们尝试帮助剩下的毕业生去其他诊所寻找工作时，我们才意识到自己实在太天真了。我们用政府资金培训的家庭治疗师根本找不到认可他们专业

---

① 在此处指一种世界观，即鼓励地球上的每一个人如同一个和谐的团队，为更大的利益而努力。——译者注

② 一种信念，认为"麻雀虽小，五脏俱全"，较小规模的事物比较大规模的事物在美学上更令人愉悦。——译者注

技能的工作，因为他们没有大学文凭，也不能受雇于市政府或者州政府。我们必须让宾夕法尼亚州为这些人创建一个特殊类别。最终，通过不断地游说以及动用人脉，我们实现了这个目标。这确实是精神卫生机构给我们上的宝贵一课，告诉我们这些过于天真、试图改变现状的笨蛋会受到什么样的惩罚。就像玩原地纵跳要克服自身重力一样，我们遇到的敌人就是我们自己。

而就在这时，更大的社会体系对个人生活的影响与意义已经成为我职业生涯的关注焦点，也是令我深感挫败的地方。

虽然在过去十年中我重新开始了与贫困家庭的工作，但现在我关注的不只是家庭内部的问题，也包括研究控制他们生活的那些机构的破坏力——盲目自大的"保护服务"机构是如何在"保护"孩子的同时又彻底破坏掉他们的家庭的。我一直试图推动这些机构摆脱固有模式，去理解要采用一种系统性的替代方式服务于孩子和家庭。但这些努力真的就像"西西弗斯推石头"，总是徒劳无功。我虽年事已高，但也更有智慧，能够尝试更多的方法。我清楚无论如何我都不应该放弃。

## 三　家庭与家庭治疗

从在圣萨尔瓦多的时候到今天，我已经走过了七十年。在过去的三十年中，我一直是一名家庭治疗师。家庭治疗可以被认为是通过将家庭成员聚在一起，帮助他们从根源上处理冲突，以此来解决人类问题的治疗方法。同时，它也是一种理解人类行为的新方法，因为人类行为从根本上就是由其社会背景所塑造的。

## 第一章 一个家庭治疗师的养成

家庭治疗师在某种程度上承认个体既往史的影响——人们确实会生活在原生家庭的阴影之下——但是也认可当下的力量,会关注家庭当下的持续性影响。因此,基于这一框架的治疗方式就转向了对家庭组织的改变。因为当家庭组织发生变化时,每个家庭成员的生活也会发生相应的改变。

当然,在二十世纪五六十年代,我并不是唯一从个体转向家庭的治疗师,同行的还有许多来自不同学科背景的探索者。二十世纪六十年代是一个变革的年代——"如果你不是解决方法,那你就是问题""黑色也是艳丽的"——许多对事物既定秩序的挑战开始出现,而家庭治疗就是这个时代的产物,是众芳争艳中一枝怒放的花朵。那么家庭治疗挑战的是什么?毫无疑问它挑战了"个体是心理范畴的中心"这个基本信念。

战胜一切困难的"自我"才是我们需要关注的"英雄",这在我们祖父母看来似乎是不言而喻的,但弗洛伊德通过让我们看到无意识的力量,挑战并削弱了我们所珍视的这一理性信念。即便如此,弗洛伊德还是完整保留了"自我是独立的"这一概念。家庭治疗通过阐明家庭的力量,挑战了同样备受珍视的自我决定论。家庭疗法承认男人和女人都是更大整体的一部分,家庭的地位固然重要,但其仍然是一个更大系统的子系统。对于家庭治疗师来说,家庭是一个单位,当这个系统中一个或多个成员出现问题时,进行干预的对象是这个家庭而非单个成员。

回想起来,家庭治疗其实诞生于一个习惯把家庭视为某种压制力量的领域,这似乎有点儿奇怪:戴维·莱维在二十世纪四十年代提出"过度保护的母亲"概念,对后来五十年代的思想产生了强烈影响;弗里达·弗洛姆·赖克曼的"精神分裂型母亲"概念,在菲利普·怀利《毒蛇的一代》这类对社会存有诸多攻击性的声音中非常流行，这些攻击认为"唯母是尊"是造成美国从朝鲜撤军的直接原因；阿德莱德·约翰逊和S. A. 苏雷克的"超我缺失"观点，将儿童的破坏性行为归咎于父母有缺陷的超我；布鲁诺·贝特尔海姆在芝加哥的优生学校干脆直接提出"父母切除术"——将父母从孩子的生活中清除掉，以此作为严重受损儿童的治疗方法。

早期家庭治疗接受了这种敌视父母的偏见，对患者的治疗往往是以保护他们不受家庭影响为主。受到某种小众文化追捧的英国精神病学家R. D. 莱恩，曾经为严重精神障碍患者设计了一处非精神病性、无等级区分的住所——金斯利大厅，旨在构建一个环境，让成年人在其中能够修复自己曾在家庭中遭受的伤害。另外一位家庭治疗的先驱人物，莫利·鲍恩，在美国国家精神卫生研究所的支持下对精神病患者进行治疗。他将患者及其整个家庭都收治入院，以研究家庭成员和患者在疾病发作期间的相互影响。他鼓励个体要将自己从"未分化的家庭自我混乱"中脱离出来，因为那是一片身陷其中就会失去自主行动能力的心理沼泽。内森·阿克曼在早期论文中将孩子视为"家庭问题的替罪羊"，家庭对儿童扮演着迫害者的角色。格雷戈里·贝特森的"双向约束"理论，假定父母会通过表达一些互相矛盾的否定信息，让孩子陷入无法选择的心理障碍状态，这一理论也在表达那个时期对父母的不信任。家庭治疗运动就这样经历了多年的发展，才开始慢慢接受来自家庭的错误和缺陷。

然而当临床医生们针对整个家庭进行团体治疗的时候，才开始明白这一点。虽然家庭团体治疗并没有一个核心创建者，但我很愿意在这里向大家介绍以下这两位，他们对人性有着截然不同的看法，同时又都具有远见卓识。

## 第一章　一个家庭治疗师的养成

格雷戈里·贝特森，当时居住于加州的帕洛阿尔托，是一名大学教师、人类学家、哲学家、思想家。他将控制论、罗素的逻辑学、系统论和数论引入心理健康领域。在心理健康领域，贝特森是一位世外高人——他不是业内人士。事实上，作为一名人类学家，他对诱导患者产生改变这种事情非常反感。尽管如此，他对思想的探索仍然充满激情，喜欢把人视为概念的载体，始终站在临床干预的前沿阵地进行人类研究。我一直把这个男人视为挑战风车的堂·吉诃德，他对心理健康领域影响深远，在他的各种研究之前，这个行业一直受个体心理学思想的支配。但同时，他的影响也阻碍了家庭治疗，因为其实贝特森对人的概念要比对人的生活更感兴趣。

在美国另一侧东海岸的纽约，儿童心理分析师内森·艾克曼，作为一家专门治疗严重心理障碍儿童的机构负责人，对仅针对患儿进行精神分析治疗感到越来越不适应，他开始慢慢地将患儿的母亲，然后是父亲纳入孩子的治疗中来，最后尝试着对整个家庭进行治疗。艾克曼开始质疑从个体心灵深处去寻找人性真相的概念，转而着眼于家庭生活中的人际交往和个体行为与家庭之间的关系。

尽管艾克曼在临床实践领域的地位德高望重，但生活中的他又矮又胖，大腹便便，还留着小胡子。我觉得他就像贝特森的桑丘·潘沙，当他冲向风车的时候，他也关心住在那里的人们：磨坊主、磨坊主妻子，以及他们的孩子们。

这两种对待家庭的方式是截然不同的。对于贝特森来说，作为一个思想家，家庭是满足其好奇心的科学研究对象，他可借此对逻辑悖论和沟通模式展开探究活动；而对作为一名治疗师的艾克曼来说，家庭是一整套来自生活中的人际关系，这些关系能够抑制或提升所有的人类体验。我们到今天仍然挣扎在这种思想体系和临床实践之间的二分法中，但这种划分也并不是泾渭分明的，包括我在内的许多家庭治疗师，都没办法把自己绝对地归入某一个类别。这二者需要共同存在，虽迥然相异，却相互补充。

当时有几家机构都在通过各种实验试错，将上述这种系统性理论付诸实践，我们在韦尔特维克男校的工作团队就是其中之一。我们先从整体和各个子系统对家庭分别进行会谈与研究，然后观察每一次治疗过程，分析我们的干预对家庭和治疗师的影响，然后再次进行会谈，继续观察和分析。我们还开始梳理文献，寻找其他正在进行家庭治疗工作的群体。

随后，我和医务主任迪克·奥尔斯沃德动身前去探访其中一些人。我们去了帕洛阿尔托，希望能够旁听一次格雷戈里·贝特森的会谈过程，但杰伊·海利建议我们不如去参加弗吉尼亚·萨提亚的课程，因为贝特森的人类学方法让他的治疗更像是一种信息收集手段，而非在心理学意义上引导改变。

弗吉尼亚是我在工作中见过的第一个我们团队以外的家庭治疗师。尽管她后来成为最有影响力的家庭疗法教育者之一，但在当时她所使用的沟通理论非常局限，她认为家庭成员之间的每条信息都在传达内容和关系。我记得她告诉一个学生，想象一个妻子给丈夫递了一杯茶，丈夫说："茶不错。" 如果他的意思仅仅是他喜欢这杯茶，没有什么针对他们关系的言外之意，那么家庭中的很多矛盾与误解都可以被避免。后来，她的理论开始日趋复杂，对治疗也深有助益。

我们还去了纽黑文，因为西奥多·利兹、斯蒂芬·弗莱克和爱丽丝·科内利森所在的耶鲁小组发表了一些关于精神分裂患者家庭成员的非常有意思的文章，但我们去了才知道他们还没有和任何一个家庭进行过会谈，论文中对家庭的描述仅仅基于个人访谈。我们在国家精神卫生研究所拜访了莱曼·韦恩，当时他已经开始和精神分裂症患者及其家属进行会谈，但仍然是依赖于传统的精神动力学，聚焦于患者个体的心理动力。

虽然我们只是新面孔，但依然能感觉到自己正处于一场探索运动的前沿位置，这是一次有着深远意义的探索。二十世纪六十年代的家庭治疗，其特点是各个从业者之间的激烈竞争：他们都拒绝精神分析，在自己的小世界中充满热情地开辟新天地。不同的治疗学派层出不穷，每个学派都相信自己要比其他学派更接近真相、更深刻、更有效。出现了诸如结构疗法、策略疗法、经验疗法、系统疗法、鲍恩式疗法、生态疗法，以及短程疗法等不同的治疗导向。这种多样性的出现一部分来自理论差异，一部分来自每个治疗师的个人背景。同时，治疗师对不同群体的人进行治疗，也会发展出不同的治疗理论和工作风格。与我一起工作的一些家庭，他们交流的内容非常零散、含糊，但他们传递关系的各种信息却非常丰富且有冲击力，于是我们之间形成了一种聚焦于关系、距离，以及亲疏的治疗风格。

和其他治疗师一样，我在整个治疗过程也是充满挣扎的。尝试，失败，再尝试，努力理解哪个方法在什么时候奏效了以及原因是什么。我是一名临床医生，得通过行动和观察来进行学习。当然，对我来说最重要的观察就是那些易于理解的观察，换句话说，就是那些与我的个人存在方式相适应的观察。

与家庭打交道的过程中，我需要理解他们是如何运转的，于是我渐渐注意到家庭行为是有模式可循的，家庭成员的反应方式是可预测的。在早期的医学训练中，我比较多地关注器官机能背后的物理结构。因此，当我想找一种具有启发性的隐喻，来表达家庭运转模式的可预测性和局限性时，我发现家庭其实就像身体一样，都有一个潜在的结构，比如身体可以用骨骼、肌肉、肌腱和神经来引导或者限制手臂的运动，但是当采摘一朵花的时候，其骨骼、肌肉、肌腱和神经的组织方式是由人们的审美倾向、把玩花朵的乐趣或想把花送给某人的那份情感所决定的。同样，一个家庭的结构并不能决定人们的行为方式，但确实会依据一定的限制，以及按照他们喜欢的方式来进行运转。

我打算用家庭结构的概念来表明这种功能性的限制。不幸的是，"结构"这个词读起来包含着另外的字面意思，会意味着某种固定标准。所以我认为用一个生理学上的比喻更合适，类似于"保持体温"之类的词汇，它表达了一种面对变化的灵活性。家庭结构是保守的，但也是可变的，所以治疗目标就是增加这些潜在结构的灵活性。

"家庭发展阶段"是另一个与我的背景非常契合的家庭概念。对于接受过儿童精神病学临床医生培训的我来说，很显然，家庭可以被看作一个通过经历不同发展阶段而不断进化的有机体。因为每个家庭成员都会成长或者变老，所以家庭的每个发展阶段都会带来新的需求，迫使家庭成员去适应新的需要。由于家庭总是相对趋于稳定，他们对发展变化的本能反应会使他们继续停留在原来熟悉的状态，因此，我们的治疗任务常常是要帮助家庭重新调整去适应变化的环境。

## 第一章　一个家庭治疗师的养成

当我在费城工作时,我的学习生涯又有了一个新任务:开始成为一名教师。在费城儿童咨询诊所,我们非常努力地开发和实践各种家庭治疗中的特殊技术,这在仍以精神分析为主导的职业领域里受到了批评。但事实上,我们这些技术恰恰是与精神分析训练进行有意识的理论碰撞而得来的,精神分析训练过于强调理解性,很少关注技术。

我的早期教学就像我当时的治疗风格一样,倾向于对抗。这些激烈对抗促成了一种近乎福音传播般的热情,去推动家庭发生改变、成长、改善功能。正因为我和家庭建立了密切的关系,才有了那些毫不遮掩的戏剧性冲突。这种密切关系,我后来称之为"融入",是对家庭结构进行打乱重组的先决条件。如果对家庭不理解也不接受,那么想要改变他们是非常困难的。

在那段时间,我没有太过注意"融入"的技巧,对我来说,加入他们是自然而然的,你只需要简简单单地去做就好。同时,我也认为"融入"每个家庭的方式是独一无二的——这是一个特定治疗师和特定家庭之间的问题,不能一概而论。但是从七十年代,布劳利奥·蒙塔尔沃和我就开始通过分析治疗录像来研究"融入"的过程,也就是治疗师成为家庭系统一部分的过程。我们很快意识到在许多不同的层面上都会发生这个"融入"过程。

比如在语言上,我倾向于采用与我一起工作的家庭所使用的语言。我对知识分子会注重用词,对西班牙人会浪漫一点,对青少年会理想主义一些,对强迫症会比较强调具体性,对宗教人士会注重心灵层面的内容。当一些家庭成员反过来开始使用我的语言时,我就知道这个家庭正在发生改变。比如当我对随意插嘴表示质疑之后,就听到一个母亲告诉她的孩子不要打断别人讲话;当我表示某个"家庭替罪羊"的交流也非常有价值之后，家庭成员都开始关注她。

再比如在行为上，我发现自己会通过模仿来融入家庭。只要家庭需要，我可以是西班牙裔、犹太裔或意大利裔，也可以是一位拉比或者牧师。我可能会放慢我的节奏，与尊重边界的人保持距离，如果这个家庭的风格是喜欢亲密的，我也会和他们热络地、充满感情地交流。

"融入"并不是要去虚假地呈现自己，而是以一种适应性的方式与人交流，以他们打动你的方式予以回应。随着我的研究日渐深入，我开始有意识地将"融入"作为一种技术进行实践和教学。

在二十世纪七十年代，我们创建了"结构式家庭治疗"。我会用画图的方式来呈现家庭这个有机体结构中各种要素的关系。举例来说，我可以在母亲和儿子之间用两条线来表达他们强烈的从属关系，而这个从属关系排除了父亲，如图所示：

$$\frac{母亲 = 儿子}{父亲}$$

父亲与儿子共同对抗母亲的联盟关系可以这样表示：

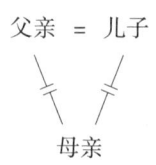

$$父亲 = 儿子 \searrow\swarrow 母亲$$

这种图示清晰易懂，在培训初级治疗师的时候非常有价值，能够帮助他们很快理解家庭组织结构，清楚个体行为是如何与整个家庭结构产生关联的。例如，对一个在学校表现不好的小男孩儿，我们很容易发现他的妈妈在家里也管不好他；再仔细观察，我们又会发现母亲之所以管教不好孩子，是因为她和儿子之间关系过于亲密，他们经常在一起表现得更像玩伴而不是母子。但是为什么这个母亲要如此亲近她的儿子？为什么儿子需要一个玩伴？是因为她和丈夫的感情疏远吗？这是很常见的。抑或是她对孩子刻意地宽容，以平衡丈夫对孩子过分严厉的控制？诸多家庭困境（哪怕简单到孩子在学校调皮捣蛋）让我们觉得棘手的原因，是我们没有认识到家庭中每个成员的行为都是在相互影响的，当然，仅仅这样简单的解释不能传递出家庭成员个体的复杂性，但是简单也有简单的好处。[1]

接下来，除了继续关注家庭结构和家庭发展这些概念，我也开始注意家庭自己所书写的一些特别的故事，他们用这些故事去解读自己的生活。人们习惯于认同自己所讲述的故事，所以当回忆往事时，人们往往讲述的是"叙述者角度的真相"，这个真相比"历史的真相"要更有影响力。在呈现给治疗师的"事实"中，一部分是历史真相，另一部分则是叙述者自己的建构。最终成为家庭共同现实的故事版本，代表了彼此之间的理解和共同的偏见，其中一些是充满希望、有所助益的，另一些则不然。

父母抱怨六岁的凯西不乖，他们说她容易"亢奋""敏感""难以相处"。这些标签传递了他们对孩子的感受和反应，同时具有巨大的能量去牵制父母的行为。孩子的行为是"品行不端"，还是"敏感"个性的反应？是"调皮"，还是在"呼救"？孩子究竟

---

[1] S. 米纽庆，《家庭与家庭治疗》（剑桥，马萨诸塞：哈佛大学出版社，1974）。

是疯了，还是变坏了？谁来负责？这些标签的名称究竟有什么重要的呢？诸如此类问题，不一而足。

我开始思考家庭组织方式与其对自身看法之间的关联。事实上，随着时间的推移，这些有着主观视角的家庭故事强化了引导其习惯性行为的家庭结构，反之亦然。因此，我们可以从听到的故事推想出这个家庭成员之间是如何结成联盟，又是如何相互平衡的。同样，我们可以通过观察家庭成员的行为，来推断他们会如何讲述支持这些行为的故事。于是，我的教学开始越来越多地从家庭治疗技术的应用转向了如何思考家庭及其互动。

当家庭向我寻求帮助的时候，我会假定他们的困境不是因为这个家"天生"就有什么问题，而是他们被困在一个已经陈旧的家庭结构中，他们在自己所讲述的故事中已经寸步难行了。想要发现是什么让他们陷入困境，就必须寻找他们之间的互动模式。

一个家庭的成员们走进我的办公室，我会观察他们的行为、反应、互动，以及随后更多的行为。我的目光很少停留在某个人身上，当有人开口讲话时，我听到的也是他（她）对别人说话的状态。我们每个人都在不断地受到刺激、做出反应。很多时候，在我弄明白人们交谈的内容之前，我就已经敏锐地意识到他们之间的互动模式了。

我一边观察他们的互动模式，一边倾听他们的交谈内容，发现家庭成员的互动方式常常要比沟通的内容更值得关注。从事家庭治疗这么多年来，我越来越重视家庭成员之间互动的模式，而对他们沟通内容的关注反而退居其次。作为一直对语言很敏感、爱讲故事、喜欢玩隐喻的我来说，这似乎有些出人意料。

当我与家庭进行会谈时，我会在他们之间看到一些奇怪的组合——变来变去却盘根错节的各种联盟。这让我想起了卡斯塔涅达的《唐璜》，他将自己和别人之间的情感联结视为从肚脐到肚脐的那个结缔组织。有些家庭成员之间看起来是如此疏离、毫无瓜葛，以至于人们认为他们之间根本不存在什么情感联结，但也许只是我们观察得不够仔细。

来访家庭找到我时，他们对问题的认识是比较片面的。他们已经在困境中挣扎良久（有些已经数年），精疲力竭，常常会先甩出一些麻烦来介绍他们自己：

"我们家主要是没树立起规矩。"

"约翰尼有注意力缺陷。"

"玛丽得了厌食症。"

"我们缺乏交流。"

"我的另一半太冷漠了。"

"我妈妈过于挑剔。"

这些对麻烦的定义将责任完全扔给了某一个家庭成员——他（她）就是问题，就是那个刺激源，其他家庭成员都在因为此人而感到痛苦或者施加控制。哪怕是一对夫妻发生冲突来到我这里，我听到的也总是"都是她的错"或"都是他的错"，每个人都在给对方贴上"问题制造者"的标签。这个过程让家庭成员的反应逐渐僵化，想要解决问题的努力反而常常加剧了问题的恶化。如果此时进来一个专家对这些痛苦再贴个标签，那么这个专家的诊断会进一步强化之前已经被固化的看法与反应。

家庭治疗所尽力谋求的是释放家庭成员未被利用的可能性，这是其疗法中乐观主义的基础。家庭将其成员之间的互动设置成某种特定模式，从某种程度上来说，似乎也只能这样——人们必须保证自己参与的互动是可被预测的,这样才会有安全感。但不幸的是,可预测性只能存在于有限制性的路径中,这也就意味着可预测性的互动模式会缺乏弹性,家庭成员的行为只能被局限在很小的适用范围内。比如在有些家庭中不可以有愤怒的情绪,而在另一些家庭中,人们从未见过"温柔"的表达。家庭中那些看不见的规则构建了这些特定的行为,家庭成员感到他们别无选择且无法改变,这种背景塑造的是无法发挥各自功能的家庭成员。治疗也许是对新事物的探索,但我们真正挖掘的往往是已经存在的东西。

在开始与一个家庭会面时,我会全神贯注——就像一只在搜寻目标的猎犬,或是对着新一期《星期日泰晤士报》填字游戏痴迷的拼字爱好者。我的融入和探寻让这个家庭的画面开始完整起来,但信息都在细枝末节处,我需要一点点地拼凑出来。

我不会主动收集"家族史",家族历史中任何相关内容都会呈现在他们的互动中。我也不会质疑家庭的构成,和其他从事家庭工作的人一样,我清楚完美的美国家庭模板(挣钱养家的丈夫,操持家务的妻子,以及两个孩子加一条狗)迄今仍是一些政客和自诩道德家人士的心头好,但这些和出现在我办公室的那些家庭毫无关系。诚然,家庭构成可以给我一些线索去发现问题,如果我看到一个单亲妈妈带着唯一的孩子,我可能会去寻找他们之间有没有过度参与、孩子早熟等问题,但是我一定会关注的首先是他们关系的弹性、互补性、竞争性、同理心、阶层感和无序状态。谁先开的口?谁是被授权代表"主外"的那一个?谁在服从谁?是支持多,还是争论多?

我很清楚一种家庭模式乍看上去往往极为自然,甚至毫无安排设计之感。来求助的家庭的成员们不会一走进办公室,就主动奉上那个让他们陷入困境的内在结构模式。他们带来的往往是噪声——每个人都在倾诉各自的困惑和痛苦。所以我会先做些测试，看看他们建立秩序以及相互关联的可能性。如果这个家庭对我的测试问题表现得比较适应，并有扩展的可能性，我会从他们的反应中看出来，那么我就继续朝这个方向努力；如果他们的反应是不解和拒绝，我就要做其他的尝试。

一旦对话得以推进，我就会为他们的行为提供一些可能的解释，他们会给予回应：拒绝、接受或思考我提出的假设与可能性，并向我反馈。来自每个家庭的独特经历不断地重塑着我对一般性家庭结构的理解。接下来的回合就是关于可能性的工作了。

随着治疗的进展，我们开始形成了一个系统，作为治疗师的我也身处其中。在这个系统内，我体验着来自这个家庭所偏好的各种存在方式对我的排斥和拉拢，而这种体验不断地修正着我对这个家庭的看法，就像精神分析师所说的反移情。我感受到来自这个家庭对我的影响，这也让我对其执行家庭规则的方式有所了解。

当我和家庭进行会谈时，我会倾听、观察、建立关系。我会注意那些积极的陈述、具有能力的迹象、痛苦的问题。我通过评论家庭成员看待自己和他人的方式来肯定他们。这是我前面提到过的"融入"阶段——强调治疗师的积极参与，成为治疗系统的一部分。但是在这个阶段，总会有些意想不到的事情发生，当我融入他们的时候，这些家庭成员也在加入我。我被他们的需要所牵引，我的行为甚至被他们改变，不知不觉中，我也开始沿用起这个家庭的行为模式。

这个过程很难成为一门技术，因为它超越了认知。我给它起名为"泽里格"（Zelig），以伍迪·艾伦同名电影中的角色命名。

这个叫"泽里格"的男人有一种可以随环境变化而变化的变色龙特质。他在与非裔美国人谈话时会变黑，在一群哈西德派犹太人中又变白，可他自己却无法控制这些变化，变化就是那样发生了。我就是这样，变化就是这样发生了，每个家庭的不同环境让我呈现着不同的反应。

治疗对我来说一种挑战。前来治疗的家庭都带着一以贯之的做事风格，并且已经反复被那些无效的解决方式搞得精疲力竭，几乎没有可转圜之地。对于家庭成员所呈现出的那些僵化观念，我的回应首先是动摇这些观念：

"你确定没有其他选择了吗？"

"你比自己想的要复杂。"

"还是有希望的，你们尚有资源可以挖掘。"

家庭确实是会改变的，但是改变过程通常会带来一定程度的危机。治疗师必须融入、获得认可、赢得信任，然后激励这个家庭进入那种不确定的状态。

我尝试了各种技术，不是只依赖分析和解释。我会鼓励他们保持亲密，会提醒一对夫妻如果没有陪伴和彼此关注，他们之间的亲密关系就会逐渐消失；我也会鼓励人们保持距离——一些父母怀疑他们的孩子离开他们就过不好，这种不信任剥夺了孩子所需要的探索空间；我还会用一些非语言的沟通方式，比如我会挥手示意一个家庭成员安静下来，因为他喋喋不休的讲话让其他人只能保持沉默；我会让家庭体验一种比他们所习惯的更强烈的情绪，比如我会在一个经常回避冲突的家庭中制造冲突。所有这些策略都基于一个乐观的假设：家庭成员拥有尚未被发掘的资源。我对所有家庭提出的一个固定不变的要求就是：要去尝试新事物。想想那句老话，

"你比你想象的更富有"。

读者可能对治疗师比较熟知的印象是这样的：和蔼、仁慈、相对沉默、对过往感兴趣、体贴而淡定的帮助来访者找寻意义。但我不太一样，我会主动融入并积极争取改变，让你准备好接受一种完全不同的治疗方式。

在下面的故事里，你会读到我在几十年的职业生涯中遇到的不同家庭。我会尽可能地介绍在遇到这些家庭时，我自己的生活状况。我想让你们知道，治疗师和这些家庭一样，会被自己的生活环境滋养，也会受其约束。所以我会先从自己最熟悉的一对夫妻讲起，那就是我和我的妻子。

## 四 一对夫妻的形成

"里奥亚切号"是阿根廷最新的游轮，造于意大利的那不勒斯，采用了当时最先进的造船技术，内饰充满着意大利式的优雅，全船只有一种舱位。帕特在和我结婚一个月后，就在这艘游轮停泊的纽约港和她的父母告别，老人家当时认定这是他们最后一次见到女儿了。

帕特是我在美国儿童发展中心委员会工作时认识的，当时我是一名精神科住院医师，帕特则是刚从耶鲁大学博士毕业的心理学家。我对她一见钟情，但她觉得自己是严谨的专业人士，而我只是个没什么学术背景的半吊子。

我请她去了一家以色列人开的夜总会，那晚花了我一个月的薪水。也正是那个晚上，我们确定了关系，不久我们就结婚了，并决定婚后移居以色列，她带我去见了她父母。我和她母亲一见如故，她父亲则比较保守，对眼前这个看起来经历不太靠谱的陌生男人（已经浪迹了三个国家）有些顾虑。但是，我在以色列的经历给他们留下了深刻的印象。不管怎样，他们除了接受别无选择。下一个障碍就是要把帕特介绍给我的父母，他们不能来参加婚礼。我的父母对美国的了解完全来自好莱坞，对他们来说，来美国简直是天方夜谭。

我们从纽约乘坐"里奥亚切号"启程返回阿根廷，这是为期十七天的豪华惬意的旅程。每天醒来，我们可以随意选择早餐的菲力牛排要不要加蛋，同时还有三人乐队在旁边演奏阿根廷和巴西音乐。我们的早餐游戏是猜其他餐桌上正在发生些什么，然后杜撰一些浪漫故事：那个帅气的阿根廷小伙子，胡子修剪得整整齐齐，独自一人坐在那里，而旁边就是那个和自己母亲、姐妹坐在一起的性感女郎，俩人会发生点什么呢？那对正在跳桑巴舞的年轻夫妻，丈夫可是个醋坛子。当然我们的创作是天马行空的，在幻想的世界里，我们总是对的。就这样，我们每天发挥着想象力玩创作游戏，把现实忘在了脑后。大海无垠，天际线宁静而清澈，我们探索着彼此的身体，在一起阅读、交谈、分享观点和设想。我教帕特一些打招呼时的西班牙语：你好，妈妈（Hola Mama）；你好，爸爸（Hola Papa）；你好，小可怜（Hola pobrecitos）。我那孩子气的搞怪性格（也许是潜意识里某种深藏的恶作剧欲望）让我偷偷教给帕特一些冒犯我父母的话，当然，我在抵达之前肯定会告诉她实情，然后两人把这当成个乐子大笑一番。

我们都向对方隐藏了对未来以及彼此的不确定性，未来会是什么样？我们的内心充满了疑问，但表现出来的却是经过粉饰的、看起来轻描淡写的、鸡毛蒜皮的小争执。

  我们先到达了桑托斯,这是巴西的重要港口,里奥亚切号要在这里停靠两天。靠岸时正在下雨,但是黑人装卸工毫不在意被雨水浇透了衣服,他们浑身湿漉漉的。十分钟内雨就会停,太阳会晒干衣服,很快我们也就见怪不怪了。

  这里的人看起来很不一样,我们也因为一副异乡人的打扮而分外引人注目。帕特说她要买面巾纸,我跟她说不知道去哪里找卖这种东西的药房。帕特固执地坚持要买,我有点儿恼火,不明白为什么她到一个陌生环境还这么矫情。她完全可以像我一样用手帕,可以用我的手帕嘛!她说用手帕不卫生,简直就是把一团垃圾塞在口袋里。我讽刺说面巾纸只是一种美国式的虚荣性消费,并大肆称赞用手帕的各种优点,她则坚持用面巾纸更好。我们各执一词,终于大吵了一架:我们就是这样开始看到了对方令自己不安的地方。

  帕特离开了纽约的家,她期待着我能够成为未来生活中各个领域的领导者,而我害怕她对我的依赖。她越焦虑就越坚持己见,而我只觉得她越来越唠叨;当我焦虑时声调会变高且咄咄逼人,她就会觉得我在欺负她。我们计划在阿根廷住三个月,然后乘坐"格兰德伯爵号"去意大利的热那亚,从那里到以色列的海法最少还要十二天。这段时光也是我们对彼此的未知之地展开的探索之旅。

  我的家族是个大家庭,我父亲有八个兄弟姐妹,我母亲有七个兄弟姐妹。这些姑表亲们加在一起得百十号人,他们都要来探望我们。帕特努力保持着微笑,当亲戚们对她的西班牙语表示不耐烦时,她也没有表现出不悦。有些婶婶凑过来捏她的脸颊,就像是对着一个可爱但有点迷糊的小宝宝,这完全打破了她内在那个有教养且见多识广的"纽约客"形象。

很快我们就开始建立"屏障"对抗"入侵者",可这些"入侵者"是我的家人。我父母已经有一年没见到我了。他们想和我多待在一起,而这让帕特觉得不适。我感觉自己像被撕裂了一样,不过当然我也感觉到了帕特在这个环境中的被孤立感。亲戚们用西班牙语跟我父母谈论对帕特的看法,这让她尤其不悦。我觉得我有义务保护她,我和父母的关系从这一刻发生了改变,在这之前,我一直是孝顺有担当的长子,而现在,我对他们仍要坚持之前的关系模式感到恼火,继而慢慢疏远。我觉得自己如今首先是一个丈夫,而他们仍试图让我先做一个儿子。帕特和我开始寻找避风港,比如我们会单独出门去看电影,来放松一下。

她和我讨论起我的家人,我对家庭的观点也因此发生了改变,我开始从帕特的角度重新审视我的家人。我的父亲,对我来说之前一直是先知一般的人物——在逆境中成长,会为了荣誉和良知拍案而起的正义的犹太人,变成了今天这个害羞、犹疑、不安的中年人。他们从乌拉圭的康塞普西翁搬到布宜诺斯艾利斯后,父亲因为半退休状态失去了工作重心,也导致了经济上的不安全感。而母亲过去被我认为是控制欲和秩序感的行为,现在看来则充满了力量和保护欲。通过帕特,我看到了其实是母亲在支撑着父亲。她总是欣然满足他的需要,让他感到强大和正确。帕特很喜欢我的母亲,觉得她容易相处,有魅力,善解人意,我的父亲则有些害羞,喜欢在所有社交场合依赖自己的妻子。

我父母的用人一周工作六天,她住在楼顶的一个房间。帕特很吃惊用人竟然没有自己的房间钥匙,并且要随叫随到;她在我家工作这么多年,还会被质疑是不是她把什么东西放错了地方。我从来没意识到我们对这些用人其实一直在进行着可鄙的奴役,他们为我们服务了一辈子,拿着微薄的酬劳,没有任何权利,甚至还常常被迫遭受家里年轻男人的性侵犯。

在加入了帕特视角之后,我开始对自己的过往有了一个新的认知,尽管这个过往并没有她的参与。现在,每当我回想起童年,帕特的想法都会浮现在其中。我想如果没有四十年婚姻的反复梳理,我是无法对婚前这段人生有一个完整、充分的回忆的。

如果说构建一个新的过去,需要在认知上有所转变,那么创造一个未来只需要在当下生活得足够久。以色列给了我们俩一个创造共同生活经历的机会。那是在1952年,以色列还在执行粮食配给制,那是一个"勒紧裤腰带"的年代。我们从富裕的阿根廷带来了大米、浓缩肉汤和火腿等食物,比大多数人吃得都好。犹太机构在卡法萨巴的一个定居点给我们分了有一间卧室的公寓。我们有电炉、冰箱,还有自己带来的很不错的唱机——但是我们没有电也没有煤气。冰箱成了装东西用的大盒子,我们买了一个煤油炉,帕特用它做饭。

我们开始体验作为一对夫妻的日常生活。我们有一个司机,每天早晨送我去上班,送帕特去乌尔潘学习希伯来语。我们常常一起去杂货店,我在买鱼和肉的时候非常有存在感,因为店老板是西班牙人,而我会说西班牙语,由此我们还得到了西班牙裔医生和他太太的特殊优待。我们认识了一些来自附近城镇的人,比如戴维森一家子。当时我们没有电话,安息日也没有交通工具,我们就步行十六公里去找他们,一路上都期盼着他们在家,我们知道他们一定会欢迎我们的拜访。"同志"和"这是我们的"蕴含着同舟共济的味道,伴随着食物短缺和其他所有困难的是一种对未来近乎荒谬的信仰。我们告别的时候不说"再见",而是"Hyetov"——"一切都会好的":东拼西凑、毫无规划的建设是可以的,反正"一切都会好的";一条从海法到特拉维夫的道路开始在两个城市之间动工,每个人都清楚缺钱少料,根本完不成,但"一切都会好的"。

回忆浪漫化了一切,美化了粗粝的真相,但真实的生活是艰难的,我们都是新移民,根本摸不清门道。我作为青年阿利亚机构的医疗主任,薪水也并不比来接送我的司机高多少。那里的生活很简陋,甚至有些危险。那里离约旦边境只有三十二公里,我们不断地发现阿拉伯入侵者穿越被称作"国界"的看不见的边境线。我们的一个邻居是位老妇人,集中营的幸存者,每次听到远处的枪声,就会惊慌失措地哭起来。

帕特在这里只是个家庭主妇,需要适应周围艰难的环境。因为我的工作,我每天要去特拉维夫,那里有我管理的五个寄宿机构中的一个,帕特就只能孤身一人在这个偏僻之地,没有朋友,还要应付一门新的语言。她很多时候要步行四五公里去杂货店或者鱼市,去买一块肥皂或者领回我们分到的鸡蛋。我一门心思关注自己在工作中面临的麻烦,应对那些质疑我从美国带来的心理学专业知识的老前辈,根本没有意识到帕特的处境有多么困难。到今天我都惊叹她是如何熬过这头几个月的。

许多年后,帕特和我有段时间在伦敦进行美国企业高管家庭的研究,发现他们的妻子在跟随丈夫外派时承受着巨大压力。但那是多年以后的事情了,那些妻子也都是别人的妻子。在卡法萨巴的日子里,我想我并没有完全理解她当时的困境,当然更不懂女性主义者所认为的这一困境其实与性别相关。现在当我和她再来讨论这件事时,帕特接受了我迟到的体谅;同时,她也敦促我从更复杂的视角去理解，在那个阶段中她个人所拥有的理性以及对一种新文化的迷恋，也都在支撑着她努力适应那个环境。

在卡法萨巴的头几个月，帕特和我在不知不觉中达成了一些共同的生活准则，其中有些差异我们很容易接受：比如帕特喜欢熬夜读书，起床很晚，而我更愿意早睡早起。我们也能顺利解决一些夫妻需要合作的问题——比如谁洗碗、谁倒垃圾、谁来付账单。但在另一些生活琐事上我们发生了激烈的争论——类似晚上要不要开窗睡觉之类的问题。要解决这些看起来微不足道却显然能够引发冲突的小矛盾，主要依靠的是配偶之间的善意和灵活性：夫妻双方能够感受到对方的需要，并乐于放弃自己对所谓真相的主张；能够察觉到为了这种事情吵架实在荒谬，可以一笑置之；愿意将对彼此的忠心置于相互争强好胜之上；能够享受二人世界那些小小不言的快乐，也能够一起就那些不涉立场的外界八卦愉快聊天。这些都是无形却至关重要的品质。

在以色列住了半年之后，帕特在耶路撒冷的拉斯科诊所找到了一份兼职工作，通勤时间两个小时，所以她要在诊所过夜，第二天再回来。我想让她回家时能吃到现成的晚饭，但在阿根廷的成长经历并没有教会我任何烹饪技能，幸好我有一个波兰邻居，他曾在瑞士学过酒店管理，如今在旅游局工作。他成了我的烹饪老师，决定教我做美味的意大利面，作为我在烹饪领域的首秀。那天，我们用洋葱、辣椒、茄子和一些我们从阿根廷带来的浓缩肉汤做成了意面的"肉酱"，帕特非常开心，我也觉得自己和过去相比，仿佛经历了一次脱胎换骨的改变。要知道我的父亲可是除了烧水时以外从来不进厨房的。

我和帕特对彼此的依赖与日俱增，每天一起分享八卦，介绍彼此的朋友，倾诉各自的焦虑与快乐，享受审美带来的愉悦，钻研道德难题和智力游戏。当时我的工作正陷于困境，在美国接受的培训中对人性的基本假设，来到以色列后遭到了质疑。我一筹莫展，但又下意识地不想妥协。帕特认真倾听我的经历和抱怨，给我支持的同时也帮我从纠结中走出来。我开始学着用她更宽广的视角去看待问题，就像我曾经用她的方式重新审视了我的原生家庭。我当然喜欢那些不带任何批判的支持，但我也渐渐学会重视那些她和我相异的观点。

她会和我聊工作，分享同事八卦，一起诟病那家机构的精神分析倾向。慢慢地，随着我们的生活范围逐渐扩展，新朋友越来越多，我们开始建构起一个全新的过去与现在：它不属于我们中的某一个人，它是我们俩的。

在以色列生活半年以后，我的父母曾来探望过一次。我们想要好好款待他们，可我们一打开米袋，就发现里面生满了虫子——白色的大米和黑色的小虫子掺杂在一起，实在太恶心了。按我俩之前的生活习惯，肯定是一扔了之。但在以色列，这可不行。我妈妈接手了这个棘手的问题，她像个战略家一样指挥我们抻开行军床，把大米铺在上面，在阳光下暴晒，很快密密麻麻的虫子在高温下纷纷爬出来逃走了。我们赢了第一回合，但是战争还没有结束，大米里面还有虫子，妈妈用水反复淘洗待煮的大米，藏起来的虫子纷纷浮上水面被冲走了，这样简单的物理分离过程让大米干净了很多，可能还是会残余些小虫子，但对当时亟需补充蛋白质的我们来说，其实也能接受了。

四十年后，这件事仍历历在目，它是那段混杂着无聊、压力、愤怒、困难以及爱的英勇时光中一段有趣的插曲。

类似这样的事情成为我们和父母之间关系的一个转折点。他们目睹了我们欠缺生活技能的窘境，但也看到了我们解决问题的能力，由此开始尊重我们的权力以及在这个家庭中的地位。父母和我们在一起时，由我们来引导和保护他们，我在他们眼中第一次开始变为长大成人的孩子，他们也第一次把帕特当作另一个独立的人来看待。同时，在这种新的关系里，我们也更容易接受他们伸出援手的"干扰"。

在婚姻的头几年中，这种从"我"慢慢向"我和你"的艰难转变，就像小时候自我形成的过程一样，是由无数个小瞬间缓慢累积起来的。我对同事和外部世界的看法，在两个人更加全面的视角中得到了提升；想到有人在家里等着，我回家的心情就雀跃起来；我的身体意象也和另一个身体的延伸融合起来，当我离盐罐更近时，我可以拿起来递给她，当她离得近时，我可以用她的手臂作为我身体的延伸，把盐罐拿过来。她的音乐天赋让我聆听音乐时变得更有鉴赏力。我那些建立在模糊意象和散漫情绪上的内心独白，通过与她的对话，汇聚成了更加清晰准确的语言。

当我从"我"走向"我们"的时候，我并没有失去自己，而是拓展了自己。夫妻就像一个共鸣箱，每个人的经历都会在其中引发共振，并得到成倍的回响。在四十年的共同生活中，我们丰富了彼此个体的存在、思考，以及感受方式，但依旧保持着差异。我是一个自我中心者，不大关注细节，追求心灵联结，我的回忆都是全景式的。在自我表达时，我常常要借助隐喻或者诗性的意象，因为我的表达往往缺乏具体细节。我是目标导向的，常常罔顾实现目标的必要步骤，只看最终结果。所以，当从环境中得不到达成目标所需的支持时，我会很容易感到失望和受伤。那种沮丧会让我迅速变得愤怒，并深陷其中。但这种情绪又很快就会消退，并且使我的心里充满了负罪感。

帕特看待事物则非常周全。像很多职业女性一样，她一人身兼数职：妻子、母亲、心理学家、企业家和管家。她会从多个不同视角去审视、了解一件事物，然后形成一个新的整体性印象。我认可她的方式，却从不会以那种方式来得出结论。她喜欢与人打交道，保持融洽的关系。她还具有一种非常机智的幽默感，通常她都是淡定知性的，但模仿起生活中的哈珀·马克思①，也会逗得大家捧腹不已。

无论我是丢了钥匙，还是忘关窗户，在旅行和生活中我都依赖她的指引。她也相信我的见地，我们都是自由主义者，有共同的政治观点。我们看到了那些让人民挨饿的经济体制中的不公，也以我们自己的方式一点点地努力去改变。

我们让彼此发生了很大的改变，两个人形成了一个更大的整体。这是一个复杂的精神活动实体，是属于两个人的蜂巢或者蚁穴。

当这个系统运行良好时，我们互为补充，能够准确预测彼此的行为，一切皆顺利，双人舞一般来说很高效。当我们面对一个新状况，或是某个人偏离了轨道时，我们需要比平时更多的支持，两人之间的互动也会随之发生变化。但是当事情变得棘手不好处理时，我们各自内部的那种竞争性基因就会浮出水面，我成了萨尔瓦多·米纽庆，她成了帕特里夏·皮特拉克。

"我是对的。"

"你错了。"

---

① 美国二十世纪著名喜剧演员。——译者注

第一章　一个家庭治疗师的养成

"不，你才错了。"战鼓敲响，我们对彼此内心的声音充耳不闻。

"用手帕。"我说。

"现在谁还用手帕，"她说，"用纸巾。"

我心中有两种关于夫妻的相处模式：一种是我父母的模式，毫无疑问我从小就接受了这个模式；另一种是我自己已经运行了四十年的婚姻模式。只熟悉这两种婚姻模式的体验无疑限制了我的认知。我没有离婚、再婚、不断结婚的个人经历，也没有什么更深奥的夫妻相处秘籍，所以当和其他夫妻进行工作的时候，我对自己的局限性直言不讳，并坦诚地向他们请教。

我父母的婚姻反映了他们那个时代的价值观。作为婚姻关系中的一方，他们非常清楚各自的位置。我父亲负责养家糊口，是家里的主心骨，而母亲维护父亲的权力地位，他们的关系是互补的，但至于"谁是当家的"，答案显然是毋庸置疑的。在世纪之交的阿根廷乡村文化中，女性成为一家之主简直是辱没门楣的事情。

这种清晰的阶层组织代表着一个家庭通向外界的门面，同时以一种比较温和的方式呈现于家庭内部。母亲一直关注着父亲的情绪和需要，并把它们传递给我们这些孩子，映射出这个家庭对男权文化价值观的反应。

在家庭内部，关系更加复杂。父亲不会质疑母亲作为养育孩子、处理家务决策者的权利，也不会质疑母亲在决定家庭事务重大问题（比如当决定从家乡搬到一个更大的城市时，妹妹是否要继续读高中，以及后来决定是否搬去布宜诺斯艾利斯）上作为平等伙伴的权利。父母的关系就像一个由不同责任领域组成的棋盘，他们在其中各司其职，这种安排比较省事儿，但也有其局限性。父亲去世后，母亲不懂如何处理她的资产——她甚至不会写支票，而父亲的社会交往一直是母亲在负责调停。他们作为个人的技能储备是很狭窄的，但他们在彼此互补的过程中展现出了丰富的灵活性。

帕特和我显然不同。我们算是维持了一种双方旗鼓相当的婚姻关系，其中利弊兼而有之。我们都是有所成就的专业人士，家庭以外有各自的独立空间和成功领域，而在家里能够分享的是简化版的家庭生活。我带入婚姻的不仅有关于对手帕文化的信仰，还有来自我那个阶层味儿十足的原生家庭给我的自信感。而帕特，虽然是家里的二女儿，却是兄弟姐妹中最有主见的那个。我们相信以我们的能力一定能梳理清楚关系中的问题，可是我们却常常从完全不同的视角来进行理论，所以我们的对话既能扩展彼此的观点，也常常会引起争吵。在这种对等的婚姻关系中，每一方都在坚持自己世界的复杂性和广阔性，这无疑会丰富夫妻双方的视野，但也比较容易导致冲突。

虽然我同意对等式的婚姻关系是一种坚持自我至上的文化产物，但我不能说它就比互补式婚姻更好。这里没有好坏，只有不同，而且它或许也在以自己的方式拓展个体或者强调个体。但我也要赶紧补充一句，婚姻中不存在纯粹的对等模式或者纯粹的互补模式。完全平等的婚姻只是二十世纪晚期的一个神话，就像"他为神而生，而她为他内在的神而生"只是十九世纪的神话一样。每对夫妻关系都是由其中个体的自主性、特殊性和互补性共同交织的一种关系状态。只是到了今天，我们可能会对性别不平等和家庭角色对个人成长的阻碍开始更加警觉，但与此同时，我们或许也可以更多地去了解家庭在滋养和支持个体方面所起到的作用。

至于帕特和我，关于这个夫妻共同体与个人自我之间的张力，我们已经体验了四十年，期间我们争吵、合作、成长。时光荏苒，我们之间的互补性也变得日趋丰富。独处就意味着背叛吗？妥协就表示失败吗？依赖就等于软弱吗？亲密就是在控制吗？这些词汇所形成的氛围，都来自我们社会所塑造的那种我行我素的个人主义价值观。但是婚姻中的互补能够消弭那种攻击性，让彼此更加充实，这样一起跳舞的人才不会互相伤害。

在结婚两年后，帕特和我成为父母，这为我们的生活以及夫妻关系增添了复杂性。我们的大儿子丹尼尔出生在以色列。我还记得他是在卡法萨巴的医院出生的。当时我感觉自己就像夏加尔画作中的某个人物，抱着我的儿子飞翔于橘林上空，而帕特微笑着躺在妇产科病房，身边是以色列各种族裔的新手妈妈们。四年后，珍出生于纽约哥伦比亚长老会医院，当时我们住在西区86街的一间大公寓里。我已经有了一家心理治疗诊所，并在接受精神分析训练。帕特在银行街教育学院担任心理学研究员。

一切本应该轻松自如，但事实并非如此。每个孩子的降临都给我们这个家庭带来了欢乐和困难。我们很快发现自己所有的专业知识和所有读过的书，都没有教会我们如何去认识自家这些充满个性的孩子，以及如何与他们相处。

很快，养育孩子的责任导致了夫妻之间的分歧。作为发展心理学家的帕特，秉持进步主义教育的观点，倾向于鼓励孩子的探索，关注他们自觉的需要，而我觉得对孩子的过度关注会牺牲我们成年人的生活。我从自己原生家庭的养育模式中吸收了一种以规则和尊重长辈为中心的育儿模式，同时，在我的职业生涯中，我也学会了要尊重孩子的尝试与成长，但是帕特仍然觉得我对孩子过于控制，我则觉得她过于纵容，于是简单的小事就会引发激烈的争论。我认为自己儿时所接受的育儿模式是正确的，而帕特的感受完全不同，她不愿意再重复当年父母对她过度操控带来的错误影响。

回想起来，我们当时是在孩子的领土上进行着大人之间的战争。也许我们可以求助于家庭治疗，但在三十五年前的那个年代，没人会想到可以让父母和孩子一起进行治疗，这想法太古怪了。渐渐地，我们学会了包容彼此的弱点，尊重彼此的长处。作为父亲的经历从根本上改变了我对于家庭的看法，也改变了我作为个体治疗师和后来家庭治疗师的职业实践。我不再自大地相信存在放之四海而皆准的方法，开始接受父母也需要摸索、也会脆弱和犹疑的观点。同时，我的孩子们也用一种实践的方式，教会了我在过去学习生涯中没有学到过的儿童发展知识。丹尼尔和珍相差四岁，性别不同，对生活的反应和理解方式也不同，他们每天都在拓展我的经验。通过孩子，我也开始了解学校与老师、孩子的社交生活，以及那些无需语言的快乐、忧虑、爱、内疚和无私——这些代表着一个人存在的所有范畴。

现在，丹尼尔是一名心理学家和家庭治疗师，热衷于参与社会正义问题。珍是一位雕塑家和表演家，在一所成人艺术学校教授戏剧。我亏欠他们很多，是他们让我变得更有能力去理解挑战，珍惜成长与改变。今天，当我面对来访家庭时，帕特、丹和珍都与我同在。

# 第二章　夫妻之道

在心理治疗工作中，我们都倾向于认为有些个人品质，比如勇气和慷慨之类，是维系人际关系的必要条件。但是，无论我们是否承认，支配着我们生活的是家庭的结构性模式，就像人体骨骼在支配我们的运动一样。

要了解家庭结构如何运作，首先要搞清楚界定每段关系的基本准则是双方某种程度的互补性。夫妻双方的行为都是与对方相关的，这种说法看似简单，实则内涵深刻：它意味着夫妻行动不是孤立的，而是两个人共同决定的，受到彼此支持或否定力量的影响。这显然挑战了个体内在自我所崇尚的信念：我们更乐于把自己看作家里那个靠得住的人，同时又具有自由意志而且独立自主。

不过我在这里需要指出的是，我们大部分人其实都清楚（或者最终会发现）婚姻并不能让我们获得完整感。很多人以为丈夫的自信会弥补妻子的不安全感，或者妻子外向的性格会化解丈夫的沉默寡言，认为婚姻能够弥补个人的缺失。这些最终都被证明不过是一种幻觉，这和婚姻关系中互动反应所遵循的互补性并不是一回事。两个只有"一半"的个体不会因为说了一句"我愿意"就组成一个完整的圆。但是，结合在一起的两个人确实可以构建一段关系，从这个意义上说，两个"一半"的确组成了一个整体。当然，是不是你想要的那个"整体"，就是另外一回事了。

夫妻治疗的走向看上去似乎有点儿违背逻辑，因为配偶双方想要的并不是帮助，而是为自己"平反"。他们想向治疗师和全世界证明他们的配偶有多无理、多冷漠，跟这样的人生活在一起有多困难；而在另外一些情况中，他们想要的则是宽恕，"都是因为我酗酒""我有外遇""我抑郁了""我脾气不好"。在以上情景中，抱怨都是以个体视角来呈现的：指责一方说的是"她这样""他那样"，忏悔一方说的则是"都是我（的错）"。他们来治疗就是为了清算旧账。然而对于家庭治疗师来说，两人都是错误方，因为问题不在于"他"，也不在于"她"，而在于他们之间的互动反应。

如果他们来治疗的原因是妻子酗酒，当治疗师问丈夫"你怎么让她到了酗酒这个地步？"时，他们可能会感到震惊，甚至觉得被冒犯了。如果夫妻一方有人赌博或者患有恐惧症，当治疗师挖掘另一方的同谋关系时，会让他们觉得这简直违背常理和逻辑。毕竟，个人要为他们自己的行为负责，难道不是吗？

不完全是。

这就是夫妻治疗的荒谬之处，也是它的力量所在。它颠覆了现实，并引入了新奇的视角和希望。

但是，当然，他们必须先接受夫妻之间确实存在相互依赖这件事，至少要和他们对自我的信念相一致。家庭治疗师有一整套关于家庭运转系统的信念，需要从理论层面转化到夫妻特有的行为层面。

下面我将要讲述的这出家庭戏剧，是在一位治疗师的办公室里上演的。这个案例中的家庭成员用他们自己的方式来呈现各自眼中的现实，而我作为治疗师，要努力通过质疑甚至挑衅这些家庭成员，来揭示隐藏在背后的关联和未被言说的交流。这个过程包含着独白、对话和争论。他们给我的反应，说"但是"的时候常常多于"啊，原来是这样"，而我始终秉持着治疗师既是发起者也是回应者的观念，保持倾听，持续推动对话。家庭成员对困扰他们的家庭问题都有份参与，如果忽视了这一点，只会让他们的治疗停滞不前。而让他们看到自己在关系中扮演的角色，才能让他们真正获得自由。

## 五　家庭暴力

1991年夏天，在圣地亚哥举行的一次全国家庭治疗师会议上，三位专家谈到了家庭暴力。尽管关于家庭暴力这类肮脏的秘密已经被公开了一段时间，但那些原始数据还是让与会的治疗师震惊到失语：在加拿大和美国，家庭暴力的受害者比所有车祸、强奸和抢劫的受害者加起来还要多。在越南战争中，有三万九千名美国士兵丧生，而同时有一万七千五百名妇女和儿童死于美国的家庭暴力事件。家庭暴力——我们暂且称之为虐妻和虐童——是一个重大的公共健康问题，与酗酒和抑郁症一样严重。

除了这些证明家庭暴力严重程度的数据之外，当事人还被告知他们自己也是问题的制造者：家庭暴力的系统论认为被折磨的家庭成员也参与了折磨行为，所以这种观点倾向于原谅甚至会延续殴打妻子的行为。但也有很多专家认为，家庭暴力不是一个家庭问题，是男性对女性犯下的罪行。

从这个角度来看，施暴的男性会通过残忍手段牢牢把持着控制权，任何试图将有暴力问题的夫妻放在一起的治疗，都是对女性安全的漠视，并容易将男性的暴力错误地归咎于女性的过度牺牲。

那些实施暴力行为的人必须为他们的行为负责。在野蛮的暴力案件中，人们也必须采取措施惩罚施暴者，保护受害者。但是，家庭暴力并不都是这样的极端案例，确切地说，最普遍的家庭暴力形式往往是在一种比较克制的尺度内发生的，常常是配偶中的一方（通常是丈夫）掌掴或者推搡对方。尽管人们无法接受，但这往往代表着许多婚内情感破裂的升级。

当开始分析这种具有破坏性的互动模式时，家庭治疗师所做的部分工作就是将个体从他们自动反应的枷锁中解脱出来，帮助他们发现自己的特质、力量，以及责任。这是看似矛盾的悖论，我们通过帮助人们理解他们之间的关系，让他们能够为自己的选择和改变承担责任。

"我的婚姻出了问题。"菲利普·洛克伍德在电话里是这么说的。他是一家著名医院的神经心理学家，我们一个共同的朋友把我的号码给了他。他在电话里向我致歉，说知道我一定很忙，但是他非常着急想尽快见到我。其实我一直在等他这个电话，那个共同朋友已经在电话里说得很清楚，他担心洛克伍德的婚姻会破裂。我告诉洛克伍德医生，我一直在等他，并跟他约好了时间，他立刻接受了。

当天我赶在九点前到达时，洛克伍德夫妻已经在接待室里等候了。菲利普·洛克伍德是一个高大英俊的男人，仪容优雅，衣着考究。他的短卷头发依然是黑色的，但是精心修剪过的胡须略有些泛白。他介绍自己并握住我的手摇晃了几下，然后向我介绍他的妻子劳伦·洛克伍德，劳伦只和我轻轻地碰了一下手。劳伦说话带着优雅的南方口音，有一种知道自己美丽但早已不再将其当回事儿的从容淡定。

我请他们到我的办公室。菲利普坐在沙发上，跷起二郎腿，双手抱着膝盖。劳伦先走向沙发，接着又转到旁边的椅子坐下来。

我问谁想先开始，下意识地看向劳伦，但劳伦转向她丈夫说："为什么你不先说呢？"这让我有些吃惊，通常来治疗的夫妻，往往是妻子率先开始列举对方在婚姻中的种种劣迹，丈夫则像坐在被告席上，等着机会为自己辩护。

"嗯，我们已经结婚二十年了。"菲利普开始讲话，"我今年五十岁，劳伦四十二岁，我们有一个孩子。我们是在赞比亚认识的，当时我在那里的和平队工作——我俩都是。我觉得我们做的事情很重要，很有意义。劳伦大概也是这样想的，她和我有同样的信念——我是说在那个时候。"他停顿了一下继续说："嗯，不管怎样，在那次活动要结束的时候，我们在村长的见证下结了婚，后来回到美国，我们又为双方家人举行了一个盛大的正式婚礼。"

我瞥了一眼劳伦，她似乎做好了准备，坐在那里耐心倾听，于是我又转过来继续听菲利普讲下去，等着听他的"婚姻问题"。菲利普长篇大论地讲述着，以确保我了解到全部事实，没有什么误解。他讲到当时自己要去读研究生，就在那所大学的人事部门给劳伦找了一份工作，于是在那个阶段，他们的日常生计就全靠劳伦的薪水，直到他后来拿到一份月薪四千五百美元的实习工作。提起这份工作，他说："这在当时是相当不错的。"在谈论了自己的职业之后，他终于聊到了他们的儿子杰弗瑞，刚满十二岁。说起为什么等这么晚才生小孩，他表示在两个人感觉不是很有保障之前，他们不愿意把孩子带到这个世界上来。我看了一眼劳伦，她点点头表示同意。

菲利普继续说下去，但内容仍然没有涉及婚姻问题。他讲了将近十五分钟，给我陈述了诸多事实，其有条不紊的叙述、对自己的强调，以及复杂的表达方式，都给我留下了深刻的印象。在枯燥的讲述中，他丝毫没有提及维系两人在一起二十年的情感与欲望，我也听不出任何他要把这场陈述变成审判的沮丧与辛酸。

我再次看向劳伦，想知道她会什么时候来质疑他对这些事情的看法，但是她似乎很满足于坐在那里静静地听着，优雅而淡定。

最后，菲利普的讲述终于涉及当下，他提到了他们为什么来见我，"这些年来，我们在一些基本问题上存在分歧……我们没办法用一种文明的方式来交流。"

"交流？！"劳伦突然恼怒了。"你怎么不告诉他你是怎么交流的！"她转向我说，"他打我，把我撞倒！还弄断了我的锁骨！而且这已经不是第一次了！"

我等着听她继续说下去，但是她又陷入了沉默。她一直压抑的愤怒突然爆发，然后就像它突然出现一样，又突然结束了。

"我不是故意弄伤她的。"菲利普嘟囔道。他有些郁闷，明显很尴尬，但并没有表现得非常懊悔。"她总是冲我喋喋不休，我一刻喘息都没有，有时候她都快把我逼疯了，我根本不知道自己在做什么，真的是这样。"

这样的抱怨我听过很多次了，这就是很多心理学家所说的"恳求式暴力"——"请不要再让我伤害你了"。

我转向了劳伦，让她发言。这次我听到了另一个完全不同的婚姻故事，劳伦讲述的更多的是关于他们之间的关系与感受。

"当我们在非洲的时候，我很崇拜他。"她此刻已经平静下来，轻声说："他看起来那么成熟，那么自信，当然他比我大八岁。不过话说回来，那本来就是个特殊的阶段。我加入和平队，主要是想去国外生活几年，我没有那么多理想主义，但菲利普确实对我们所做的一切都坚信不疑，我很欣赏这一点。他让我觉得自己也很有价值。"

"但从我们结婚那天起，一切事情都以他为重。他的博士学位，他的事业，只要一切顺着他的心意，就相安无事；只要我是个听话的小女人，他就很开心。我供他读完研究生，我帮他打论文，我承担了全部的家务，当他想请系里的人来家里聚会时，也是我负责操持。而他考虑的只有他自己，一回到家里抱怨外面世道艰险、人心险恶，我就得握住他的手支持他。"

菲利普这时狠狠地瞪了她一眼。

"然后，我们有了杰弗瑞。又是我一个人承包了孩子的一切，如果菲利普能屈尊给孩子换次尿布或者带着他出去散个步，他就希望我能对此大肆赞美。最让我生气的是，我父母来看望我，他就抱了一会儿孩子，父母就对他不住地啧啧称赞：'看，多好的爸爸啊！'真让我恶心透了。"

我一直听着。通常在第一次访谈时，我会努力听取他们讲话内容背后的欲望与恐惧，正是这些东西让他们听不到对方的声音。劳伦的陈述让我有些困惑，她的愤怒似乎时断时续，当她听菲利普发言时，她好像是完全接受的状态；当轮到她开口讲话时，似乎只有愤怒，却没有愤怒背后的受伤或者渴望。菲利普在听妻子发言时的表现，则和大多数感到自己受到攻击的人一样。

他们的故事很常见。一个非常体面、但带有那么点儿不安全感、又有点儿自我中心的男人，娶了一个漂亮而聪明的女人。她很有魅力，但最吸引他的是她能让他自我感觉良好。一个条件相当不错但也带着点儿不安全感的二十二岁女孩子，对一切懵懵懂懂，只知道自己对异性有魅力，最后嫁给了一个喜欢她的正经男人，还有什么比这更顺理成章的呢？

和大多数夫妻一样，他们学会了用距离和妥协来解决冲突。只是两个人中大部分的妥协是劳伦做的。这对他们来说似乎都很自然。菲利普有他的事业，他的奋斗目标是在更广阔的世界里取得成功。劳伦拥有关系，她的努力就是要保持好这份关系。

当菲利普开始把更多精力投入到他的博士学习中，对关系疏于照顾时，他们的关系结构就出现了第一道裂缝。与菲利普结婚后，劳伦放弃了她自己之前的一切，走进了菲利普的生活。她从查尔斯顿搬到了纽约和菲利普在一起，离开了曾经的朋友与家人。但随着菲利普开始在学校的时间越来越长，他对劳伦的关注越来越少。当她为此有所抱怨或者要求他更多的关注时，他的反应却是好像她破坏了规则："你怎么回事？为什么变得有这么多要求？"在他看来，是她变了。

他回家已经很累了（他很晚才到家），他想要休息（而她想要交流），他打开电视，她嘲讽说"你真自私"，他则回应"你真幼稚"。就这样，他们相互攻击一番，但谁都扛不住对方怒火升级，于是只能偃旗息鼓，抽支烟或是骂骂咧咧地让自己平静下来。一两天后，他们就会和好如初，仿佛已经忘了两人之间还存在着悬而未决的问题。

接下来发生的一些事情打破了这段关系的整个平衡。杰弗瑞到了能够去托儿所的年纪，劳伦回到学校，读了一个工商管理硕士，她强调说"是在菲利普的大力支持下"。

劳伦惊讶于自己在研究生院的优异表现。她从来不认为自己特别聪明,所以当她发现自己能够轻而易举地学会那些经济学课程,而且非常具有分析天赋时,她很吃惊。拿到学位后,她在一家管理咨询公司得到了一份工作。在那里,她之前被压抑的活力、魅力,以及善于分析复杂管理架构的能力,帮她在不到五年的时间里就升为正式合伙人。

如果说这段和谐婚姻出现的第一道裂痕,是由于菲利普全情投入在事业上而忽略了劳伦,那么当劳伦自己拥有成功事业不再依赖菲利普的时候,真正的破裂就出现了。她说,现在她挣得比菲利普多。说到这里,她瞥了他一眼。

劳伦开始工作后,关系的平衡迅速被打破,他们争吵的性质也发生了变化。劳伦现在表现出来的独立性,比之前她因为自己被忽视而怨声载道,让菲利普更加感觉到了威胁。如今,当菲利普开始指责她时,劳伦不但没有退缩,反而对他厉声反击。于是殴打从这一刻开始了。

当劳伦讲述她的版本的故事时,她的脸因为愤怒和痛苦变得僵硬。我完全可以理解她的怒火。当她第一次提到他打了她时,菲利普羞愧地把目光转向了别处,但是当她继续说下去时,我注意到他越来越生气。劳伦说她很害怕自己还能不能留在这段婚姻里。她看了菲利普一眼,然后垂下了眼睛。

我对他们说:"很抱歉,我不和野蛮人一起工作。"菲利普低下了头,劳伦看上去很受伤。

我稍顿片刻,又说:"治疗是一种特权,那些殴打别人的人太野蛮,不能享受这种特权。他们没有足够的自制力。"

我的话有点儿重,但对这种脾气不稳定的状况,我不想表现得很容易谅解他人。我要来掌控局面。

劳伦看向丈夫，就像在看一堵石墙。

"我可以对你们进行治疗，但有一个条件，我会和你们进行六次治疗，等到结束的时候，我会对你们究竟是要分开还是继续在一起给出建议，但是我必须得到保证，这段时间内不能再有任何打人的情况发生。"

菲利普很感激还有机会能让他证明自己，急忙说："别担心，一定没问题。"

"这不是我要担心的问题，而是你。"我直截了当地说，"如果你感到自己要发脾气，就离开房间，出去走走，或者去厨房摔个盘子，但是必须冷静下来。劳伦，如果你遭到任何袭击，或者你觉得可能会遭到袭击，就立刻打我电话。答应我。"

"我会的。"她回答。这次咨询结束的时候，我给他们留了个问题：他们之间的关系变得似乎毫无转圜余地，可他们在各自人生其他领域的成功，表明他们完全可以做得更好。为什么会变得如此互不宽容，互不体谅？"也许你们可以开始思考一下，究竟做了什么在挑动彼此的情绪反应？"

他们走了，我一个人坐在办公室里。同意让这对夫妻一起来进行咨询，我明白这是在冒险，我也清楚还有其他选择，但我就是要利用这个机会，观察到两人在一起时的状态。因为我相信这是了解引发暴力事件因果顺序的最佳途径。但我也清楚，务必谨慎地组织治疗过程，采用一种指导性的立场。对于有暴力倾向的来访者夫妻，我会保持距离，即使在我们探索沟通模式的时候，我也会控制交流的性质。

我明白我必须制止情绪进行螺旋式的升级。对于大多数家庭来说，我会在一开始就鼓励家庭成员展开对话，以此来发现他们如何交谈，以及他们的关系结构如何。然而，在有暴力行为的家庭中，我并不鼓励互动。我会告诉这对夫妻，在他们能够心平气和地对话之前，他们只能轮流和我交谈，不能互相打断。我尽量让他们多思考，放缓谈话的节奏，鼓励他们准确、具体地讲述细节，避免过度情绪化。

这不是我一贯的工作方式，这是我二十年前从默里·鲍恩那里学来的。"不要说你的感受，"他对着一对有暴力问题的夫妻说，"说你对此的想法。"

令我颇为惊讶的是，菲利普和劳伦在第二次治疗时就迟到了。菲利普在晚了二十五分钟之后独自走进来。我们等劳伦的时候，我问菲利普为什么他们没有一起来。"本来我们正在等地铁，她忽然说她不要坐地铁了，她要坐出租车。她总是干这样的事儿，也许她不想来了，或者找不到出租车。"

三分钟后，劳伦到了，气喘吁吁，满脸通红。她狠狠地瞪了菲利普一眼，他也回瞪了她一眼。在他们的怒气就要爆发成一场唇枪舌剑的战斗之前，我开口说："请告诉我今天早上发生了什么，从你们起床开始，我要听到非常详细的叙述，你们两个轮流来。"这对夫妻似乎只运行两种模式：急速或失控。

菲利普首先开口："我五点就起床了，和以前一样，这样我就有时间锻炼和冥想。我知道劳伦通常不到六点半是不会起床的，我有足够的时间梳洗准备，而且我想我够时间读完那本一直在读的书——亨利·柏格森的《形而上学导论》。你知道那本书吗？探讨两种不同的认知方式，科学象征主义和……"

"噢！天哪！菲利普，说重点可以吗？"劳伦打断他，"没人感兴趣你的……"

"你不能把嘴闭上两分钟吗？"菲利普非常恼怒。

我站起来说："稍等。"我让菲利普把他的椅子搬离劳伦，离我近一些，这样我就可以不受打断地听完他们各自的陈述。

菲利普做完锻炼和冥想，开始读书，这时候劳伦起床了，开始给杰弗瑞做早餐。她照顾孩子起床，穿好衣服，一起吃完早饭再送他上学。等劳伦回来自己梳洗好了准备要出发时，菲利普还在读他那本"愚蠢的书"。

她说："我准备好了，出发吧。"他说："我穿上外套就可以走。"但等他穿好衣服，她发现他还得整理公文包。劳伦说："你为什么不能昨晚把这些先准备好？不要让我们总迟到好吧？如果你能提前五分钟考虑，而不是把一切留到最后一分钟……""够了！闭嘴！"他对她吼，"去叫辆出租车，我马上就到。"她怒气冲冲地出门到街上叫出租车，却遍寻不到。等菲利普出来后，他们等了一会儿，还是没等到出租车。然后他说："时间不早了，我们去坐地铁吧。"但等他们到了车站，劳伦说："我坐不了地铁，我肩膀疼，我要去坐出租车。"说完她就走了。

这两个人既缺乏理解他人观点的能力，也缺乏容忍差异的同情心，所以每个问题都能变成与自我存在的斗争。冲突已经发展成了一场战火，但他们对自己是如何激怒对方的仍一无所知。

菲利普认为劳伦要为他们的迟到承担全部责任，尽管他比妻子早起床一个半小时，却仍然指望妻子负责送孩子上学，并确保他们能准时赴约。他们就像凯瑟琳·贝特森所描述的夫妻一样，丈夫指望着妻子去应对和安排家庭的多个事务，自己则专注于他的"正事"。我明白我得挑战一下这个关系结构。

人们对运用家庭系统观点来处理一个男人殴打妻子的个案感到担忧，原因之一是这种观点会容易否认那些致使妻子受到身心伤害的可怕罪行，忽略了要采取强力措施去遏制这些罪行的必要性。男人通过殴打女人使其屈服的个案一般要通过隔离来加以控制，并且常常需要警方以及司法机关介入：保护受害者是首要任务。但是像菲利普和劳伦这样的夫妻，他们不想分手，却陷入了相互挑衅导致暴力的怪圈。

在这个案例中，我的首要任务是控制菲利普的攻击性，同时我也会挑战劳伦面对菲利普时表现出的无助感。出于某些原因，她似乎认为自己是需要照顾的、无助的。我会聚焦于她的才能，支持她为自己承担责任的能力，直到她接受这一点。

在第三次治疗的时候，我和菲利普与劳伦在一起就很舒服。我能感觉到他们对我的信任。在前两次治疗中，面对他们对彼此的咆哮和怒吼，我一直陪在他们身边，保持对他们的尊重，这给了他们希望。但是我认为他们还没有准备好以一种非对抗的状态进行对话。不知为何，他们作为个体所表现出来的理性和成熟，一到互动时就消失了。

因此，我决定依然按照之前的模式，他们两人轮流和我谈话。当我听他们分别陈述的时候，我对他们所讲述的内容均持接受态度，但我也解释说希望他们可以学习观察各自的行为："你们都过于关注该如何回应，而对自己的行为视而不见。"我这样解释道："我想让你们看看走到今天这一步，各自都分别做了些什么。"

我先转向劳伦，因为她身上似乎有些东西已经有所动摇。对于治疗，她有更强的参与热情，她对过程更感兴趣，而且似乎更愿意审视自己在夫妻矛盾中扮演的角色。此外，我还要让菲利普拿不准我与他的关系，以便让他保持警惕，控制好自己。

"劳伦，我很想知道你们之间是如何贬低对方的，是如何做到让对方不如自己的，但是我想和你们一个个轮流谈，直到你们交流的时候能够不再互相攻击。"我语气严肃，几乎有些说教意味，因为这些话在某种程度上也是解决他们情感困境的理性方法。

"嗯，我认为他不喜欢我做——"

"不，不，"我说，"这让他来说。让他来讲自己的抱怨。你来说他做了哪些让你烦恼的事情？"

"哦，你想让我说他都对我做了什么？"

"是的。"

"好的，他有时候对待我的方式让我特别生气。"

"什么方式？"

"所有事情都必须围着他转，他希望我能倾听他在医院里遇到的每件小事，但他从不过问我的工作。如果我想跟他聊一些事情，他可能会听一会儿，但也只有这些。我想他是嫉妒和我一起共事的人，他就是无法忍受我会有属于自己的生活。"

"那你想让我做什么？"菲利普插进来。

"菲利普，请不要打断。"我说。

劳伦瞪了他一眼。

"继续说，劳伦。"我说："这种嫉妒让你有什么感受？你们两个怎么能那么快就发展到勃然大怒？"

"我不知道。我只知道他让我很崩溃。"劳伦这样说。一系列复杂的情绪化为她的一句话，这些情绪她无从感知，因为她已经把自己的痛苦、期待和挫败都压缩进了瞬间爆炸的怒火之中。所以，菲利普从来没有听到过她的痛苦或期望，他只知道她很生气。

我试图和她一起探究在菲利普不讲道理的时候，比如当他刻薄的时候、烦人的时候、冷漠的时候、嫉妒的时候，她都做了什么，能让她逃避那些突如其来、疯狂荒谬的愤怒。劳伦需要对她和菲利普之间所发生的事情有因果关系上的清楚认识，也需要对她自己的力量有清楚的认识。

当我问她觉得受到攻击时她会如何反应，她说："我会试着避开他，对他态度生硬。我会走进自己的壳里。"所有这些反应都是一个受到惊吓的人的正常反应，躲避攻击的反应。劳伦找不到自己还有其他的选择。

"你有幻想过杀掉他吗？"我问。

"当然没有！"她很震惊。

"你没有想过把他从窗户推出去或者在他的咖啡里下点儿毒？"

劳伦满脸通红，摇摇头说："呃，没有没有，从没有那样想过。"

她没再说下去，我也没再问下去。过了一会儿，她看起来有些尴尬地说道："有时候我会做这样的梦——他死了，被车撞飞了，或者突发心脏病。醒来时我非常害怕，但我从来没想过要做这类的事，只是碰巧做了这样的梦。"

我笑着问她，那么她认为是谁让她做了这样的梦，她似乎若有所思。

我转向菲利普："给我讲讲能够描述你们之间冲突的一件小事，很小的事情即可。"

"嗯，我想起一件事，但是有点儿傻。"

"好，我们就讲讲这件事。"

"嗯，就像我说的，这是一件愚蠢的事情。我让打扫卫生的女工把一些开始枯萎的花儿扔出去。劳伦立刻火冒三丈，非说我对那个女工态度不好，说话居高临下。老天爷，我就是让她扔掉一些花而已！我简直什么都不能做！"说到这里，他好像已经快要哭了。这是劳伦无助和恐惧的另一个面：菲利普的自怜。

"无论我怎么讨好她，我做的每件事都是不对的。"

"你的母亲是个女王吗？"我问道。

菲利普一怔，然后平静地说："女王？她就是凯瑟琳大帝！每个人都得按照她的意思行事，我们这些孩子，包括我父亲，尤其是我父亲。"

"这有点儿意思。"我说。

"劳伦，"我说，"你介意脱掉鞋子站在椅子上吗？"

她看我一眼，觉得我有点儿滑稽，但也没有反驳什么。她弯下腰，脱掉时髦的高跟鞋，优雅地站在了椅子上。

"跟我讲讲你的母亲吧，菲利普。"他抬头看了看站在椅子上的妻子，又看看我，忽然他明白了。

凯瑟琳·洛克伍德是一个高大威严的女人，是一位小学校长。"她就像那种类型的演员，身材魁梧，头发辫结盘绕，不苟言笑。无论在学校还是在家里，她总是让一切都保持着秩序感。"

"听起来挺可怕。"我说。

"嗯，她是一个好母亲，爱操心，乐于助人，我亏欠她很多。"菲利普抬头看了一眼劳伦，笑得有点儿不自在。站在了一个自己毫不知情就继承来的"王座"上，劳伦有点儿尴尬地微笑回应，但是她并没打算坐下来。

当我说这次治疗结束的时候,菲利普抬起头说"对不起",好像谈论自己以及自己的回忆是一种对自己的放纵行为,是要被明令禁止的。

我知道他可以滔滔不绝地谈论自己的过去,但是我只想了解他既往史中的那一点,足够帮他认识到他对妻子的要求反应过度就可以了,因为——他从小就将要求视为命令。

"你们知道吗,我完全被你们夫妻俩迷住了!"我说。然后我站起来帮劳伦坐下来。"作为这么聪明的两个人,你们真是我见过的最富戏剧性的一对儿"。

此刻,我感到和劳伦之间有了一种默契,她似乎已经开始能够审视自己的动机和反应,并且做好准备,迎接今后与菲利普在互动中出现的新的可能性。我和菲利普并没有产生相同的默契,但我觉得我们俩都在为此努力。

我帮他们递上外套和公文包,劳伦微笑致谢,说:"如果没有您,我们可怎么办?"

我也报以微笑,接受她对我的依赖,以此作为走向她依赖自己而迈出的第一步。也许她对我的信任会让她感觉到足够安全,从而去探索新的可能性。

在接下来的那次治疗中,开始时间已经过了五分钟,电话铃响了,是劳伦。"您能告诉我您的确切地址吗?"她不好意思地问道。我很惊讶,但还是告诉了她,她说她在隔壁街区,两分钟后就到。但是先到的却是菲利普,显然他对迟到毫不在意,进来后问:"劳伦呢?"

"她刚打电话,马上就到。"

几分钟后，我听到劳伦打开了大门，又过了几分钟，她才走进了治疗室，还略有些气喘吁吁，但妆容无懈可击，发型纹丝不乱。

"很抱歉我迟到了，"她说，"打电话的时候我就在隔壁那条街，但不知道怎么回事我走反了，本来应该朝东走却走到西边去了，怎么都找不到这个门牌号。之前我还坐错了地铁，发现的时候已经到59街了，我才发现它是去上城方向的而不是市中心的，实在抱歉。"

劳伦迟到是因为她其实并不想来这里吗？迷路只是一个常见的人为错误，还是她根本不习惯依靠自己？这些都有可能，但是我决定把关注的重点放在劳伦未被充分挖掘的那部分能力上。

"劳伦，你让我觉得有些惊讶，"我说，"很显然你是一个聪明能干的女人，如果不具备天赋和能力，你不可能成为一家咨询公司的合伙人，但在很多方面你又表现得很无助，比如今天的迷路。你还容忍你的丈夫殴打你，不要误会，我并不是在谅解他。但是劳伦，你怎么能一边这么能干，一边又把自己搞得这么无助呢？"

"嗯，我猜可能我就是这么长大的。"劳伦坐下来，显然并不介意我说她无助。接下来，她的腔调又带上了南方口音。"我在查尔斯顿长大，那里的人不希望女孩子表现得独立，我爸爸总是跟我说我有多漂亮。我在学校的成绩并不太好，但我很受欢迎，而且我猜他觉得这就足够了。我是大家公认的校花，人人称羡。在大学里也一样，我简直学的是'派对专业'。"她面带微笑，仿佛成绩不好是一件值得骄傲的事情，是一种属于女性的成就。

我不会在治疗一开始就询问既往史，因为对过去经历的讲述会随着环境和对治疗师的信任而发生改变。我会让那些事实稍后再呈现出来，可以和治疗过程有机地联系起来。而劳伦在这个时候对过去的探索，涉及她要了解自己的无助感。

劳伦有一个溺爱她的父亲，她在成长过程中也备受宠爱。父亲爱她，可是并不把她当回事儿。随后，她学会了依赖美貌带来的地位。现在，虽然美貌依旧，但她已经不用再依赖容貌或者洛克伍德医生太太的身份，她成了一位独立女性。然而旧习难改，在很多方面，她仍然用女性气质与美貌来定义自己。校花不需要知道要坐哪班地铁，或者要如何保护自己不遭受男人的拳头。当劳伦谈到她在南方所接受的良好教养时，我不由得想起布兰奇·杜波依斯[①]说过的话："我总是依赖陌生人的善意。"她似乎对自己的无助有一种奇怪的、根深蒂固的自豪感。像很多这类女性一样，劳伦为这种奇特的自豪感也付出了很多代价。

菲利普一直很沉默。我突然意识到，在他们这场夫妻战争中，我刚刚给他递了一些弹药，于是我让他加入进来。儿时经历也许决定了劳伦容易依赖的性格，但在这段婚姻中的角色却是由后来夫妻之间的互动所形成的。

"菲利普，你喜欢那种有点无助的女人吗？"我问到。恰在此时，电暖气忽然"当当嘟嘟"地响起来。我开玩笑地对劳伦说："劳伦，请让它停下来。"

劳伦笑起来，任我搞这个恶作剧。暖气的噪音停止了，我又一本正经地说："谢谢你，劳伦。"

"为什么你会觉得我有力量？"劳伦非常认真地问道。

我们有时候看起来是长大成人了，但在某些方面其实从未长大。这一刻，也许是为了缓解他们之间冲突所产生的紧张感，我让

---

[①] 二十世纪中期美国百老汇话剧《欲望号街车》的女主角。

自己溜回六十年前的童年，开了个有点儿傻的玩笑。接着，也许是对当下情境中焦虑的一种回应，劳伦脱离了这三十年的成长经历，回到了那个容易轻信别人的女孩儿的状态，愿意去相信或假装相信我是认真的，相信我的话一定有些高深莫测的含义。她一直希望有人可以让她仰视，让她依赖，直到她开始感觉到自我的完整性与价值感。

"我并不介意她问我问题，"菲利普继续说道，好像没被刚才的玩笑打断一样，"至少我们这样还算有点儿联系。"他的脸色阴沉了下来："我介意的是，当她没什么需求时，她就完全对我视而不见，她对朋友的关注都比对我多。"

我想起了弗洛伊德的名言，当病人的神经症状解除，回到日常生活中，感受到正常的痛苦时，才算是被治愈了。现在菲利普的抱怨看起来更像是一对不幸福的夫妻正常的抱怨，而不是极端的病态暴力。

"你们聊聊吧，"我说，"我想看看你们之间是怎么交谈的。"

既然菲利普和劳伦都分别向我解释了他们的关系，我想看看他们是如何通过交流来证明他们所说的一切的。为此我已经等得太久了，因为他们实在太不稳定、太容易有冲动反应了。但是现在，他们似乎不那么有防御性了，或许可以开始倾听对方了。

劳伦抱怨菲利普不把她当回事儿，菲利普则认为劳伦根本不关注他。我也许可以从他们的对话中了解其中的原因。

"好吧，让我想想，"菲利普开始了，"你还记得我们前几天讨论《时代》杂志上的那篇文章吗？"

"不是讨论，一直都是你自己在讲。"劳伦不留情面地打断他，但菲利普也许是没注意，也许是不想理睬，自顾自讲了下去。

他谈到了那篇文章，以及他如何想解释给她听，她又如何对这些讨论漠然视之。在他看来，这就是她的错，故意沉默、拒绝参与。"她就是不愿意和我对话。"他郁闷地说。

劳伦对菲利普的回应非常简短。很难说她是不同意菲利普的意见，还是没有完全理解他，或者只是觉得无聊。她的沉默让他更加努力地试图和她沟通，直到他们的对话呈现一种熟悉的状态：他说，她听。她沉默，他就变得更吹毛求疵，更啰唆；而他变得越啰唆，她就越沉默、阴郁。不到五分钟，他就变成了一个滔滔不绝的老师，不明白他的学生为什么就是不参与讨论。

劳伦沉默地坐在那里，陷在菲利普的口若悬河之中，两个人都变得越来越不耐烦。我几乎可以看到下一个场景正在酝酿。再过一会儿，她会出言不逊，他会绝地反击，很快他们就会发展到恶狠狠的互相指责，最终会升级为一场打斗。为了不让他们靠近那个临界点，我打断了他们。

"停下！"我说，他们都看向我，吓了一跳。"这种对话气氛过于紧张，你们两个还是太专注于各自立场，没有倾听对方的观点，也不可能改变。"我告诉他们这样不会有任何进展，然后就很简单粗暴地把他们请出了办公室。

我突然结束了这次治疗，是因为我想迫使他们认识到失控的信号，认识到进一步发展到暴力的可能性，这种暴力哪怕再多发生一次都有可能毁掉这段婚姻。他们必须对自己的意图保持警惕，并对自己是如何表达这些意图的有充分的意识。在这种状态下，任性是危险的。在任何关系中，都存在一些阶段需要保持距离和谨慎，对洛克伍德夫妻来说，尤其如此。

在接下来那周的治疗中,劳伦独自一人准时到达,我开始和她单独进行工作,有机会听到她个人的观点,但是我不想让自己对他们个人的理解,影响到帮助他们之间的互相理解,所以等菲利普进来时,我又重复了一遍刚才的谈话。

劳伦看起来心境乐观、充满希望。像往常一样,她去上班的着装就像有些女性要赴晚宴的着装。

她说沟通虽然有所改善,但一切还是老样子。她说,菲利普现在能让她说话了,甚至还会倾听。"这很好,事实上我们整个周末都没有什么大的争吵。"

这时,菲利普走了进来,我说我要花一点儿时间告诉他刚刚我和劳伦谈论了什么。我告诉他,劳伦说两人的沟通比以前好了,他也可以听她讲话了,这很好。菲利普看上去如释重负,就像刚被告知通过了一项考试。

"但是,"劳伦插话说,"我也说了,关系还是老样子。"

菲利普看上去有点儿受伤,原来他根本没通过考试。

在他要说什么之前,我赶紧插进去:"劳伦,刚才发生了什么?"

"没什么,我就是想让菲利普知道我到底都说了什么。"

"劳伦,你觉得我是站在菲利普这边的?还是觉得我出卖了你?你是担心我曲解了你的话,然后菲利普或者我会利用这个来对付你?为什么你不能相信我呢?"

这当然是一种对话语背后意义的延伸,但我觉得劳伦如果能看到她对我也存在焦虑和不信任,就有可能会从不同的角度来看待她和丈夫的经历。"我不会伤害你,劳伦。我是站在你这边的。我尊重你,也支持你。你怎么能这样不信任我呢?这个世界对你来说有这么危险吗？"

她沉默了一会儿，说："嗯，我想我就是这么长大的——"

"不要给我讲你的童年，童年已经结束了。"我不想听她讲过去，她就是从那里习得了无助。我想听她讲自己的职业，在这里她忘掉了自己的无助。"给我讲讲你的工作吧，你的同事。如果我让你的合伙人描述一下你，他们会怎么说？"毫无疑问，她一定觉得自己在工作中很能干、很有力量。

"嗯，我是个喜欢交际的人，其实不太懂如何管理，我的成功大部分只是来自对别人的支持。我知道怎么与人相处，怎么奉承别人，怎么让每个人都觉得自己有所得。你去做也能搞定，而且——"

"劳伦！劳伦，劳伦，我怎么才能让你醒醒？"我做出一副绝望的样子站起来，走过去敲了敲她的额头，"劳伦，请醒醒！你不需要否定你的能力。"

她沮丧地看着我。劳伦贬低自己的行为已经非常自动化，以至于她根本意识不到这一点。

菲利普这时忽然笑出了声，我转向他，问道："你呢，菲利普，你怎么看待这一周？"

"嗯，我相信我们的交流方式正在改变。我在试着接受她的走神、疏离，这是她的事情，不一定就是对我的意见所做的消极回应。"在我还在努力消化他的陈述时，菲利普继续用他特有的腔调说了下去，他正在学习容忍劳伦的沉默。劳伦身体前倾，专注地听着。

他滔滔不绝地说着，主要就是阐述一个重要观点——他感觉如果俩人要继续在一起，唯一的办法就是他被迫接受劳伦的疏离与冷漠。为了陈述这个观点，他颇费口舌，但都在围绕着他自己的感受，以至于这个观点本身以及劳伦可能会做出的反应，都被淹没在话语中。与此同时，劳伦饶有兴致地坐在那里听着，直到我插嘴问道：

"劳伦，你是什么时候开始没在听菲利普讲话的？"

她吃了一惊，说："什么意思？我一直在听。"

"我觉得不是。我不知道是哪个具体的时刻，但在某一刻你就没再听他讲话了。你们之间也不再是对话，而是他自己在那里'掉书袋'，但这不是他一个人造成的，是你们两个一起完成的。"

菲利普微微有些僵硬，听到自己被说成卖弄学问，总是令人不快的，但其实也不陌生。劳伦说："好吧，我想我确实有时候会忽略他。我知道他想表达他的想法，我也觉得自己应该倾听他的心声，但是我真的太累了，他从来都不愿意好好听我说话。该死的！"她的眼里突然满是泪水，"一直都是你在那里不停地说，我呢？为什么你不能给我哪怕一点点关注——"说到这里，她戛然而止，好像这种抱怨违反了什么规则似的。

菲利普目瞪口呆。劳伦的愤怒竟然来自长期的"单人对话"，这看上去对菲利普有点儿难理解，似乎也不太公平。如果她有话想说，为什么不说呢？菲利普并没有因为要寻求控制权，而逼迫劳伦保持沉默，让她感到无聊甚至如今怒不可遏。

他从小被教育要做出成就、要有趣，而她从小被教育要配合、要表现出感兴趣。两人不知不觉地将这些角色自然而然地带入婚姻中。他们中的任何一个都很难改变，而对彼此的期望会进一步强化他们的互动习惯。因此，在这段关系中，改变更是加倍的困难。

"你们都想要一些求而不得的东西，"我指出，"关注，真诚的关注。这对婚姻来说并不是什么过分的要求。"

"现在我会给你们留一些作业，"我说，"我想让你们每个人都找出一些方法，能够从对方那里获得你想要的关注。菲利普，你之前尝试过用聊天来吸引劳伦，但把她推开了。也许聊天不是个好主意。"

菲利普做了个无助的姿势："您有什么建议吗？"

"我不知道，"我说，"这需要每个人用他自己的方式去寻找。我知道的是，你们——你们两个——比你们自己想象的要复杂得多。"

"至于劳伦，在你想要表达观点或者打断菲利普讲话的时候，注意寻找合适的词汇。"劳伦瞥了菲利普一眼。

"我已经建议菲利普尽量不要总是主导你们之间的谈话，但我觉得如果你不帮他，他可能很难改变。"

劳伦笑了："你不会认为我们一周之内就能学会怎么做吧？"

"我不是要求你们学会什么东西，我只是要求你们开始做一些你们力所能及的事情。"

"好吧，"劳伦说道，"或许隔几个星期再见也好，给我们一些练习的时间。"

我觉得这是个好兆头。大多数人都认为治疗是应该发生在诊室里的事情，也许治疗过程确实如此，但改变却是发生在家里的。我同意两周以后再见他们。

劳伦准时到达了，菲利普还没有出现。我询问地看向她，她平静地说菲利普应该再有几分钟就会到。"他从来不会按照时间安排做好准备，但我决定不要跟他争论这个，我也不想迟到，所以我就告诉他我先走了，他准备好了再来。"

劳伦说这番话时，并没有像以往那样带有敌意。在菲利普动身之前，她先准时离开了，没有激怒他或和他作对，只是因为时间到了。这就是一个小小的独立宣言。

"嗯，"她坐下来后说，"我一直在考虑你的建议。我努力对自己更诚实，接受自己的才华，接受自己提出要求的权力。"

事实上，我没有这样建议过，我只是给他们布置了个非常简单具体的任务，但是劳伦已经超越了我所提的建议，开始着手解决这段关系本质中的不平衡。这听起来不错。

"我也努力不再去容忍他的野蛮，比如上周六我在客厅坐着放松一会儿，拿了份《纽约时报》（The New York Times）放在腿上读，菲利普进来一把就从里面拽走了'每周评论'（The Week in Review）那张，我说，'嗨，我正要读这张，等我读完你再拿走。'他好像很吃惊，但还是马上还给了我。我觉得我做得对。"

"你当然做得对，"我说，"但我很惊讶你用野蛮这个词来形容菲利普从你手中夺走报纸这种行为。"

"对我来说，都是一回事——抢走报纸，说个没完，或者扇我耳光——都是野蛮的事情。但我想我不会再忍受了，无论哪一种。"

我认为这不是一回事，她迟早会把这些区分开来，但是当下她似乎已经有了惊人的进步，所以这个可以留到以后再说。

"我也一直在做你给我的第二个任务。你说我应该开始更多参与到与菲利普的交流中，你说他需要我参加，所以我参与了。他总是读一些很高深的东西，我以前从来听不懂他到底在说什么。但是最近，我读了几本他谈过的书，有点理解他在说什么了，有些内容确实挺有意思的。"

这时，菲利普走了进来。

"菲利普，你是一贯爱迟到，还是只在我这里迟到？"我问道。

他看上去有点儿不悦："也许我今天确实根本就不想来。上次我们在这里，你建议劳伦要开始多说点儿话，那么我呢？我总觉得你更关注她。那我该怎么办？"

如果说那一刻菲利普看上去就像一个在兄弟姐妹中争宠的孩子，也真的不为过。这对夫妻从彼此那里获得的欣赏少之又少，所以他们会嫉妒对方得到的外界关注，这是可以理解的。但菲利普好像没有搞明白的是，如果劳伦能更多地参与到对话中，说出她的想法，而不是在他说话时沉默而无聊地坐在那里，他就会获得一个真正的谈话伙伴。

接着菲利普谈到了他真正担心的事情。"还有，我害怕你今天会给我们下判决书，我们是否还应该在一起。劳伦什么都没说，我不知道她怎么想的。"

劳伦急切地看了我一眼，但我什么也没说。之前她已经和我聊了十五分钟，全都是她正如何努力在改善和菲利普的关系。令我惊讶的是，她如此全力以赴地维护婚姻，却没有传递给菲利普任何这样的讯息，才让他对如此清晰的现实满腹怀疑。

"我知道她一直在努力想变得更有见识，我很感激。她还有几次站起来反对我，觉得我太霸道了，虽然我不是故意的。我认为这很好，但最大的问题是，我们到底还能不能在一起……"

菲利普又开始了他的滔滔不绝，劳伦的眉头皱了起来，她摇摇头，给了我一个无奈的表情。

"劳伦，看在上帝的份上，"我插话道，"你肯定是有话要讲的。为什么不说呢？"

"好吧，是的，我是有话要说，我对他说的话很有感触，但是他一直讲个没完没了，如果我打断他，他又会发脾气。"

"我已经跟你说过无数次了，"菲利普气急败坏地说，"有什么话你就说啊，说！"

"你可以试着问问我的想法，哪怕一次。请你给我一个说话的机会，而不是我必须得打断你。你起码要让我知道你对我要说的话感兴趣。"

菲利普想反驳，但又忍住了："可我感兴趣啊。"

"很好，菲利普。劳伦，你也很棒，请继续。"

在那次治疗剩下的时间里，他们做到了真正地理解彼此。他已经非常清楚她为什么总是沉默，她也明白了他为何如此絮叨。沉默和絮叨其实都是一种控诉。但这次他们越过了互相指责，直抵彼此受伤的心灵深处。他们话语中的抱怨和伤害都有所节制，他们也表现出愿意倾听对方。

"这样就很有希望了。"我说。他们看向我，我想我们三个都感觉到是时候做出裁决了。

"我曾承诺你们，会在最后给出我的意见，"我说，"我不会告诉你们是否延续婚姻，这只能取决于你们二人。我能告诉你们的是，你们婚姻中的暴力是可预测的，而且如果你们愿意，让暴力发生的那个互动模式是完全可以改变的。事实上，你们已经开始改变了。你们两个想从对方那里获得的东西都是一样的，就是一点儿理解和尊重。对这些东西求而不得是可悲的。但是，菲利普，殴打妻子并不可悲，这是没有良知。"

他低下头，劳伦看向别处。"这种情况绝不能再继续下去，但我想它不会了。你清楚这是错的，你也知道自己是能控制自己的。

更重要的是，也许更重要的是，我想劳伦不会再容忍这样的事情发生了。"劳伦的眼里盈满了泪水。菲利普也是。

"你不是危险的人，但你有破坏性。如果你们决定继续在一起，我不认为这会有什么危险，但你们也可能一直都不快乐。这个，我不知道。"

"嗯，我认为我们都想要改变这种状况。"菲利普说，"对吧，劳伦？"

"你会帮助我们吗？"她问道。

这是两年前的事情了，之后他们之间没有再发生暴力事件。在那之后的几个月里，我一直和他们一起进行会谈，有时还会带上他们的儿子杰弗瑞。菲利普和劳伦的婚姻并非所谓"天造地设的一对儿"，就像他们曾在充满感性的爱情阶段时所幻想的那样，但通过治疗之后，他们确实回到了"有着小烦恼的寻常生活"。如果说他们在许多方面仍然龃龉不断，在一些时候让彼此失望，那只能说明他们是老夫老妻了。

当菲利普和劳伦第一次来接受治疗时，他们感受到的是束缚与无助，都认为自己是对方执拗对抗的受害者。就他们而言，在双方习以为常的斗争中，除了屈从于对方强加给他们的命运，似乎也别无选择。但在后续的治疗中，正是他们不只是把自己作为受害者，而是两个有权做出选择并能脱离困境的人，才最终让他们获得了自由。曾经以暴力收场的战争，变成了两个人都知进退的偶尔吵嘴。

## 六　无声的契约

互补性使夫妻能够有所分工，相互支持、相互扶助。如果其中一个人得了感冒，身体不适，另一个人会照顾；一方的宽厚可以平衡另一方的严厉。大多数夫妻之间都存在这样的互补模式，如热情—疏冷，主动—被动，支配—服从，但是当它们之间的差异被夸大，或者无法适应不断变化的环境时，就会开始产生问题。

两个相爱的人决定在一起朝朝暮暮，长相厮守，就必须要经历一个漫长的调整期，才能完成从热恋到正常婚姻的转变。婚姻不是想象中的围城，进去就行，而是需要你去创造、再创造的东西。

莎拉和萨姆在二十几岁时相遇并坠入爱河，在他们相爱五十年后来见我时，他们依然很恩爱。他们有着非常传统的家庭分工模式，萨姆是挣钱养家的人，莎拉是被供养的家庭主妇。她的脆弱激发了他的保护欲，两人角色互相匹配，就像一张拼图上相邻的两块，严丝合缝地对应起来。

五十年来，萨姆和莎拉经历了大大小小的妥协，把彼此之间的关系凝聚成一个整体。一开始是相互支持，到后来是两部分自我对彼此的包容。在一个固定不变的世界里，这种稳定的互补状态是很适宜的，但是我们都清楚，环境总是在变，我们也必须要变。

当萨姆退休之后，他的整个人生状态开始逐渐委顿下来，他和莎拉之间的平衡被打破了。和其他那些年纪大了才退休的人一样，萨姆已经习惯让工作支配自己的时间。退休之后，没有了必须要完成的工作，他的生活变得空虚而单调，再加上也没有什么朋友和兴趣爱好，萨姆就期待着莎拉能够填补这个空白。莎拉有一份兼职工作，有自己习惯的作息时间，所以她渐渐觉得萨姆越来越多的需要对她来说是一种打扰，他们之间的和谐第一次被打破了。萨姆所经历的这些生活节奏上的变化，慢慢侵蚀着他的力量。他渐渐消沉下来，人也开始变得抑郁了。莎拉和萨姆困扰于这些变化，于是他们求助于一位家庭治疗师莫妮卡，后者曾经帮助萨姆的妹妹很好地应对了寡居阶段。

莫妮卡是一位三十岁出头的心理学家，努力应付着丈夫、两个年幼的孩子，以及自己繁忙的专业工作。她认为莎拉和萨姆的关系是有缺陷的，因为他们之间没有独立，没有自主权，也没有乐趣。在莫妮卡看来，老年人放弃工作就是失败主义的表现。萨姆和莎拉对莫妮卡这种关于他们生活方式的质疑，呈现出老年人常对那些好心的年轻人所特有的反应：他们也不和你争论，只是响应得更加缓慢，情况更糟了。

莫妮卡给我带来了她跟莎拉和萨姆会谈时的录像，向我咨询如何改善这对夫妻的状况。我看了那些录像带，其中莫妮卡、莎拉和萨姆之间的三人状态，以及他们对一个众所周知的困境——退休以及与之相关的抑郁——的不同反应，都激起了我的好奇心。萨姆就像一条离开了水的鱼，充满着忧虑和失落。莎拉，作为一个典型的退休老人的妻子，她的座右铭可能是："我嫁给他，无论好坏，可不是为了吃饭的。"而他们两个，都在应对着变老和衰弱的体验，每天都能闻到死亡的味道。还有莫妮卡，她是一位优秀的治疗师，但她自己对婚姻的设想，诱导她试图重建一段本来只需要调整一点儿即可的关系。所有这些都不陌生，但这对夫妻不同寻常。他们衣着时髦，可看上去却像是来自另一个时代。他们的谈吐和沟通方式，传递出他们对自己五十年前所缔结的关系角色毫不怀疑的态度。莫妮卡同样是她自己这个时代的产物，而现在她正与年龄几乎可以做她祖父母的人一起工作。

莫妮卡建议我来督导一下她与这对夫妻的治疗过程，我同意了。

治疗开始时，我坐在单向镜后面，看着莫妮卡和这对夫妻打招呼，询问他们这一周的情况。治疗师不像医师那样，可以通过调整药物来对病例产生直接影响。在家庭治疗中，治疗师本人，比如这个案例中的莫妮卡，就是那个药物。

透过单向镜，我看到萨姆和莎拉紧挨着坐在一张小沙发上，面对着莫妮卡。我们事先说好，我先观察一会儿，然后带着我的观察结果去治疗室加入他们。毕竟，不是只有这对夫妻陷于困境，莫妮卡和这对夫妻的工作也是举步维艰。

莎拉忘了做上次治疗布置的作业。"所以我来的路上跟萨姆说，我们就是两个忘带作业的老家伙。"她笑得很开心。

"嗯，不管怎么样，我必须要公道地对你说，莫妮卡，我们这周过得还不错。"萨姆声音沙哑低沉。他冲莫妮卡笑了笑，又转向妻子笑了笑。莎拉不像七十多岁的人，她的头发精心染过，身材也维持得不错，看上去就像五十五岁。

"你要找到一些萨姆喜欢做的事情。"莫妮卡提醒莎拉她遗忘的作业。

莫妮卡正在通过挑战莎拉的消极反应来处理萨姆的抑郁。这一挑战虽然足够合乎治疗逻辑，但有可能演变成对这段已经维持了五十年的婚姻关系的一种攻击。

"他要如何与我共度时光呢？现在他都退休了。"

"退休"是萨姆不喜欢听到的词。"我工作了一辈子，"他说,"然后忽然就退休了。我真的搞不懂退休意味着什么,我也没太多感兴趣的事情。"他拖着声音慢吞吞地说,就像一个病人刚从床上爬起来一样。"我喜欢的就是她,莎拉,我的太太,可是她不喜欢和我在一起。今天早晨我打开收音机,我经常听经典音乐电台,我喜欢半古典音乐,但是对她来说这就是噪音,她会很烦。"当萨姆抱怨的时候,声音里多了些能量。

"我也想知道为什么这些声音让我很烦。"莎拉说,仿佛她不喜欢古典音乐是某种特别的神秘力量造成的。她一边愉快地抱怨着,一边活泼地打着手势。

莫妮卡再次提醒他们,莎拉的任务是要找到萨姆喜欢做什么。治疗师急于改变,对这两位老人的小毛病有点儿不耐烦了。

"我喜欢散步,"萨姆主动说道,"听听音乐,或者去感兴趣的博物馆。"说到这里,他犹豫了一下,但还是继续说道:"我想我没有太多喜欢的事情,我是一个内心很安静的人。"

"我们即使什么都不做,他也不会在乎的。"莎拉说,听上去她并无恶意,萨姆也没有为此生气。

"没有那么多想做的事情,是什么很可怕的错误吗?"萨姆问莎拉。"我只想让她一切安好,享受她能享受的一切。如果我们不能喜欢同一件事情,那就让她自己快乐也很好啊!"萨姆声音温柔,就像浪漫的丈夫在为曾经的新娘哼唱小夜曲。

莫妮卡显然有些怀疑,"我想这没什么不对的——只要那是你真正想要的东西。"

"想让妻子自己玩得开心有什么不对吗?"一个男人这样向专家发问,这让人很感动。但在我们生活的这个世界里,如果一个人说"我是一个付出者",这是有些可疑的。莫妮卡只是在做她该做的事情：探寻萨姆公开表达的"无私"中是否有隐含的"怨恨"迹象。

在单向镜后面，我有点儿烦躁不安。我自己也是一个老古董，所以在我看来，作为一对普通夫妻的萨姆和莎拉正在把一点儿微不足道的小分歧变成大麻烦。我想起了我的岳父岳母以及他们的佛罗里达之旅。他们每年都要在那里度过三个月，岳母以为"岳父非常喜欢那里"，而岳父认为是岳母"特别爱那个地方"。我也想到了帕特和我，以及退休时我们遇到的所有压力。我们不习惯整天在一起，有段时间，我们两个人都渴望有自己的个人空间。

年已古稀的萨姆和莎拉正在一点一点地发现他们之间的差异。现在他退休了，之前各种惯性安排所起到的缓冲作用的空间消失了，哪怕非常细微的差异也会开始在他们之间导致摩擦。他们慢慢发现，保持距离更容易获得对彼此的理解。

莎拉埋怨萨姆总宅在家里，什么都不想做，但对钱又实在太操心了。"他遇事总会问'这要花多少钱？'"莫妮卡点头鼓励莎拉继续说下去，"我们去餐馆，我必须得先搞清楚这一顿饭要花多少钱。"

"但我们还是去了呀！"萨姆抗议道。

"我不是说我们没去，但是我一直就会感觉——'这是要花钱的'，这个感觉剥夺了享受的乐趣。"

"这么多年我努力工作，"萨姆感慨地说，"钱来得那么慢，现在却花得这么快。"

当你老到开始担心资源减少，金钱、精力、热情，甚至未来的可能性都在快速耗尽时，你就不难理解萨姆的焦虑。激励萨姆那么多年艰苦工作的动机是一种对贫困状态的恐惧。现在，为了能让家人过上好的生活,他已经精疲力竭了,他想要有安全感。莎拉工作也很努力,但她现在想享受生活。

我们大多数人对现在和将来之间的选择都存在着一定程度的内心冲突。莎拉和萨姆就把他们之间的这个冲突展现了出来。她越倾向于选择"当下",他就越觉得"未来"需要保护。

从单向镜后面来看,我认为萨姆和莎拉只是在经历一个过渡阶段。我比较担心莫妮卡,在这种情况下,作为专家,她可能会认为这对夫妻的问题是适应不良,而在我看来他们只需要一个再调整过程。

于是,在治疗开始十分钟后,我走进了治疗室。近距离看,莎拉和萨姆似乎更真实,也更脆弱。她戴着一副大大的有色眼镜,脸庞显得更加小巧,我几乎可以看到她年轻时的样子。而萨姆的皮肤光滑而黝黑,岁月所留下的皱纹一定都深深地刻在他的内心。

我对他们有一种亲切感,就像对我的某个叔叔婶婶一样。我们有相同的文化,也都是老年人了,所以我很自然地用了一个挑战来跟他们打招呼。

"你们两个是非常可爱的一对儿。很明显,你们都很在乎对方,虽然你们已经抱怨了五十年,但你们可能还要继续抱怨二十年。所以,我想知道你们为什么需要治疗师呢?你们想从她那里获得什么帮助?你们想从生活中获得什么?你们看起来都是非常好的人,我都想要你们这样的邻居,为什么还想要改变呢?"

我绝没有反讽的意思。只是面对他们,我的心变得柔软,而且我希望他们能学会多接受对方一点。

莎拉很快地回答:"生活总是可以改进的。"

"你的意思是你想要改变他？"

"噢，我知道我改变不了，但他也改变不了我。我在试着接受他那些让我烦心的地方，我在努力。"

"很难接受他吗？"我说，"那你更愿意嫁给谁？格里高利·派克[①]？"

"格里高利·派克！"她笑起来，也有点儿困惑，这个闯进来的陌生人葫芦里卖的什么药？

我也很好奇自己，为什么会这样说？这对老夫妻有些打动我，但也有某种生硬的拘谨让我忍不住想逗弄他们。她正在试图改变他，但又不承认。他是一个没受过教育的人，觉得需要用那种高深的词语来让自己看起来很有学问，就像一只牛蛙吞进空气鼓起肚子让自己看起来强大一样。我想帮他不要再这么"鼓肚子了"，但并不是让他彻底丧气。

"你想改变他什么？"我问莎拉。

"他的一些习惯。"

"萨姆，过来坐在莎拉前面，让她看看你，看看她需要改变你什么。"他耐心地起身过来坐下，这是一个习惯合作的男人。

"在我认识他的时候，我没这么困扰，也许那时候没有这些问题，或者年轻时我根本看不到有问题。"

我递给莎拉一支银色圆珠笔。"这是一根魔杖，我想让你拥有它。"她毫不犹豫地接了过去。萨姆还好，但是莎拉已经跃跃欲试想要做"一些小改进"了。

"我想让他好好说话。"

---

① 美国二十世纪著名男电影演员，《罗马假日》男主角饰演者。——译者注

"好好说话，你指的是什么？文绉绉的？含蓄的？还是你想让他说希伯来语？意第绪语？"

"英语！"她又笑起来，毫不介意我的揶揄。她很喜欢开玩笑。"我想让他能更善于表达，因为我自己就不是很善于表达。"

对这一点，莎拉开诚布公地讲了出来，而大部分人可能只会通过暗示来表达或者根本不愿透露。这就是这对夫妻的特别之处：他们并不掩饰自己的感受。

接着莎拉把话题拉回自己的记忆深处，回忆起当年那个年轻女孩儿全心全意的爱情。"在我们相识之初，我觉得他是世界上最聪明、最好、最棒的人，万事都可以依靠他。"

"实际是这样吗？"

"在我们年轻的时候，差不多是这样的，我依赖他就像曾经依赖我母亲一样。"

"有这么依赖？"

"嗯，是的。他就像一块坚硬的岩石、一棵大树，可以让我仰仗、依附。他是那么美好，那么体贴我、爱我，在我需要的时候永远在我身边，到现在我仍然有这种感觉。"

"很动人。"这一刻，我忽然想起了豪尔赫·路易斯·博尔赫斯创作的小说《环形废墟》（*Circular Ruins*），讲的是一个魔法师用魔法在梦中创造了一个少年作为自己的儿子，为了不让少年意识到自己只是他人梦境中产物，魔法师把少年送走去过他自己的生活。没有人愿意发现自己只是别人梦想的投射，也许除了萨姆。

莎拉伸手想要把圆珠笔还给我。"不用还，先留着吧，"我说，"也许我们还可以用这个魔杖让他重新变得'那么美好'。萨姆，把自己变成妻子的坚强依靠，感觉怎么样？"

"呃，关键问题是如果我不强迫自己变得强大，那么她可能就会崩溃或者去见心理医生和精神科医生。她其实是个非常容易紧张的人。"

"莎拉认为对她来说，你是一块可以让她依靠的非常坚固的岩石，你是她可以全身心仰赖的人，而你说其实是她的需要让你变得强大。"

"我想是这样的。"

"这就很有意思了，所以这就是你们建立关系的方式。你让他成了你的保护者，而他也来保护你，还不错。"

你可能认识像莎拉和萨姆这样的夫妻。他很强大，她很脆弱；她给予，他索取；他雄心勃勃，她心满意足；她很务实，而他是个梦想家。这不仅仅是异性相吸，这些对立的组合既是个性的产物，也是关系互动的结果。

他可能会学着去适应她的一些奇怪需要，比如忽然去野营或者一周要下两次馆子，但是他懒于动手的性格，也会让她渐渐变成家里的能工巧匠；此外，因为她的粗枝大叶，他可能就会变成家里管账的那个人。这些配合往往没有什么明确的分工说明，但并不会降低其效力。婚姻就是一项平衡的艺术。

莎拉和萨姆这种两极式的互惠模式到目前还是很管用的，但是旧设置遇到新境况，可能就不奏效了。

我转向萨姆问道："当你觉得虚弱和怀疑时，你能依赖莎拉吗？还是你们的'合同'里根本没有这一项？"

萨姆抬起头："这是个太好太好的问题，可能是我人生中第一次被问到。我几乎……几乎一直在期待着自己能病倒一天，因为当我生病的时候，她就会照顾我。那种感觉比做爱还要好。"莎拉做了个鬼脸。萨姆继续说："她会在，但只是当我生病或者很困难的时候才会在。"

只有在他生病的时候，她才会带着充满焦虑的爱来照顾他，把他们两个从之前僵化的关系模式中解脱出来。

"所以当你需要她的时候，她是在的？"不知道是不是我看错了，萨姆的眼睛有泪光闪动。

令我没想到是，莎拉这个时候答了一句："当他感觉不舒服时，我会很担心我自己。我怕他万一有什么不测，就剩我一个人了，那我会崩溃的。"

莎拉坦率地承认了自己行为中自私的那一面。一直以来，她总是以精明能干的形象示人，但在两人关系中，她并非如此。婚姻限制或者说塑造了我们对自我的定义，但这个定义并非、也不必是坚不可摧的。

"莎拉，保持你所仰仗的这株美好的大树的生机勃勃，这对你来说是非常重要的。与此同时，萨姆，你也渴望偶尔可以被照顾一下。我感觉她是一个善于照顾的人，你是弗洛伦斯·南丁格尔吗？"

"不，根本不是，"莎拉说，"我是个很软弱的人。"她回答得很干脆，毫无为自己辩解的意思。

"那我要祝贺你，"我边说边握住她的手晃了几下，"你把他训练得这么好。"

这可是一个变"弱"为"强"的巧伎俩。我想让他们明白自己所扮演的角色是在关系中互动出来的。在婚姻中，软弱是对支持的强烈需求，强者的角色只有在弱者存在的情况下才会出现。

莎拉笑了，既高兴又有点儿尴尬，"你是说真的？"

"当然。他已经把自己的生活完全以照顾你的需要来安排，这是非常好的训练。"

"'训练'是什么意思？"她甚至连对这种能力的暗示也要否定了，"我没有训练他，他就是那样。"

"不，他不是那样的。因为偶尔他也想变得软弱，但是你告诉他'这可不在合同里'，于是他知道他不能真的病倒，因为显而易见，你可能并不想照顾他太久。萨姆你多大年纪了？"

"到七月份我就七十三岁了。"

"所以你现在也看到他有问题了，他知道他不能病倒，因为你需要他坚强；而你，因为她需要你坚强，你就有如此强大的动力保持强大，或许这样也是件美好的事情。"

我想挑战莎拉对自我片面的定义，但方式必须温和。我不想暗示她很自私、软弱、必须立刻加以改变，我只想帮她将自己对萨姆的"依赖"视为想让婚姻更有活力的愿望。事实上她既不软弱也不依附他人，她乐于助人，喜欢与人交往，这是一种强大的力量。但现在，关系的平衡正在改变，双方都必须学习新的角色。

莎拉身体前倾，用手托着下巴。萨姆一动不动地坐着说道："我的姐夫七个月前去世了。"他说得很慢，意味深长，"我姐姐曾经常说如果他出了什么事，她也活不下去了。现在他死了，她也进了养老院。这些都让我害怕。"

他害怕的其实是他们两个的死亡。依靠他五十年的莎拉如果没有了他，要怎么办？我也想知道。

"莎拉，你七十岁了？现在你还工作吗？"

"我有一间小针织铺，很小的店面，没多少顾客，但那是属于我的地方。"

"你是一个优秀的女商人吗?"

"不算是,作为一个企、企业……"

"企业家。"萨姆补充道。

"(作为一个企业家)我谈不上多优秀,我更擅长教别人做事情。"

"她经营那家店铺已经十八年了,"萨姆说,"每周二和周四会有个女孩子过来帮忙。这是她的生意,一年的总收入大概一万一千美元,也就是说,除了房租和帮手的工资,剩下的钱就已经所剩无几了。但是我觉得她必须要有这家店,这对她很重要,这是属于她自己的东西。"

"所以这也是你保护的一部分?"

"是的。"

"很不错。所以你们成功地建立了一段关系,在其中,你弱他才能强,你强所以她可以弱,实在太精彩了。"

其实我清楚这并不精彩。莎拉的角色太单一,而对萨姆的角色要求过高,这些都剥夺了他们两人的灵活性。

莎拉向前探了探身子,"有件事,当然这只是我的看法。我认为他对我这么好是因为他觉得自己在人生中并不成功,他从自己身上能给我的东西比他能给我的世俗意义上的财富要多。"萨姆听着妻子的评价,没有丝毫的怨怼迹象。这对夫妻异乎寻常得听任于对方。

"你觉得你需要魔杖吗?"我问莎拉,"因为在我看来你是按照自己的需要创造了一个他的形象。你看,你把他设计成一个保护者,他就成了你的保护者,他唯一在乎的人就是你,多不可思议啊！"

我称赞他们的角色设置是"精彩的""不可思议的",这样既让他们注意到为彼此所构建的那个刻板角色,又不会觉得自己被指责,这也是出于尊重。事实上,这种带有鼓励意味的称赞,也更适合萨姆和莎拉比较感性的说话方式。

"嗯,如果某天他不在了,我就得一个人活着,"莎拉有些担忧地说道,"到那时我能扛过去吗?"

"嗯,你也许会消沉一阵子,然后你就会振作起来的。"与丈夫非常亲密的关系,让她无法想象没有他的生活。这让我想起了我的母亲,我理解莎拉的恐惧,但是我想让她明白寡妇最终也会有她自己的新生活。

"你打算什么时候给他下葬?"我又开了个玩笑,他们也依旧不以为意。

"呃,"莎拉回答,"说实话,我们各自还能活多久呢?"

萨姆很健康,但是死神不会永远等着。

"你能在接下来的几年里让自己变得强大吗?"

莎拉长呼了一口气,"我会努力的。我觉得我现在比刚结婚的时候强大多了。"

"也许你可以开始训练她了,萨姆。"

"他训练了,但是我不喜欢。"莎拉说,听起来似乎她是认真的。

"我一直在努力。"萨姆微笑着说,"我努力想让她认识到这一点。如果我不在了,她得手里有积蓄。"接着他转向莎拉,"所以,我们得知道自己把钱都花到哪里了,这很重要。如果有一天我死了,你得有些积蓄傍身,因为外面的世界是很残酷的,你要独自生活了。"说到这里他的笑容不见了,"没有任何人会成为你的依靠,甚至包括你的女儿,她会安慰你,但安慰代替不了租金。"

"她学会了吗?"我问道。

"她有点儿烦我说这些。她说我总在跟她念叨'钱,钱,钱',其实我没有。我们还是会下馆子,还是会有各种消费,还是会给女儿零花钱。但我想努力让她意识到,如果我出了什么事,"他看向莎拉,"你手里还会有些钱。当然该花还是要花,但也要知道精打细算,要明白哪怕一块钱的重要性。"

萨姆在充当保护者的同时也是个控制者,在关系中是个固执的主导者,就像莎拉一直以来是个顺从者一样。

"所以,"我对他说,"你所表现的就像明天就要离世了一样。"

"是的。"他用力地点点头。

"那你能做到么,莎拉?"

她摩挲着下巴,若有所思的样子。

"或者他应该再多活几年?他在训练你,这很好,在你准备好之前他是不会死的。"

"不知道为什么,大家觉得——比如我的家人、我的女婿——他们都觉得我是一个非常有能力的人,我能干很多事儿,"莎拉说道,"可这是他们的感觉,我不这样想。"

显然我还得再加把劲儿。童年阶段的教育,之后数十年日复一日的强化,不会被几个玩笑就消解了。但我现在找不到一个切入点,在挑战他们的同时又能肯定他们。于是我只好继续我的荒诞风格。

"不要让他们那么想。如果萨姆开始觉得你离开他也能掌控自己的生活，那他可能会死的。他是一个了不起的人，几乎就是在为你活着。"

我转向莫妮卡："她在为他做着一件非常绝妙的事，而他丝毫不考虑自己的身体变化，只担心自己还能为她做什么。如果你想继续和他们一起工作，你需要帮助萨姆变得不要那么能干。这是他训练莎拉的唯一方法。因为她非常害怕如果萨姆认为她很能干，那他就要死了。"

"这看法太奇妙了！"萨姆说。

这节治疗马上要结束了，我意识到萨姆和莎拉之间那种既甜蜜又充满着老式魅力的关系。他们和其他任何一对夫妻没有什么不同，他们只是在经历一段调整期，这种情况在任何持久关系中都会时不时地出现。

每段能够持续的关系，都必须有一个保持稳定的模式和一个应对变化的模式。萨姆和莎拉通过一种夸张的互补模式实现了稳定，但这是以牺牲自主性和灵活性为代价的，他们将各自的天性屈从于对方。这段传统式的婚姻走到了一种近乎荒谬的极端模式，他们感人的相互依赖在萨姆退休之前是有用的，但现在不再奏效了。

一段成功的关系也需要具有适应变化的能力。一对夫妻无论是找到了何种状态的平衡，他们的关系在生命周期的过渡阶段都需要重新寻找平衡。健康的夫妻需要稳定性，也需要灵活性。

我能够在灵活性方面给莎拉和萨姆一点儿小小的推力吗？接下来的是一场斗争，它有趣且友好，但仍是一场斗争。

"也许你需要变得无能一点，萨姆。或者你可以一周病倒两天，一个月病个八天？每周可以病两天——比如周二和周四，要虚弱到需要她来照顾你。你们觉得如何？这主意是不是还挺有意思的？"

莎拉打断了我的话："噢，这会让我很烦的。我现在觉得他已经在走下坡路了，如果他忘了一些我觉得他明明应该记得的事情，而我还记得，那我就会觉得他没有以前那么强大了，他不再能干了。"

"这让你担心吗？"

"是的。"

直接挑战只会让她反抗。她为什么不该反抗？她正在为捍卫既有的防御秩序而战。于是我转向莫妮卡："问题是，这两个人能修改他们的合同吗？我觉得他们俩都不想。但如果萨姆每周能有个两三天变得虚弱点儿，那就太好了。"

"除非我死了！"莎拉大笑起来，耳环乱晃。这很有意思，但这就是她的人生。"我是不会让他那样的。"

"嗯，这是对你的训练。他也许会发现他想要那样（虚弱一点）已经很久了，但他不能，因为你需要他强大。但现在他明白，真的需要训练你适应他离世之后的生活。"我转向萨姆，"也许你一周可以有那么两三天不要那么能干，来训练她。"

"她不会允许的。"萨姆说，但他并没有笑。"她每时每刻都有事情要我去做。"

"萨姆，那正好。她有很多事要你做，但你就是做不到或者做不好。"

"所以，我只能自己去做了，"莎拉说，"你是这个意思吗？"

"我不知道。"有些时候最好的回答就是没有答案。"萨姆，"我坚持道，"这样做是为了她。你某天会感冒，她能给你做一碗鸡汤；你某天心情不好，她能让你振作起来，比如带你去看场电影。如果你需要去超市买东西，你可能忘了牛奶，或者面包，那么她就要记得这些——慢慢地，一个月后，她就会开始明白独自一人时会面对什么。而且在这个过程中，说不定你会很愉快，你本来就喜欢她照顾你的感觉。但无论如何，你做这些是帮助了莎拉。"

最后我对莫妮卡说："这是一对非常有意思的夫妻，她很能干，却讳莫如深。他有时觉得无力，却也三缄其口。他们实在是很不寻常的一对夫妻。"

当我准备离开的时候，萨姆站起来说："我可以给您拍张照吗，先生？"

我又惊又喜："可以，当然可以，不过应该加上莫妮卡。"我和莫妮卡肩并肩站在一起，让萨姆给我们拍了一张合影。那一刻我有些时空错乱的感觉，就像在拍一张十九世纪非常正式的银版照片。

萨姆和莎拉只是两个相爱的普通人，他们相互依赖的程度也许有点儿极端，但是他们某种程度的互补也是一段成功婚姻的特征之一。

在他们封闭的婚姻系统中，只有对方在跟自己对戏，莎拉和萨姆就像在一场漫长的演出中被塑造成了不同的角色。莎拉扮演了依赖他人的妻子，所以萨姆就只能扮演一家之主。

由于捆绑得过于紧密，萨姆担忧莎拉没有他会活不下去。这和退休后漫无目的的生活一样，都让他觉得抑郁。我是不是对萨姆的抑郁关注得太少了？我并不这么认为，萨姆和莎拉所感受到的那些无法回避的焦虑和不安,是我们在人生各个过渡阶段中去寻找新的生活方式时都曾感受过的。

回顾这次咨询,我很好奇是否因为我的年纪略长,所以我比莫妮卡更能融入与这对夫妻的工作。治疗师需要和病人有相似的生活经历吗?我想如果有的话,这是有所助益的。但治疗师更需要牢记的重点是,每个家庭都有其独特性;从这个角度来说,每个治疗师都有其无知之处。治疗师必须对这一点保持警觉,并且能够接受家庭教给他们这些独特性。

后来我听莫妮卡说,萨姆和莎拉还是一如既往,习惯和需要把他们紧紧地联系在一起,他们继续扮演着彼此分配给自己的角色。萨姆并没有一周病倒两天,他还是继续担心钱的问题,并为此指责莎拉;莎拉仍在自己的店铺里工作,继续唠唠叨叨地数落萨姆应该去什么地方,做什么事情。

显然,他们不必改变已经根深蒂固的那些习惯,真正发生改变的是他们对彼此更加宽容了。他们还是会抱怨,但是不再怀有幻想去改变对方。我帮他们看到了掌控他们生活的互惠关系模式,希望他们能够接受自己和对方,并开始探索改变的可能性。他们勉为其难地接受了。

再次见到莎拉和萨姆已经是四年半以后了。为了写这本书,在整理他们案例的治疗笔记时,我又对他们产生了好奇心与情感。我想知道:她还依赖着他吗?他还是她的坚强后盾吗?于是我打电话给莫妮卡,让她安排一次复诊。我们的重聚轻松而友好,甚至有点儿出人意料。

萨姆轻快地抱怨着天气，他讨厌下雨、堵车和城市交通。"他们都不知道在做什么，到处都是卡车，哪里都停不了车。"

他的发际线越发往后了，光滑的皮肤开始有了皱纹，他已经七十七岁了。

莎拉每周还在自己的店铺工作两天，按她自己的话说就是"要让自己忙一点儿"。萨姆则见缝插针地强调："一分钱都没赚到。"

莎拉一点儿都不显老，头发仍旧乌黑，发型也很时髦。她已经七十四岁了，但看起来比只大她三岁的萨姆要年轻得多。

他们刚刚庆祝了结婚周年纪念日，清楚彼此的年纪，也清楚即将到来的死亡。

莎拉说："现在，在我们这个年纪，就像站在悬崖边儿上，谁知道明天会发生什么，说不定就来不了你这儿了。"

萨姆也忧虑着死神来敲门的那一天。"和她一起躺在床上，却好像她根本不在那里，这种感觉越来越强烈。我不知道这单纯是因为爱，还是因为恐惧。我就在想，天哪，如果她出了什么事，谁来照顾我？"

退休七年后，萨姆仍难以走出这个困境。

"退休后的生活很难熬，是吗？"我问道。

莎拉说："嗯，是的。"

萨姆接着说："困难之一就是健忘，我开始忘事儿了，这让我崩溃极了。"

"他吓坏了。"莎拉说。

这种失落，这种对自己意识的背叛，让他感到震惊。他的头脑已经开始老化，但他无能为力。当然，他一直都清楚这一点。他还不至于傻到认为自己不会变老，但知道这个和要过这种生活是两回事。

"你平时都怎么打发时间？"我问他。

他没有什么重要的事情要做，就到处转悠。他会开车送莎拉上班，擦地板，帮她做些杂事。他为一个开药店的朋友帮了些小忙，利用自己关于电器的知识修好了几个废弃的收音机和吸尘器。他说："人们扔掉的东西其实都还挺好的。"

萨姆比莎拉衰老得快，他们之间关系的平衡正在发生变化——或者说已经改变了。她开始变成照顾他的那个人，这对他们两个来说都是新鲜事。

"我们年轻的时候根本不是现在这样的，"莎拉说，"那时候，什么事都是他来做。他是世上最可爱的人，你都不能想象他是多么善良、多么美好的一个人，但是现在他很不开心，很沮丧。"

回顾自己美好的一生，会让人内心平静，肯定自身价值。但萨姆，就像他那一代的许多人一样，他工作只是为了谋生，没有什么满足感。然而，让萨姆痛苦的不是他没有在学校里继续深造，或是没成为一个专业人士以某种方式发展自己，而是他没能更加成功。因为如果他赚了足够多的钱，即使现在老了，他仍然能够成为莎拉的保护者。

两个人之间的角色转换通常需要一些时间来适应。也许最熟悉的角色转化例子就是随着孩子进入青春期，父母和孩子之间的关系发生了变化。这种关系的相互调整常常会发生冲突，产生杂音，就像火车车厢在分开或换道时发出的"哐啷"声和摩擦声。

莎拉和萨姆之间的关系如此紧密，以至于他的每一次转变都会带来她的变化，来与他相适应。如果他们之间有了争执，那么现在是她来做那个补救者了。曾经她是那个抱怨的人，而他总是负责安慰的那个人，现在角色转换了。莎拉对此直言不讳地说，"以前我一直是那个沮丧、不开心的人，总在抱怨，现在换成他了。"

萨姆的坏脾气在他对孙辈们的态度中表现得尤为明显。他们唯一的女儿生了三个男孩儿，分别是五岁、三岁和六个月。对几乎没有朋友的莎拉和萨姆来说，这个女儿和她的家庭就是他们的外部世界。每周一、周三和每隔一周的周五，莎拉和萨姆都会在女儿上班的时候去照看孙子们。莎拉喜欢和孙子们在一起，萨姆则不然，孩子们让他变得脾气暴躁和不耐烦。

莎拉说："他都没法陪一个五岁孩子和三岁孩子好好玩，总是对着孩子们生气，大喊大叫。在这方面，我是比较宽容的。我不在乎孩子们做什么，让他们玩就好了，让他们做自己想做的。"

这个女人，曾经那么脆弱，只关心自己，可现在她已经改变了很多。她变得更加灵活，也更无私，我指出了这一点并问她是怎么做到的。

她说她已经和过去的自己和解了。"可能在年轻的时候，我总是不满意，想要得更多。但现在，在我人生的这个阶段，也许我已经可以接受了，就是这样了。不用有什么其他幻想，这就是我拥有的全部了。"

莎拉面对老去显然比萨姆要优雅得多。萨姆的人生就是工作和照顾家庭，而现在这一切都过去了。与此同时，莎拉正在成长为一个非常成熟的个体。

"你呢，萨姆？"我问，"你怎么样？"

"嗯，我见过很多人，也参加过很多活动。我实在受不了这座愚蠢的城市了。"

萨姆喋喋不休地谈论着政府和那些大公司，我能够看出他已经有多老了。他脸颊周围的肉已经松弛,下巴垂了下来,消失在脖子的褶皱里。

萨姆忘记了他本来想说的话题,转而开始说起另一件事情。"我记得大约四十年前,我曾经上过阿尔伯特·爱因斯坦的一门课,只有两天。这个男人——"他搜索着词汇,"真是一个了不起的天才。"

四十年前,萨姆的公司曾经派他和另一个人去普林斯顿大学学习数学。教授生病时,爱因斯坦代了两天课。不知何故,在萨姆看来,这位伟人的怪癖给了他们某种作为普通人的亲切感。"我想他从来都不洗澡,也不梳头。他是个素食主义者,而且从来不穿鞋。"

但萨姆印象最深刻的还是爱因斯坦用装满沙子的鱼缸和装满蚂蚁的火柴盒做的一次演示。他把蚂蚁倒进鱼缸,然后拿起一只蚂蚁,捏碎了再把它放回去。"先生们,请过来。"萨姆记得爱因斯坦说到。"然后一件非常奇怪的事情发生了,其余的蚂蚁把这只死蚂蚁埋掉了。然后爱因斯坦看着我们说,'是谁给这些蚂蚁说要埋掉它们死去的同伴的?'我理解是那些控制大众的少数人……"萨姆耸耸肩,有点儿解释不清楚了。

但他也许已经表达了自己的观点。害怕死亡的萨姆回忆起爱因斯坦关于生物如何照顾和埋葬同类的演示,在其中,他感到了欣慰。

萨姆继续漫无边际地说着,莎拉似乎有些尴尬,然而她没有打断他,也没有指责他。她不喜欢听到同样的故事被重复了一遍又一遍,但她很有耐心。萨姆变得越来越不耐烦和暴躁,莎拉却变得更能接受、更能包容了。

我指出他们仍然在满足对方的需求，只是现在他们的角色互换了。

萨姆同意了，莎拉现在是他们两人中更强大的那一个。"哦，是，毫无疑问。"

莎拉也同意这个说法，但她接着说："我不喜欢。"萨姆现在天天抱怨自己的痛苦。"那本来是我的风格啊。"莎拉说道。

有些事情永远不会改变，萨姆还是萨姆，莎拉还是莎拉。但当两个人在一起时，改变就发生了。他们对彼此的灵活性让他们的婚姻具有力量。

莎拉吐槽萨姆抢去了她作为两个人中比较脆弱的那个角色。她其实并无恶意，真正令她烦恼的是他对孙子们的不耐烦。毕竟，她是非常喜欢孩子们的。

"在我女儿小的时候，我太紧张了，根本就没办法享受养育她的快乐。现在，我对孙子们每天的成长和变化充满了敬畏。"他们正在让她体验一些她曾经忽略的人生快乐。

萨姆迫不及待地想让孙子们快些长到十岁，那时他就可以和他们聊天了。

"但我们活不了那么久了。" 莎拉说，她正在为大孙子的成年礼编织一顶犹太小帽。"万一我不在了……"

莎拉仍然是一个有吸引力的女人，仍然关心自己的仪容。同时她也培养出了一种内在魅力，这种内在美是一种对周围人的关切，但只是一种单纯的关心，而并不是为了换取他人的称赞。

我问萨姆，现在他更需要莎拉了，这是一种什么感受。他回答说这并不轻松："也许这是男女之情，但我还是愿意为她做那个强大的人。"

"他曾经是你的坚强后盾。"我对莎拉说。

"他现在仍然是，我现在的坚强是因为他和我在一起。"

莎拉仍然感觉到自己对萨姆的依赖，也完全没有意识到是萨姆的需要而非他的力量才让她变得坚强。她更加丰富、更加成熟，也更加无私，但是她对此一无所知。他们一如既往，仍是一个团队，一个亲密的团队。

我们第二次道别，我再次感叹将这两人维系在一起的爱情的力量。

# 第三章  父母与孩子

没人教过我要如何为人父母，帕特也一样。我们似乎天生就应该懂，就像鸟儿懂得什么时候该鼓励它的幼鸟飞翔，或者一只母熊很清楚要如何教它的幼崽抓鱼。没人教过它们——至少我们是这样认为的。

我曾经看过关于黑猩猩的纪录电影，由衷地钦佩黑猩猩对自己孩子的耐心。小猩猩紧贴着母亲的肚皮，接着跑开，离开几步但不会走远，随时准备着要回到母亲的怀抱之中。它们尝试独立，和哥哥姐姐一起玩，探索新的领地，然后还是会回到母亲身边。

如果这是它们的本能，我们应该也是如此。母亲和婴儿之间有一种天然的亲和性，当幼崽需要时，母亲的乳房就会溢满乳汁；父母和孩子互相探索如何交流，父母经常会使用婴儿的语言——那些叠声词或者毫无含义的语气词，似乎自然地就能成为亲子交流信号系统中的一部分。但是随着时间的推移，事情变得越来越复杂。这个世界对我们提出了诸多要求，我们却没有时间来满足彼此的需要。如果我们需要的只是捕鱼、飞行或寻找食物，那么专注于学习如何生存，我们的人生会变得简单得多。但是社会化的要求变得越来越复杂，养育子女成了一项需要终生努力的工作。各种各样的人和机构都在参与这项工作，但取得的成效却各不相同。

总之，养育孩子不是一件那么容易的事情，所有的父母都有这样或那样的不足。但我猜，对许多父母来说，这种结论还不足以让他们放心，他们仍然会羡慕那些养育了"别人家的孩子"的亲戚或者朋友。那么，让我告诉你，其实那都是假象。

父母真正需要了解的是，如果冲突和问题是不可避免的，那么也都是有解决办法的。父母经常想方设法帮他们的孩子摆脱困境，但有时父母自己也会陷入困境，一遍又一遍地重复无效的解决方法，得不到想要的结果，最后每个人都精疲力竭。在这种情况下，家庭治疗师能够帮得上忙。

专家们通常在某些基本前提上观点是一致的，比如一个孩子的行为是在其所有家庭成员的共同努力下形成的。虽然这似乎是老生常谈，但仍然是观察孩子行为的一个重要视角。大多数父母在努力帮助他们的孩子时，将太多注意力集中在解读孩子的行为上，以至于他们成了研究孩子的专家，却忽略了自己在其中的"贡献"。我这样说并不表示孩子只是父母态度的产物——这会忽略孩子本身的复杂性，也会导致批评父母的声音越来越大。我只是想说，我们要承认儿童是行动者，也是反应者，他们的适应能力往往比我们以为的更强。

举个例子，一对四十多岁的夫妻前来找我咨询。他们的孩子三岁半，每当他们有事要离开时，孩子就会黏着他们大哭不已。当我和大人们谈话的时候，这个从两岁就开始上幼儿园的小男孩儿在我的办公室里安静地玩着父母带来的玩具。这个孩子动作很协调，看上去很聪明，自己也玩得很好。我注意到父母的讲述和孩子行为之间的差距，于是我温和地要求母亲离开房间，她微笑着离开了，孩子仍在玩自己的玩具。接着我要求父亲离开，他也照做了。孩子还在继续给他的飞机搭建机库，全神贯注，似乎并不关心父母的去向。当我问他是否想让父母回来时,他摇摇头说"不",但我还是请他去等候室把父母带了回来。父母告诉我,孩子有时候也很独立,就像这次一样。

我告诉这对父母,他们对孩子的观察是正确的,就像之前他们无数次看到的,这个孩子确实比较黏人。但是,他们没有看到自己的行为对孩子这种行为的强化作用:面对黏人的孩子,母亲哭泣,父亲则烦躁不安。

他们承认,自己在很大年纪才有了这个孩子,他们已经把孩子当作自己生活的重心。我们谈了很多,商讨解决方案,我也布置了一些任务。在三次咨询之后,我们结束了治疗。通常治疗都更复杂,但类似这样的案例,治疗过程清晰且愉快。我觉得自己很聪明,父母觉得很感激,孩子则丝毫没有意识到自己正在"被治疗"。

后面我会谈到一些更复杂的案例,但每一个成功案例,都来自家庭成员观点的转变:每一个家庭成员——父母和兄弟姐妹——开始看到并改变他们与其他家庭成员的互动方式。配偶一方不把孩子作为自己的联盟去对抗另一方;孩子不再保护父母免受彼此或祖父母的伤害。

在治疗中,治疗焦点常常会从孩子的症状转移到父母之间的冲突上。在发生这种情况时,我会继续关注孩子的问题,但也会将关注点扩大到婚姻问题上——也就是说,我会让夫妻双方观察他们的冲突在孩子的症状中起到了什么作用,这又是一次治疗焦点的转变。我不会否认孩子的症状,但也不会低估夫妻之间冲突的影响。我只想说他们都是家庭中的一员,都在努力克服困难,也都被之前狭隘的"解决方案"所局限。

这种系统性的观察方式并不是人们自身感受事物的方式。痛苦永远是一种个人体验，但是当家庭成员学会用一种相互关联的方式看待问题时，他们就会有新的视角，会有不同于以往且更加体贴的行为方式。比如，深陷冲突的夫妻，一旦他们理解当婚姻中的矛盾演变成亲子之间的争执时，付出代价的往往是孩子，那么他们可能会更愿意避免和伴侣推卸责任、互相指责。

## 七　拿走手杖

那天我正在费城儿童咨询诊所整理信件，秘书电话提示我有访客到来。来者是北费城的退休高中教师约瑟夫·帕斯夸里洛，想和我谈谈他十一岁的孙女吉尔。她住在委内瑞拉，父亲因为工作把全家带到了那里。吉尔得了癔症性麻痹症，她父亲的公司已经同意将这家人送回费城，但只支付了他们一个月的治疗费用。我会接这个案例吗？

我不喜欢用时间来衡量治疗的进程。我更喜欢一直工作到实现我们的目标为止，而不是把改变的过程限制在某个随便决定的咨询次数上。谁能确定改变一个家庭的生活状态到底需要多久？如果我接下这个案例，我只有一个月的时间来治疗一个素未谋面的家庭，一个我从未见过的症状。最后，我决定见见他们，我从来都不拒绝挑战。

不过，在答应接这个案例后，我有点儿兴奋。癔症性麻痹症，很少有人还会选择这种十九世纪欧洲人的方式表达冲突，也很少还有在世的治疗师见过这种表达方式。

最近的癔症性麻痹症的案例还是在第一次世界大战期间。当时数百名士兵对敌人的自杀式袭击心怀恐惧,又害怕被俘,在怯懦与耻辱之间挣扎的结果是他们找到了一种无意识的解决方案,就是梦游、僵直和癔症性麻痹。一个病人无缘无故地失明或者突然不能行走了,没有什么比这更能生动地展现意识的力量了。这些奇怪又令人费解的疾病自古以来就困扰着治疗者。

希腊人认为癔症是由于"子宫游离"所致,古代医生试图通过在患者身体的其他部位涂抹恶臭味道的东西、在子宫的位置涂抹芳香的草药,来让子宫回归原处。这些疗法有时也会奏效,这让使用它们的人满意,并且使他们认定"游离子宫"的理论是正确的。

在中世纪最黑暗的日子里,癔症被认为是由巫术和魔法引起的。许多疗法因为这个理论应运而生,但很少有患者能在接受那些治疗后存活下来。然而,这却被认为证明了疾病的严重性,以及邪恶力量对他们的毁灭性影响。弗洛伊德也相信癔症的原因是被外物附身,但这个外物是无意识的欲望,而并非那些超自然的魔法力量。

弗洛伊德始终认为隐藏的性幻想才是这一问题的根源。罗莎莉亚是一位才华横溢的钢琴家,弗洛伊德认为她之所以双手麻痹,是因为当她年幼的时候,被迫给她兽欲发作的叔叔按摩;当然还有朵拉,弗洛伊德试图胁迫这个女孩相信,她对一个中年男邻居挑逗的厌恶,正反映了她对欲望的压抑。根据弗洛伊德的说法,她对邻居的反感有多强烈,就证明她有多努力地抵御自己的真实感受。但是,如果朵拉的反感并不算强烈呢?有没有可能是她的父母反抗得不够?

我已经像一个家庭治疗师那样在思考了。癔症性麻痹?在性解放的时代,这个术语看上去就是一个时代错误。十九世纪的癔症患者是一种孤立的生物,一种从她所在的环境中被提取出来的标本,就像还活在旧时光里。在二十世纪,一个年轻的女孩在她的家庭背景下,患上了癔症性麻痹症,这会是什么是一幅什么样的景象?

两周后,我在等候室见到了这家人,他们和诊所里之前出现过的家庭都迥然不同。我的大多数来访者都是穷人,其中许多是黑人或者西班牙裔。这家人不仅是白人,衣着光鲜,而且所有人——包括那个六岁的孩子——的手里都拿着一本书正在阅读。当我走进去时,母亲抬腕看了看手表。

我上前做了自我介绍,一位看上去很有知识分子气质的秃顶男人站了起来,说他就是约瑟夫·帕斯夸里洛。他接着介绍了他的妻子萝丝,女儿珍妮特·斯莱特,外孙女吉尔和她的弟弟戴维。吉尔的父亲有工作耽搁了,几天后就会到。

当一家人走进我的办公室时,吉尔一只手紧紧地抓住她母亲的胳膊,另一条手臂僵硬地贴着身体,拖着一条腿走进来重重地坐到椅子上,瘫软无力。她略显驼背的双肩是为了隐藏正值青春期发育的身体吗?我又想到了弗洛伊德,这种症状是否和性萌发有关?与一个小女孩正在变成一个年轻女性有关?

帕斯夸里洛夫妻看上去年近七旬。先生穿着一套粗花呢西装,浓密的白色眉毛从黑框眼镜边上露了出来,这让他看上去德高望重。他们说很高兴能在这里。他说:"只要我们能帮上忙,做什么都行。"帕斯夸里洛太太个子不高,身材比较胖,几乎看不到脖子,就像个俄罗斯套娃。她穿着一件色彩鲜艳的佩斯里花纹罩衫,一条白色宽松休闲裤。她不错眼地看着吉尔,我感受到了外祖父母那种护孙心切的爱。

斯莱特夫人是一位很帅气的女人，一头浓密的赤褐色头发。她安顿好吉尔，在女儿身边坐下，然后给我讲述了让女儿陷入麻痹的那场事故。

那天烈日炎炎、万里无云，他们在一家乡村俱乐部的游泳池边，斯莱特夫人躺在太阳椅上，丈夫就在她旁边。突然，她听到一声尖叫，就看到吉尔在水中拼命挣扎，大声呼叫父亲。"我开始还觉得好玩，以为这是个游戏。"但很快，她丈夫就意识到事情的严重性，冲过去救她。当他把吉尔抱出游泳池时，她已经站不起来了。

看上去当时吉尔是一直跟几个男孩子在玩，他们把她推进了泳池。她被紧急送往急救室，住院观察。后来，她接受了多次检测，结果都显示一切正常，但她的左臂和左腿始终无法活动。后来吉尔接受了几个月的康复理疗，又接受了半年的心理治疗，仍然毫无改善。

吉尔聚精会神地听着这个她已经听过十几次的故事，棕色的眼睛焦虑地在母亲和外祖父母之间来回穿梭。关于这一事件和随后的那些检测都没有提供任何线索——为什么一个健康的十一岁女孩突然就无法移动胳膊和腿了。

我问他们在加拉加斯待了多久。斯莱特夫人解释说，她丈夫是一家国际石油公司的地质工程师，每隔一段时间就会被外派到中东或中南美洲的产油国驻扎两三年。因为工作的缘故，他一直带着全家生活在国外。斯莱特先生的上一份工作是在休斯敦。在那里，他们有一幢非常漂亮的房子。斯莱特夫人也在当地的一所私立学校有一份相当不错的工作。但在那里只待了两年，他们就被派到了委内瑞拉的加拉加斯。离开休斯敦的工作和所有朋友，对她来说很难过，而初到委内瑞拉的头几个月尤其难熬。他们的家具已经过了好几个星期还没到，而住处的内部装修也没有完工。

我很好奇斯莱特夫人对从休斯敦到加拉加斯的搬迁，是否百般不情愿，吉尔半边身子的麻痹是否就是这种不情愿的象征性表达。在咨询开始几分钟后，我就有了一个切实可行的假设：孩子的麻痹有可能是对憎恶搬家的一种表达。随着探索的继续，这些假设还会不断被调整和改变，但它们在组织收集信息时是有用的，甚至是必要的。在这家人讲述的时候，我一边倾听一边观察。

外祖母萝丝非常健谈，无拘无束，笑起来很爽朗，说话又快又直率，分析起问题来滔滔不绝。"医生，如果您想听我的意见，那我得说在世界各地奔波对孩子来说可不是一个健康的成长环境。"

斯莱特夫人抱怨自己对吉尔所有的事都得亲力亲为："理查德几乎不着家，他总是在忙工作。"

萝丝帮忙说出了女儿的言外之意："理查德应该多为自己的家庭考虑考虑，不要总想着他的宝贝工作。"斯莱特夫人接受了母亲的支持，接着外祖母又呵护起自己的外孙女："可怜的吉尔。"斯莱特夫人对来自母亲的这种随意打断似乎已经习以为常，偶尔好像也有些不耐烦，但她什么都没说。

吉尔瘫坐在椅子上，穿着一件旧的夏令营T恤衫。她看起来年纪不大，但接着她就像一个平等的成年人一样毫无顾忌地参与到谈话中。对这一点，她母亲好像也认为是理所当然的。

起初，她的小弟弟好像还挺乐意关注这群成年人的谈话，但很快，他就失去了兴趣。偶尔他会听到一些引起他注意的东西，但大部分时间他都无聊地坐在那里发呆。咨询这件事，对每个人都是有价值的事情吗？

我很快就对这个家庭有了大致的感觉：他们是好人，也许有点儿过于亲密，但都很热情，很亲切。之后我得挑战他们，把他们推向一个未知的领域，但此刻我的主要任务是要和他们建立联系。

吉尔，虽然身体不方便，但是一个聪明的小姑娘，有着美丽的黑色眼睛，苍白但明亮的皮肤，乌黑发亮的头发扎成一条粗辫子。像许多家里的老大一样，她能说会道。当我问她喜欢做什么时，她说："我喜欢抓蜥蜴，观察鸟和采摘热带花卉。"她不喜欢去上学，因为学校里的大多数孩子都比她大。我喜欢她，她也能看出我喜欢她。

我告诉斯莱特夫人，我会在儿童医院为吉尔安排一次全面的身体检查。斯莱特夫人抗议说这些检查都已经做过了，但我坚持最好还是确认一下。我不想像有些心理医生一样，耍小聪明独创一些心理学成因，结果被证明其实只是生理问题。

结束时，我安排他们一周来咨询三次，想到这个，我对第一次会谈的满意度打了折扣——毕竟只有十二次，而现在已经用完一次了。

第二次会谈在三天后，斯莱特先生也来了，于是参加这次咨询的就有父亲、母亲、女儿吉尔和儿子戴维。斯莱特先生认为岳父母没必要参加，就让他们留在了家里。

理查德·斯莱特是一个高大英俊的男人，一头黑色卷发，皮肤晒得黝黑。他嗓音浑厚，措辞精准，这让他的话听起来很有分量，很权威。

吉尔还是拖着一侧的腿进入办公室，紧紧抓住母亲。理查德跟在后面，站在一旁，他的妻子帮吉尔坐到椅子上。

大家都坐下后，我注意到理查德和家人坐在一起时，似乎没有在候诊室和我打招呼时那么自信。我问起他的工作，他兴致盎然地描述了自己的工作，就像没有其他话题能让他有如此的热情一样。除此之外，他对一切似乎都有点儿无动于衷，并没有真正地参与、投入家庭生活中。

我开始绘制这个家庭的初始结构图。吉尔的病来得比较有戏剧性，引起了全家人的关注，这完全可以理解。吉尔从一个健康的人变成了行动不便的残障人士。无法走路已经成了她新的身份标签，也是任何人想接近她的路径，或者障碍。

在我看来，这是有问题的，这家人彼此亲近的方式也不对。吉尔总是紧紧抓住她的母亲，这显而易见地表明了母亲在这个家庭中所承担的责任之重。理查德站得远远的，但并不是一个彼此舒适的距离。他来到这个房间，感觉好像是被他妻子带进来的。这个家由妈妈负责一切。

当然，这只是一张初始地图，像所有地图一样，它只显示了领土的轮廓，没有具体的细节。当一个家庭被简化成一张只有维度和距离的图表时，会失去一些人性的东西，但也获得了另一些东西——清晰。

这个乍看上去不同寻常的案例，其实根本不陌生。癔症性麻痹症的症状当然是不太常见，但可悲的是，支撑这一症状的家庭动力却比比皆是。事实上，这是陷入困境的中产阶级家庭的标志性设置：母亲与孩子的亲密取代了婚姻中未被发展或者已经失去的亲密。这种模式太普遍了，以至于人们都想不到它会是导致吉尔出现罕见症状的原因，而把症状当成一个无解之谜。但吉尔现在确实就被困在这个模式中。这种困境固若金汤。

当时杰伊·海利制订了一个三步走的策略，来拆解他所谓的"跨代联盟"，目标就是引导孩子走向自主。第一步就是让那个被排斥在外的无所事事的家长和孩子建立起联系，以便把另一个家长与纠缠在一起的孩子分离开来。在这个家庭中，第一步很清楚，我要让理查德开始靠近吉尔。

所以，在第三次咨询中，我向斯莱特夫妻提出了以下安排。由于妈妈珍妮特已经厌倦了被人当作手杖，所以接下来的一周应由理查德来照顾吉尔。如果吉尔想要去什么地方，她要打电话找爸爸帮忙，而不是叫妈妈来做她的手杖。我想知道理查德是否会像大多数父亲一样，在育儿方面完全是个不专业的新手。

第二步是让理查德和珍妮特更加亲密起来。只有当夫妻能够在他们和孩子之间建立起一个界限时，这对夫妻才能真正开始解决他们在亲密关系中的任何冲突。

策略的第三步会直接针对吉尔，探索她症状背后的意义，挑战麻痹带给她的作用。

诊断很容易，但对此要实际做些什么就是另一回事了。如果说制订战略属于治疗中的科学部分，那么发现并排除沿途的地雷就是治疗的艺术。而且，现在治疗只剩下九次了。

治疗策略是具有普遍性的，但结果却因人而异。三天后，提升父女亲密度的策略在这个家庭中以特有的方式开始运行了。当理查德接受照顾吉尔的任务后，他的做法与那些本来无所事事的父亲如出一辙：变得非常有控制欲。

吉尔需要帮助时他会出现，不需要时也来插手。他不仅把自己的胳膊借给了吉尔，当吉尔安静的时候，他也不请自来地逗她开心，仿佛女儿的心情不属于她自己，只要她沉默就是对他的一种无声指责。他也不想被她的无助逼成这样，但他控制不住自己。吉尔仍然什么都干不了，理查德则越来越絮絮叨叨。

理查德适应不了女儿的节奏，却坚持要吉尔适应他的节奏。吉尔不同意，他就生气。女儿开始变得易怒，但还是对父母处处依赖，哪怕父母让她很烦。她开始有更多的要求，表现得更加无助，父亲也对她越来越不耐烦。现在，珍妮特很焦虑，理查德则脾气越来越坏、疲惫不堪，并且一直让女儿不开心、无助、任性。

这不是我想要的。我的目标是要提高孩子的自主性。第一步已经到位，父亲也参与进来了，但与他并肩而行的吉尔还是个可怜的瘸子，每一步都需要人扶着走。她重重地靠在父亲的胳膊上，拖着一条腿，让人看着就为她难过。她坐在父母中间，看起来闷闷不乐，手托下巴，阴沉着脸，抵触地看向角落里的某个地方。

我决定暂时不理会吉尔。她的家人已经在围着她转了，就像在呵护一盆珍贵的兰花，但也许吉尔需要的不是温室里的关注。于是我转头让她父母给我讲讲加拉加斯。

理查德很喜欢那个地方，他觉得加拉加斯是个美妙的城市，和煦的阳光，凉爽的微风，迷人的广场、喷泉、餐馆、夜总会，以及友善的人们。而珍妮特讨厌加拉加斯，她想念休斯敦漂亮的西班牙老房子，她的工作、朋友和父母。加拉加斯是一个"充斥着混凝土和玻璃的乡下小镇，它没有灵魂"。我开玩笑地说，听上去好像他们俩住的是完全不同的两个地方，理查德被逗笑了，而珍妮特并不觉得好笑。

我继续问孩子们对加拉加斯的看法，与其说他们的想法很重要，不如说我是想看看他们站在父母的哪一方。戴维含糊地说："我不知道。"嗯，非战斗人员。吉尔说："我讨厌那里，无事可做，不好玩。"女儿在谁的"战队"？一目了然。

"我刚才说，你们两个好像住的不是一个地方，这是开玩笑，但可能并不好笑。珍妮特，你能给理查德解释一下为什么你想念休斯敦吗？试着让他理解你的感受。"

他们的对话生硬、紧张、拘谨。珍妮特对孩子们的学校不满意，还觉得自己被当地的社区孤立了。他们唯一有交往的就是理查德在石油公司的朋友。"过不了多久你就会厌倦总是聊那些石油话题。"她说。

"到底是什么让你对一切都这么失望？"理查德的声音尖利中透着一丝苦涩，"如果你去找份工作或者交些朋友，就不会有现在这么多抱怨了。"

"可你总是在忙工作。"女儿吉尔打断道，好像是在暗示什么，"为什么你不能偶尔回来带我们到处走走呢？"

吉尔坐在她父母的中间，我起身走过去："吉尔，和你妈妈换一下位置。"我说着，扶她坐到另一把椅子上。"现在，珍妮特，跟你丈夫好好谈谈。"

结果并没有太大不同：一场杂乱无章的谈话和一个明显闷闷不乐的孩子。吉尔不习惯被排斥在外，她用胳膊肘支着身体，一副不高兴的样子，大声叹息。孩子们很少有防御机制，但他们无疑也会用一些行为表现来获取自己想要的东西。

"真的有必要谈这些吗？"理查德说，"吉尔看上去很痛苦。"

我同意，但不是他想的那样，"吉尔就像个不开心的五岁小孩。不要理她，你继续和珍妮特交谈吧。"

我此刻正在进行第二步，在孩子面前支持这对夫妻的自主权。通过指责吉尔的行为过于幼稚，拉开父母和孩子之间的距离。适度地冒犯一下这个孩子，质疑其应该更成熟些，同时，父母也会感受到被攻击。这种不适能够帮助他们摆脱与孩子之间的"侵扰与过度反应"的互动模式。

对精神分析学家来说，这可能是一种希腊悲剧的变体之一——俄狄浦斯情结，一种内化在孩子头脑中的亲子三角关系。但在现实生活中，这种变化少了戏剧性，多了开放性。孩子会反复陷入对父母的爱恨交加之中，从而形成一系列不断变化的三角关系，这些三角关系通常会被分化成某种平衡，但也会结成持久的联盟。

到了第五次咨询，我想单独见见这对夫妻，所以我让理查德把孩子们带到等候室再回来。我想仔细探究一下这对夫妻的困境。

珍妮特遇到理查德时，他二十四岁，英俊、自信、认真。他在康涅狄格州长大，是家中三个男孩中的老大，就读于私立学校，从宾夕法尼亚大学毕业，获得了地质工程硕士学位。他是一名圣公会教徒，但并不那么循规蹈矩；也是一名忠诚的共和党人，在一家石油公司的国际开发部工作。珍妮特当时认为他有进取心，不像她认识的其他男孩子，只会围着她转。但随着时间流逝，理查德身上曾被她认为是力量所在的这种独立性，却慢慢变成了疏冷和逃避。

珍妮特是家中独女，成长于费城北部一条古橡树环绕的街道。她的家坐落于这条街道，是一幢古老的石砌大屋。她的父亲最早从事保险行业，后来他觉得不喜欢这个职业，就在三十七岁时转行成了一名高中历史老师。她的妈妈负责照顾家庭。

在宾夕法尼亚大学毕业后,珍妮特打算从事新闻工作。但当她遇到理查德并坠入爱河之后,她放弃了自己的理想抱负,选择了家庭生活。他是个了不起的男人,他需要她。她想这就够了。

理查德立刻被珍妮特的坦率真挚迷住了,她的幽默和热情对深受家庭束缚的他来说是一个温暖的宽慰。和珍妮特一样,理查德是与自己的梦想结婚了,一个并没有完全实现的梦想。

当欲望无法契合,你以为自己所爱的人越来越难以相处时,人生就变得煎熬起来。他们开始渐渐疏远,爱情求而不得,只能退而要一种稳定。

两人的谈话着实令人难过,他们都伤痕累累、痛苦不堪。但在他们的话语中,我听到的更多的是悲伤,而不是相互指责。我希望这样的交谈能让他们回忆起曾经在一起的美好时光,增加他们重修旧好的可能性。他们融洽的关系会给吉尔更多恢复空间。

现在,是时候让外祖父母回来了。第一次咨询的时候,我就意识到珍妮特对理查德的疏离受到了她父母的影响。

所有小家庭都躲不过夫妻双方背后的大家庭,哪怕在美国很多年轻人组成小家庭后会疏远和他们各自家族的联系,但是大家庭依然存在,这是一种暂时休眠的资源。要避免这种资源成为一种负担,人们需要在早期就各自的边界进行商讨。明智的父母会尊重这个边界,如果不这么做,大家庭就不再是支援,而是未来麻烦的源头。

第六次咨询,斯莱特夫妻先到了,我没有看到珍妮特的父母一起来,略有些担心,但其实帕斯夸里埃洛一家只是迟到了。

萝丝涨红着脸，气喘吁吁地走进来，事无巨细地讲了一大堆乘错车的事情。

珍妮特不耐烦地打断了她："妈妈，你就是不愿打出租车。"

她妈妈笑了笑，没说话。她父亲则是一副无所谓的态度，认为这有什么关系，重要的是他们到了。他没有挑战他的妻子，他直接无视了她。

当丈夫说话时，珍妮特的母亲叹了口气，撩开额头上卷曲的白发。

理查德的表情看起来有些痛苦。

在斯莱特家的三角关系中，珍妮特和吉尔最亲密，理查德比较疏远。而在这个大家庭中，珍妮特和理查德之间长期存在的距离感，缘于珍妮特对父母一直以来未解决的依附关系。通常，家庭问题都是这样产生的。

珍妮特的父亲认为他的妻子肤浅愚笨，尽管他们还是夫妻，但他早就不把她当回事儿了。而珍妮特的母亲在婚姻中被疏远，其反应是过度依附珍妮特，这导致了珍妮特难以与理查德建立联结，因此，这个家庭中的"卷入与疏离"模式涉及了三代人：

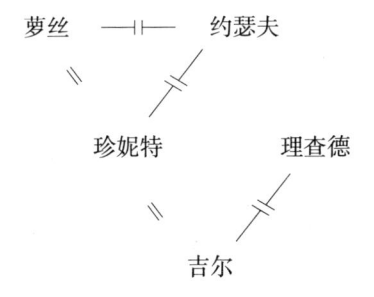

```
      萝丝 ——||—— 约瑟夫
         ‖       /
         ‖      /
       珍妮特  理查德
          ‖   /
          ‖  /
          吉尔
```

孩子们的出生以及珍妮特对吉尔的过度依恋，都强化了珍妮特和理查德之间的距离感，却没有让她和自己的父母进一步分离。珍妮特希望被当作成年人对待，但母亲依然对她扮演着保护者的角色。如果珍妮特和理查德能更亲密，或者珍妮特能更自立，成为一个掌控自己生活的成年人，那么她完全可以拒绝母亲的干涉和控制——当然，只是如果。

制定边界的策略之一，就是让珍妮特和理查德商讨出一个和帕斯夸里埃洛夫妻相互能够接受的距离，保持这个距离能够让理查德作为小家庭中不可或缺的一员，被真正的接受。珍妮特和理查德开始讨论她的父母是否接受他，她说理查德不尊重她对父母的情感，这让她很为难。而理查德努力为自己辩解，这些年他已经有所变化。"我一直在改变。"但她丝毫听不进去。

斯莱特夫妻又开始了孰对孰错的争执游戏。洛克伍德关于家族的观点认为，冲突内容只是一个载体，引擎则是一场争夺主导权和控制权的斗争。

"珍妮特，在这个问题上，比起接受理查德，你对赢得这场争论好像更有兴趣。你听不进去他现在所说的话，你能给他一个微笑吗？"珍妮特笑了笑。"这很好，"我说，"他需要你经常对他微笑。"

"她也需要他的微笑！"珍妮特的母亲用一种故意让人听到的耳语说道。

"补充得漂亮。"理查德说，一脸掩饰不住的苦恼。

"不，"我直截了当地说，"她知道自己不该说这些。珍妮特，你妈妈凭什么认为你还需要她来保护，让你免受丈夫的伤害？"

第三章　父母与孩子

"我不知道。"

"哦？"

"她只是想帮忙。"

"但她知道这是你和你丈夫之间的事情，可她还是允许自己插手。她其实在干扰你们夫妻俩的关系。这是母亲在孩子们新婚时才会做的事情，而她一直坚持让你做她那个小女儿——哪怕是你已经结婚十七年了。"

"她只是爱插话，"珍妮特说，"每次都这样。"

"你需要帮助你妈妈，让她不要再干涉你和你丈夫之间的事情。如果你能帮到自己的父母，那么他们就能够真正拥有一个女婿，而不是让你现在左右为难。"

在我的声援下，理查德缓缓袒露了旧日的伤疤："我对你的父母一直心怀尊敬，但每次你母亲这样横加干涉，我能做的就只有强压怒火。每次他们来拜访，我都很高兴，而且我也很喜欢去拜访你们。"他看着他的岳父说道。

帕斯夸列洛先生迎上他的目光，说："也许你确实很高兴，但我们并没有感觉到。"

"不，"他的妻子插嘴说道，但他按住妻子的肩膀，"让我说完。"然后他转身继续面对女婿，"比如上次，我们在你家的时候，我觉得自己完全是个局外人——"

"完全被无视。"帕斯夸里洛夫人补充道。

"拜托，我并没什么需要你帮忙的。"帕斯夸里埃洛先生的声音忽然变得有些生硬，带着一点儿尖刻。"因为你给我的感觉是冷漠且疏远的，你从来没有跟我们真正交流过，这就是我的感受。所以，想想你的眼神、你的声音、你的态度，那么冷淡疏离，想想我们从你身上长期感受到的那种对待方式——整日板着个脸，没一点儿好气。"他已经忍了很久，"你也许是尊重我们，但是我们需要那种彼此之间轻松的感觉，大家在一起放松的感觉，那是完全不一样的。"

老人的控诉言犹在耳，我们所有人都愣在那里。理查德没有回应，他一动不动地坐着，满脸怨怼。

这时，最无法忍受这种对抗情绪的珍妮特开口了："我知道他们都看不惯对方。"

"这样说太严重了，"她母亲说道，试图缓和气氛，"只是偶有抱怨。"

"那你们抱怨什么呢？"珍妮特想知道。

"他对待你的态度，对待我们的态度。"

"对待我的态度，你指的是什么？你跟理查德谈过吗？"

"稍等一下，"我说，"珍妮特，这里你需要帮助一下母亲。你可以告诉她理查德对待你的态度和她没有关系。如果你能帮她，让她不要干涉你的婚姻，那就太好了。你能做到吗？"

"我也没跟她说过太多什么。"帕斯夸里埃洛夫人说，没人喜欢被评价为爱管闲事。

"噢，妈妈！"珍妮特说。

"我了解得不多，我只看到你在忍辱负重。"

"可是妈妈，关键是我没有觉得自己忍辱负重。如果我觉得负担很重，我会和你讨论的。"

"珍妮特，"我说，"你觉得你妈妈认为你有多大？"

她笑了，说："比吉尔还小吧？"

"那你为什么要让她这么认为呢？"

"嗯，她是个很固执的女人。"

"不，我认为你错了。她是有点儿烦人，但你可以不必理会。你可以帮助吉尔的方法之一就是建立可接受的边界。如果你能帮你妈妈不再插手你的婚姻，你就会形成一个示范，让你女儿也不再卷入你的婚姻当中，因为她也很烦人。你母亲的掺和尚有助益，但你女儿对你婚姻的干涉就要求太多了。"

吉尔没有生病，她只是在搅乱局面。她正在扮演她外祖母的角色，这是你们家的一个光荣传统。

这时理查德开口了："我想问个问题，你父亲说了一些关于我有多冷漠的话，我想知道你是否也有这种感觉。"

我急忙插进去："在你回答之前，我想让你明白理查德在问你什么。他在问'你是站我这一边，还是站你爸爸那一边'。"

又是一阵寂静。然后珍妮特说："我站你这一边。"她看上去颇为严肃地说。

几分钟后，她妈妈又要插嘴提问，珍妮特说："妈妈，拜托不要这样，我们正在谈话。"

我们很容易看出外祖母的干扰是个麻烦，但双方都缺乏边界，结果对于一方的滋扰，另一方只能容忍。我很高兴看到珍妮特采纳了我的建议——关于建立边界和自主权的建议。

吉尔是一个问题，但不是唯一的问题。珍妮特和理查德之间长期搁置的冲突，让她的父母认为她需要帮助，这成了另一个议题。

十天前，这个家庭对自己的现状有一个很清楚的认知：他们是一个正常家庭，有一个出现症状的孩子，这使得所有的努力都指向了这个孩子。所有人都来帮忙，却没有人考虑是否会有其他的问题。现在这种确定性受到了挑战，事情并非如之前想象得那么清楚明白，而这种混乱会引发人们对其他原因的探索。

治疗要分几个层次进行。虽然我一直在强调这对夫妻和这个大家庭的问题，但吉尔和她的症状从未离开过我和这个家庭的视线。在父亲的帮助下，她变得更加灵活了，是时候继续前进了。

在咨询接近尾声的时候，我询问了吉尔自从溺水事故之后，她的生活所遭受到的干扰。她谈到了自己经历的所有不便，见过的所有医生，但是她似乎并没有因为生活遭受不便而过度沮丧。我告诉她和她的父母，她的下一步康复计划是在没有父母实地帮助的情况下，学习走路。我会咨询儿童医院的骨科专家，专门为她定制一根特殊的手杖。与此同时，我告诉理查德下次来咨询时带把结实的雨伞，这样他就可以开始教吉尔学习走路了。

在接下来那次咨询之前，我接到了吉尔的神经学报告。在研究了吉尔的病史并进行了所有必要的检查之后，这位神经学家得出结论：吉尔不能正常行走并没有器官或结构方面的原因。用报告的原话来说，"她的症状综合来看完全是功能性的"。吉尔的障碍在于她的意识。

接下来，我们把吉尔送到了整形外科去定制手杖，技术人员问吉尔有没有最喜欢的颜色，吉尔选了紫色，于是她有了一个紫色的手杖。

斯莱特夫妻在第八次咨询的时候没有带戴维来，理查德认为没有必要再带小儿子来。我决定不去过多关注这个问题。非家庭关注重点的兄弟姐妹也会有他们的咨询议题，但我们时间有限，只能先关注症状严重的治疗对象。

当一家人进来时，我很高兴地看到理查德拿着一把新买的雨伞。它看起来很结实。与那些只用关注个体的治疗师不同，家庭治疗师必须依赖病人的生活报告，把这些日常生活内容带到治疗室中来。在这次咨询中，我会重新强化整个治疗过程中的第一步，通过让理查德教女儿使用手杖走路，来拉进父女之间的距离。

我们开始了。理查德有点儿迟疑，他扶着吉尔站起来，然后递给她雨伞，问她能不能靠着它。显然他并不习惯扮演照顾者角色，女儿向母亲投去了求助的目光。

"很好，"我说，"珍妮特和我会站在房间的另一边，给你们更多的行动空间。"

理查德更加果断，他成功地让吉尔独自用雨伞支撑着自己站了起来。在他的催促下，吉尔蹒跚地走了几步，然后就抽泣着瘫倒在椅子上："我害怕！"父母二人看上去都很沮丧。吉尔很可怜，很无助，也很戏剧化。

对他们三个来说，这是一个艰难的时刻。母亲很难退后，坐视不管；吉尔害怕摔倒，过于关注自己的腿，以至于没办法走路，她的瘫痪源自真实的恐惧；父亲非常想帮忙，但又束手无策，忧虑和挫折让他变得有点苛刻。女儿的眼泪虽然软化了他，但他感到更多的是挫败而不是同情。

"干得好！理查德，你需要帮助女儿克服恐惧，你做得很好。你——你们俩——已经有了一个了不起的开始。"

对他们来说，议题就是帮助吉尔学习走路，但他们都很害怕。对我来说，议题是尽量延长父女之间的互动时间，并帮助他感受到自己的能力，体验到成功。

疗愈家庭

当我还是一名儿童精神科医生时，我经常和那些父母带来的不开心的孩子一起玩耍；作为一名家庭治疗师，我想知道为什么父母不多和自己的孩子在一起玩。

"吉尔，其他人都很难理解拄着手杖有多难。所以，为了让你爸爸明白这个，有必要教教他像你一样走路是什么感受。"

"理查德，我要你好好观察，然后模仿。你注意到她是如何转移身体重心的吗？"

我让他卷起裤腿，这样吉尔就能看到他腿部的活动是不是和她一样。他把裤管卷到小腿中间，有点儿不好意思地说："这样可以吗？"

"不，不行，"我说，"还要再卷高些，我们得看到你的肌肉是如何运动的。"

这位公司副总裁把裤子卷到大腿，滑稽地、一瘸一拐地穿过了整个房间。珍妮特努力保持严肃的表情，但最后还是忍不住"扑哧"笑出来。吉尔看着父亲笨拙的步态，也笑了起来。理查德有点儿尴尬，但很快就恢复了常态。他明白我这样安排的动机。

我当然也觉得这很好玩，感觉现在自己就像吉斯通·科普斯（Keystone Kops）系列电影①的导演，让人们以精准的动作做一些古怪的事情。我想让这一幕继续下去。

于是我告诉吉尔，她爸爸的动作可能还是不太正确，她能否抓住他的胳膊示范给他看。用这种方式让吉尔成为一个有能力的人，一个瘸腿走路的专家。

我又告诉理查德："一个人的头脑是非常了不起的，你看，她

---

① 二十世纪初期关于"废物警察"的系列喜剧电影。

的大脑在对她说'歪着走',她就歪着走,所以你的大脑也可以告诉你——理查德,我要你对你的大脑说'歪着走',就像她对她的大脑所说的那样。然后你们两个一起走,看能不能都一样歪着走路。"

"歪——歪——扭——扭——"我开始用西班牙语的卷舌音,有节奏有速度地说出这个词。他们俩一瘸一拐地穿过房间,就像两个奇怪的人在表演一个宗教舞蹈。

"理查德,你得用'歪歪扭扭'的意识来学习如何正确地歪着走路,你的脑子现在太直了。"说完,我们都笑了。每个人都怀着严肃的目的,参与到这个荒诞的场景之中。

像每种症状一样,瘫痪在这个家庭的精神世界的利弊权衡中具有诸多功能。所以,单纯地去抵抗症状都不会成功。从结构上考虑,我和这个案例中的大家庭一起工作,厘清了几代人之间的合理界限;从行为上考虑,我已经在着手处理它,让吉尔先在爸爸的协助下行走,继而借助雨伞来练习行走。现在我从这些具体的行为转向了隐喻,告诉吉尔,她的跛行其实受到自己意识的影响。那么,存在于意识中的症状可以通过一些意识游戏来消除。

对于吉尔,之前那种受到威胁而恐惧的心情已经被一种玩耍的状态取而代之,于是我的话更加尖锐了。"吉尔,你的腿是直的,但你的大脑有点儿歪。理查德,你看,当她不给自己的意识灌输要歪着走路时,她就不是歪的。所以,问题不在于她的腿是不是瘫了,而是她的思想'瘫'了。理查德,你有正常的意识,所以你要帮帮女儿。"

接着我告诉他们,特别定制的手杖很快就会准备好。"吉尔,他们记得问你最喜欢什么颜色吗?"

"是的，我告诉他们是紫色。"

"很好，你马上就用不着爸爸的协助，可以自己帮自己了。首先你要借助这个特制的手杖，接着要试着'让大脑直着思考'，然后尝试直着行走，不再歪歪扭扭——但不要着急，慢慢来。"

我希望她能循序渐进，当然我也希望她尽快好起来。

我清楚吉尔需要更多练习，来感知自己身体重心的移动。我把她送到了运用亚历山大技术①进行治疗的一位教练那里（尽管我们的家庭治疗似乎进行得很顺利，但我并不是十分确定治疗效果，比较明智的做法是多渠道地寻找解决问题的方法）。在治疗自己的腰椎问题时，我认识到亚历山大技术的神奇效果，那位女治疗师像会魔法一样。我致电给她，告诉她无论她能帮助吉尔改善到何种程度，我都无比感激（写到这里，我发现我大概永远也不会知道吉尔的进步究竟是因为我的魔法还是那位教练的魔法）。

吉尔的手杖相当精致，简直是一件手工艺品。那是一根紫色的钢管，有一个弯曲的手柄和一个可伸缩的末端。当它伸长时，会发出类似步枪射击的声音。这是个好玩的东西，孩子一定会喜欢。

我欣赏完，将手杖交给吉尔。"哇，多漂亮的手杖啊！让我看看你是怎么用它站起来的吧！"

"我不行啊！"她哀叫着。

"不，你可以的。"我坚定地说，"这很难，但你行的。"然后我转身走了。没有观众，孩子的坏脾气也不会持续太久。另外，

---

① 亚历山大技术（Alexander Technique）是一种学习和教育技术，其目的在于指导学习者觉察及克服个人活动与思维模式中的惯性限制。该技术会针对最常见的限制——不必要的肌肉紧张。

我也不想和这个固执又恐惧的孩子缠斗下去。如果她赢了，我们都会输，但如果我赢了，我的成功之处则会凸显她父母的失败。

"理查德，我劝不了。麻烦你告诉吉尔用那根紫色手杖站起来。"

我估计理查德部分是为了取悦我，他异常坚定地说："来吧，吉尔，我要你站起来。"同样，吉尔大概也部分是为了取悦爸爸，她站起来了。吉尔皱着眉头，费力地站了起来。虽然这一幕非常戏剧化，但我能感觉到她非常害怕。

此刻，珍妮特完全放手，让理查德承担起了鼓励吉尔的责任。长久以来，无微不至照顾他人的日子漫长得令人厌倦，也让珍妮特变成了一个总是过度帮助的母亲。现在，她认识到，过度帮助会让别人变得无助，她正在学习放手。

在后来的会谈中，珍妮特讲述了吉尔小时候是如何依赖她的——即使和小朋友玩耍，她也不加入其他孩子的游戏，而是待在妈妈旁边。我告诉珍妮特，长大后事情似乎也没有太大变化。我走向吉尔，向她要来那根手杖，然后举给珍妮特看，说："我只是想让你看看这个，这是一个父母的替代品。从现在开始，吉尔，你就要用这支手杖来替代你的父母。珍妮特，我希望你能和孩子保持距离。吉尔可能会非常生气，因为她需要让自己在你们的婚姻中有用处。所以，我下面要说的是一个比较困难的要求。珍妮特，你要帮助理查德更多地参与进来。还有你，理查德，你要帮珍妮特坚强起来，不要再成为吉尔的手杖。"

现在吉尔已经会走路了。我把这个家庭中的问题定义为依赖问题而非跛行问题。不会走路只是一种个体行为，而依赖是一种与独立自主有关的互动问题。当理查德模仿吉尔一瘸一拐地走路时，我故意拉长音节，以一种有节奏性的方式说出那个词——"歪歪扭扭"。吉尔走路歪歪扭扭，是因为她的头脑在如此指挥，就像一个咒语。我又用了一些标签来指代手杖——不仅是一根手杖，还是父母的替代品。当这个物件的概念不那么固定时候，确定性就消失了，替代性就出现了。

理查德想知道如果吉尔不用手杖，而是靠在墙上或者用家具来支撑自己，他们应该怎么办。我说："她需要学会用她的腿。所以你们要给她空间，保持距离，这样她才能随心所欲。"

在这个家里，不仅吉尔，全家人都在紧紧抓着某根手杖瘸着腿走路。他们必须学会不一样的走路方式。父母们很容易产生像上面理查德的那个疑问：他们应该做些什么来帮助孩子成长？有时答案很简单：放手。

到了结束的时间，理查德和珍妮特站起来朝门口走去，假装毫不担心吉尔，这无疑需要勇气。我也屏住了呼吸。然后，在无人帮助的情况下，吉尔拄着紫色的手杖艰难地站起来，一瘸一拐地跟在他们后面。

接下来的这次咨询是从门厅里发生的一幕开始的。吉尔因为一些小事生气了，她的父亲捏捏她的脸颊，想让她高兴起来。她有点儿烦，他有点儿沮丧，两人的注意力都在对方身上。

"为什么他总是关注着吉尔？"我对珍妮特说，"他为什么不看看你呢？也许你的脸对他来说太熟悉了。"

"我想我已经激发不起他的兴趣了。"她的笑容有一丝伤感。

我接着问理查德和珍妮特，他们是否愿意和我单独谈谈。他们答应了。于是我把孩子们带到了等候室，由接待员照看他们。

回到治疗室，珍妮特谈到了她和理查德之间死气沉沉的状态——除了孩子以外，他们几乎没有什么能分享的话题，也再也没有经历过二人时光。

"你们从来没有不带孩子单独两人出去度假过吗？"我问道，并且丝毫没有打算掩饰我的不认同。

"我不记得了。"理查德以有点儿被冒犯到的语气回答道。

珍妮特还记得蜜月后第二年他们长达六周的欧洲之旅，"太可怕了，他那么冷漠，一句话都不说，我永远不知道他在想什么。"

而他觉得她的话太多了，就像她妈妈一样。

对于任何关系而言，六周的亲密接触测试都是一段很长的时间，但让两个人渐行渐远的不只是那些小事，而是那些小事加上他们对这些事件的理解和判断。珍妮特认为理查德的冷漠是因为他不在乎她，而理查德认为她对他的依赖太过于孩子气。总之，在他们眼里，是对方的行为造成了冲突。

之后孩子降生了，这转移了珍妮特和理查德的注意力，离婚的可能性被他们从意识中渐渐隐去。他们现在仍能够淡定地讨论这些旧日伤害，而不是变得充满防御或者互相攻击，我认为这是一个好现象。

在这个疗程结束之后，珍妮特和理查德去佛蒙特州旅行了三天，留下吉尔和戴维跟外祖父母在一起。夫妻二人住在一家古老的客栈，房间里有一个壁炉和一张黄铜大床。他们喜欢这样的二人世界。

珍妮特的父母也和孩子们度过了一段美好的时光。周六，外婆带孩子们去理发，然后购物、在美食街吃午饭，那里有孩子们喜欢的各种垃圾食品。周日，外公打算和孩子们去打球，但是天气太热了，就改去公园喂鸽子。这是一个为情侣、母亲和孩子，以及坐在长椅上的老人提供休憩场所的公园，唯一的乞讨者就是松鼠和鸽子。他们欢笑着，享受着一起玩耍的快乐。

外祖父母对孩子宽容有加，这很容易。他们不需要孩子给予什么，也不觉得必须寓教于乐，所以他们可以自由自在地尽享天伦。

吉尔现在已经能够很自如地使用手杖走路了，我感觉她很快就会放弃手杖了，但我也很清楚，突然好转也会带来复发的可能性。首先注意到这一现象的精神分析学家称之为"症状替代"（symptom substitution），似乎症状只不过是潜在冲突的信号，在冲突得到真正解决之前，人们总是需要一个症状——不是这个，就是另一个。如果你只关注家庭中的某个成员，这个理论就说得通。

但是，有时候人们复发并不是因为他们需要症状，而是其他的家庭成员并没有同时改变。虽然我觉得吉尔在独立方面的进步和她父母之间日益亲密的关系是相呼应的，但我不想冒险，所以我还是给她开了一个症状复发的处方。

我说我们需要做一个小实验，重点是每个人要各尽其责。"在这个星期里，我会保管这根可爱的手杖。吉尔，你要依靠你父母来帮你走路。理查德和珍妮特，你们要轮流帮助吉尔。今天是星期二，理查德，从你开始可以吗？做你女儿的手杖替代品。珍妮特，明天轮到你，然后以此类推。吉尔，这个实验是特别为你准备的，这一周你会有些重要的发现。"

在为期一个月的咨询结束之前，我们还有两次咨询。之后，斯

第三章　父母与孩子

莱特一家不得不返回加拉加斯，所以这段时间我必须进一步强化家庭结构的变化，最后推吉尔一把，让她开始独立行走。现在我确信她会成功的。

接下来的这次咨询时间很短，珍妮特和孩子们陪理查德去了纽约，他们搭乘来费城的火车晚点了。

他们看上去很开心。珍妮特更放松了，理查德更活跃了，戴维走到父亲身边，似乎还想出去玩，但好像也没有不高兴。吉尔走进来，紧紧抓住她的母亲，温暖的微笑跨越了我们之间的距离。她不再是一个郁闷、任性的孩子了。

我们讨论了父母应该给予女儿的支持。理查德发现他更愿意吉尔使用她的手杖走路，保持独立。"每次需要扶她的时候，我都感觉心里被牵绊着——我的意思是她在我身边当然很好，但我会有种被束缚的感觉。"

吉尔立刻领会了父亲的意思："我觉得我有点儿碍事。"

与此同时，旁边的戴维已经认定这一切都与自己无关，他听不懂这些人的谈话，于是他靠着椅背，双脚悬空，仔细研究自己的手背，就像一个不得不在教堂里待一个小时的小孩。

珍妮特表示吉尔对她的依赖仍是种负担。"其实，"她说，"也许手杖根本没有那么糟糕。"吉尔此时看向了别处。

如我所料，珍妮特和理查德已经发现，让吉尔一直拽着他们的胳膊对三个人来说都挺费劲儿。但吉尔对父母的一举一动过于关注，以至于完全没注意到自己在其中也很不方便，她只是感觉到父母觉得她碍事。

"她一直在关注你们两个，担心你们的感受，以至于忽略了自己的感受。她是一个父母观察员，她知道你在想什么，"我看着珍妮特说，然后转头看向查理，"她也知道你在想什么。但她却无视她自己在想什么，这不是很伟大吗？"

吉尔有点儿不好意思地笑了笑。

珍妮特说，由于吉尔过于关注她，这常常使她感觉有很大负担。"她就像一个狱卒，或者一个紧箍咒。"吉尔听到这里，紧闭着双唇，微眯着眼睛，一动不动，让人看不出这些话是否伤害了她的感情。

接着，珍妮特直面吉尔，说道："你知道我爱你，但我也想喘口气，能有些空间，不会总有个人要卡住你的脖子。"她把手伸过去，假装要掐吉尔。吉尔低头摆弄着衬衫最上面的纽扣。

理查德谈起了他们周末参加的一个婚宴。有那么一刻，理查德注意到吉尔独自一人斜倚在墙边，于是他走过去想给她找点儿事做。

"你看，"我说，"吉尔，现在我要告诉你一件很有意思的事情——不仅你是父母的紧箍咒，有时候他们也是你的紧箍咒。"

然后我站起来，抓起那支紫色手杖，走到墙边，靠在墙上。"好的，你靠在墙边，想你自己的事情，可能会觉得'嗯，这里有点儿无聊'，或者你感觉有点儿不开心。你可能在那儿待了十五分钟。这十五分钟非常重要，因为只有当你父母不那么关注你的时候，你才能学会应对一个人的时光。他们的爱太浓烈了，会让你窒息。"

接着我压低声音，直截了当和吉尔谈起她的未来，"不久的将来，你会根据自己的判断来做事情，你会独立行走——不用手杖，也不靠着妈妈和爸爸。你知道这是迟早会发生的事，你已经准备好了，但你需要按照你自己的进度来，你要自己——记住是你自己——决定什么时候可以不再需要手杖，而不是按照你父母的时间表决定。"

这时，珍妮特忽然对我说："有件事我不太明白，这个周末她第一次去游泳了，她是怎么做到的？"

理查德想回答，我打断了他，告诉他们应该让吉尔为自己解释。

吉尔的回答让在场的人吃了一惊："我一直在想，如果你和爸爸能看到我能游泳了，那你们该多高兴啊！"

我走向吉尔，和她握了握手，说："干得漂亮！你没呛水吧？"

"没有。"她笑着说。

"很好，这意味着你肯定用到了双臂和双腿。太好了！非常非常好！刚开始，你想到了父母，然后你发现自己很享受，你正在探索自己的身体。只要你父母允许，你就会长大了。"

听到这些话，吉尔害羞地笑了，但她接着说："你说过不久的将来，我可能就不再用手杖了，对吗？但是我一想到自己要离开这根手杖，就怕得要命。"

她感到有点儿压力，想寻求指导。我说："你会发现你完全可以克服那种恐惧。"你会发现，这变成了一个暗示。我在试着推动她先相信自己，而不是急着独立走路。

当我看着他们离开时，我知道她很快就会自己走路了。

当吉尔在最后一次治疗中仍然拄着手杖出现时，我很失望，但是这个家庭的组织结构已经发生了变化。外祖父母给珍妮特和理查德更多的空间，斯莱特夫妻也变得更加亲密，更加尊重吉尔的自主权。从理论上说，吉尔在不久的将来会扔掉那根手杖，但在当下，我只能满足于此。

半年之后,我才有了他们的消息。这次是理查德打来了电话,说吉尔在学校表现很好,很受欢迎,但她还是要拄着手杖走路。他们很担心。儿科医生说,如果她一直只使用右腿,那么她的肌肉就永远不会正常发育。最后他问能否来找我再进行一周的治疗。

一周的时间不多,但是我感觉和这个家庭非常有感情,我们一起和恶魔战斗过。我认为到目前为止,吉尔没理由继续依赖手杖,这个症状可能更多的是一个标签,而不是一种心理意义上的压力。如果真是这样,那也许我这次能找到正确的治疗方式。

这次会谈,与其说是一次家庭治疗,不如说更像是故人重逢。他们见到我都很高兴。时间飞逝,仿佛其间的几个月只是几个小时,我们没有任何疏远的感觉,仍然非常亲近。我不再是一名医生,而是成了一位叔叔。

珍妮特说起吉尔做得很棒,在学校成绩非常好,还交了很多朋友。听到表扬,吉尔不禁露出一丝自豪的微笑。在过去的六个月里,她已经从童年期进入青春期,是个漂亮姑娘了。她热情洋溢地谈论着学校和新朋友,一点儿也没有之前的消沉与忧郁。家庭之外的广阔世界向她徐徐展开,那些曾被忽视的东西开始走进她的生活:漂亮衣服、亲密朋友、流行音乐。

两天后,我们开始第二次治疗。我让吉尔把她的手杖递给我。这是一位把我和他们联系在一起的老朋友,让我想起了六个月前我们在一起的时光。我拿着手杖,像是在对过去打招呼。"这个紫色的家伙到底意味着什么呢?"

"什么意思?"她轻声问道。

"它在你的生活中意味着什么?"

"一个助手？"

"是，还是这么可爱的助手。"

"它可能是把武器，"戴维插了一句，"里面就像有一把剑。"

"是的，"我拿着它指向天花板，然后把它伸长到最大尺寸，"它的声音就像一把机关枪。"然后我又把它缩短，像乐团指挥一样挥动着它，"也可能是指挥家的——指挥棍？"

"指挥棒。"吉尔说到。

我们越聊就越觉得这个小东西很神秘。它不再是一个简单的、没有生命的物件，它有着重要意义。

因为吉尔还是依靠手杖走路，所以他们来接受治疗。但是手杖不仅是手杖，它还是家庭的一部分。我摆弄着手杖，玩味着它的含义，就像一个原始部落的疗愈者将魔法粉末洒进火堆，以呼唤灵魂的改变。我运用这种神秘化的方式不是为了遮掩真相，只是为了引入不确定性。

当我问及理查德的想法时，他说："嗯，有些小孩子可能会一直离不开自己的小毯子，所以，也许这根漂亮的小手杖可以代替那个小毯子。"这个答案还是太狭隘了，它只意味着吉尔不够独立。除非我能扩展大家的视野，否则我们这一周的时间还是会被白白浪费掉。

"可是像吉尔这么聪明的孩子为什么需要小毯子呢？"

"没有它，我就是觉得哪里不对。"吉尔说道，她的声音里夹杂着一种熟悉的哀怨味道。

"好吧，我想这玩意儿其实替代的是你们两个。"我边说边举起手杖给珍妮特和理查德看："当然，它有点儿瘦。"珍妮特笑了。"但是吉尔为什么要用这种方式需要你们呢？我的问题是，你还需要你的父母吗？"

"是的，需要。"

"当然，但你是以这种形式需要吗？"

吉尔有点儿困惑，戴维还是和往常一样无聊，珍妮特礼貌地听着，理查德打了个哈欠。我仍在毫无头绪地把玩着手杖，忽然我伸手用手杖勾住了理查德的腿，拉了一下。他们都笑了。那一刻我蓦地发现了这个手杖的新用途。我又勾住了珍妮特的脚踝，然后朝理查德的位置拉过去。他们又笑了。"它是一个父母捕手！"

隐喻的魔法在于对事物的模糊理解。随着把手杖的意义从父母的替代者变成了"父母捕手"，它又有了新的含义。我问吉尔："你觉得需要把他们两个人绑在一起，是吗？你有时候会害怕他们分开，是吗？"

"是的。"她轻声回答。

治疗室陷入了沉默，就在众人犹豫的刹那，一切突然发生了改变。我对她说："你说的这个事很重要，跟他们聊聊吧！"

"嗯，父母分手这件事是会发生的，我有朋友已经在经历这个了，我在书上和电视上也经常能看到。而且，你们总是吵架。"她只是个孩子，说的都是自己所看到的——也许其中只有一部分是事实，但对她来说就是全部的真相。

理查德一向比较理性，解释说："有时候，把事情讲出来更好，藏在心里没有好处。"

珍妮特觉得受到了指责，她也不喜欢这样，她说："理查德，你认为我们总是在争吵吗？你以前说过，我们总是争执不休。"

"我觉得我们也不是总在争执，但是——"

戴维此刻忽然尖叫一声："不！"

"你看,戴维也不觉我们总是争吵。"

吉尔接过去说:"不,你们每天至少会吵一次,为了各种各样的事情。"

"为什么不能有争论?"珍妮特说,"为什么我们必须要在所有事情上都保持一致?"

"好啊,你们不用保持一致,所以你们就是相处不来,是吧?"

珍妮特没有回答,理查德似乎对发生的事情没有心理准备,他说:"我们在大多数事情上都意见一致,不是吗?在大多数重要的事情上,我们都是一致的。"

吉尔提醒最近他们发生的一次争执,他们两人彼此辱骂。珍妮特说:"嗯,是,我们当时表现得很幼稚,或者你能帮助我们。你为什么不告诉我们,我们的行为就像孩子一样?"

"因为你们会叫我们不要管——说这不关我们的事。"

"珍妮特,"我说,"你能向女儿保证,即使你们还是会在婚姻中继续争吵,但完全可以在没有她的帮助下解决问题吗?"

她笑了:"我想我们会的。"

理查德也笑了:"我们这个样子已经十七年了。"

"是的,但你们的女儿认为你们需要她来解决婚姻中的麻烦。也许在过去的十年里你们都在打同一场仗,不是吗?"然后我转向吉尔,"大人们变得多无聊啊,你为什么要对他们这么感兴趣呢?为什么要一直盯着他们呢?"

接着我又举起手杖,"这件东西是双向的,它既象征着吉尔需要你们,也象征着吉尔觉得你们需要她。"

"吉尔,你其实不再需要这个东西了,但你认为自己需要它,你看——"我挂着手杖走到理查德和珍妮特中间,"你在这里,你以为只要站在这里，你的父母就不会分离，无论是他们两个人，还是他们和你。这听上去很善良，你为他们牺牲了自己。"

这又是一个手杖隐喻的变化——父母替代物，父母捕手，父母的需要。手杖再也不是一根简单的手杖了。吉尔、珍妮特和理查德必须就他们的需求进行坦诚的讨论。

"所以，你们要做的一件事就是要让你们的女儿放心，你们还是会继续争执，但也会尽你们所能去解决问题，不需要她的帮助。"

然后我转向珍妮特说："你能确保不需要吉尔来帮你解决你们夫妻之间的问题吗？"

"可以，我保证。"珍妮特动情地说。

"你的保证很重要。你能告诉吉尔，她被'解雇'了吗？"

"是的，我能做到。"

"吉尔，你听到了吗？你妈妈'解雇'了你，你不需要再当她的'妈妈'了。理查德，你需要帮助珍妮特遵守对吉尔的承诺，你也要'解雇'她。"

"我很乐意这么做。"

"你能做到吗？"

"我们不需要你，吉尔，"理查德平静地说道，"妈妈和我要'解雇'你，明白了吗？你不必像你外婆那样做，把自己置于一个滑稽的境地。"

当这次咨询接近尾声的时候，我又给他们提出了半年前曾布置过的那个作业：吉尔要放下手杖，重新依靠她的父母。我感到我们终于在治疗中克服了这个顽固的症状，但我不想留下任何疏漏。

"我给你手杖是为了帮助你离开母亲，但现在，在接下来的这四天里——只有这四天——我要让你重新体验依赖父母的感觉。手杖留在我这里。"

吉尔非常严肃地看着我，咬着下唇，一言不发。

理查德和珍妮特再次发现，在这四天的实验里，吉尔一直缠着他们不放。这着实令人恼火。他们都厌倦了这种安排，（我希望）他们也都厌倦了这种象征模式。

除此之外，在这次咨询结束时，这对夫妻的表现就像刚开始来的时候一样，向彼此发泄着曾经那些无法言说的不满。他们说着，听着，抬高了嗓门，直面各自的灵魂深处，最后哭了。他们在对愤怒与空虚的恐惧中选择了愤怒，但发现它也并没有他们想象得那么可怕。他们花了很长时间谈论彼此在一起的时光。不管吉尔会怎么样，他们都很高兴这件事挽救了他们的婚姻。吉尔看上去明显放松了，就像一个人质被释放了。

时间过得很快，他们要离开了。我们都站了起来，吉尔向我要回手杖。

我把手杖还给了她，但请她和我再多待一会儿。我让她坐下，把手杖递给我。她递了过来，用大眼睛看着我。"我认为你不再需要这个东西了，吉尔。我很想拥有它。"

她说不行，她仍然需要它。如果她打算放弃它，那么可能在回到加拉加斯后会容易些。

"你很快就会如愿。你已经做好了准备，但你会是那个决定何时发生的人。这完全取决于你。"

我们握了握手，吉尔走了出去，她仍然是用那根手杖走出去的，但她的心已经不再靠在上面了。

两周以后，我收到一封来自加拉加斯的信，是吉尔写来的。

亲爱的米纽庆先生：

您让我在不用手杖走路的那天给您写信，我现在就正在做这件事。我衷心地感谢您今年对我和我家人给予的所有帮助。我不知道要如何才能报答您，只愿我们能友谊长存。

如果可能的话，我非常希望可以再次见到您，不管是在欧洲，还是在委内瑞拉。有一点是肯定的，那就是无论我们到哪里，无论我们做什么，我都会无比地想念您。

爱你的<br>吉尔<br>8月30日

又另：我的家人（包括戴维）让我代为致敬。

又及：一定要回信！！

我没有回信，直到现在。

## 八　父母：狱卒还是囚犯？

"哪里疼？"医生问。然后我们指着疼痛的拇指或脚踝，又或者其他不幸受伤的地方。我们相信，只要指出哪里痛，医生就能找出问题所在，帮我们治好。

然而，在这个过程中，我们会发现一个奇怪的现象，就是"牵涉性疼痛"。比如脚后跟的疼痛可能意味着腿上的某处肌腱拉伤了；或者还有更糟糕的情况，左肩疼痛也许是心脏疾病发作的症状。我们要如何判断身体某处感受到的疼痛，其症结是否在另一个地方？然而，一旦我们知晓了那些将痛觉传导到大脑的隐形的神经通路，神秘的牵涉性疼痛就会消失了。

当家庭的痛苦达到足以产生症状的程度时，人们常常会很自信地指出问题出在哪里——可能是一个抑郁的父亲，也可能是一个患有广场恐惧症的母亲，或者一个患有多动症的儿童。当我首次见到一个家庭，问他们有什么问题时，我会听到"是我，医生，我抑郁了"，或者"是孩子们，他们总是不听话"。听到这些时，我常常在心里想："不要这么笃定。"

家庭也有神秘的痛觉神经通路。

从沃登夫妻把史蒂文从医院带回家的那天起，他就让父母甚为头疼。他一次最多睡两三个小时，然后就醒过来，尖叫着要吃东西，要拥抱，要挠痒痒，要换衣服，把他的父母搞得精疲力竭。到他一岁生日时，他已经变成了一个会说话的电动小机器人，在房子里到处乱跑，"不"这个词对他来说毫无意义。

沃登夫妻的第二个孩子，瑞恩，是个比较容易相处的婴儿。出生两个星期，他就已经可以整夜睡安稳觉了，而且很乐意自己和自己玩。这一点，他和哥哥完全不同。但是随着年龄的增长，他变得越来越像他哥哥——一样任性。

这一切是我从丹·法拉格特那里了解到的。他是心理学家，曾在学校任职，现在私人执业，正在和沃登一家进行治疗工作。

丹·法拉格特的治疗侧重于提供控制行为的技巧的指导，但收效甚微。沃登夫妻和孩子们对每项技巧都充满热情，有些技巧也产生了一点儿效果,可最终,这些技巧让父母和孩子纠缠得更紧密了。一年来,每一个新的改善迹象后来都被证明只是"海市蜃楼"。丹·法拉格特打来电话问我是否同意见见这家人,为他们进行咨询。他说:"会不会是我疏漏了什么。"

我在候诊室见到沃登夫妻时是早上九点,但这对父母就像刚刚结束漫长而辛苦的一天一样,看上去疲惫、憔悴。霍妮·沃登只有三十岁,却像个倦怠的中年妇人,细软的黄色长发毫无生气,让她的脸色显得更加苍白。在过去的五年里,她一直沉浸在抚育孩子的喜怒哀乐中,心力交瘁。

汤姆·沃登看上去比他妻子大五到十岁,同样无精打采,他有两个重重的黑眼圈,一脸愠怒。

两个小男孩则干干净净,兴高采烈。小兄弟俩分别是四岁和五岁,都穿着白色高领毛衣和牛仔裤,看上去就像一对双胞胎。老大史蒂文的头发是棕色的,不像父亲的头发那么黑。瑞恩则和母亲一样,有细黄的头发。两个孩子的脖子后面都留着长长的一撮未修剪的头发,孩子们称其为"小尾巴。"

男孩们似乎还可以自己玩一会儿,但没多久,他们就觉得需要成年人的关注了。首先,瑞恩拉拉父亲的袖子,要让他过来看看自己在做什么。当父亲拒绝后,瑞恩又走向母亲,向她要一支铅笔。等瑞恩坐下,史蒂文又站了起来。两个人轮流在房间里转来转去,此起彼伏地制造动静,吸引父母的注意力。他们就像两只讨厌的苍蝇,安定不下来,人们又不能对他们熟视无睹。

汤姆和霍妮对孩子们吵吵闹闹的反应和那些徒劳无功的父母一样——尽管他们用的是批评和指示的语气,但男孩子们很清楚爸妈根本不是认真的。比如"史蒂文，不要撞墙，好吗？""瑞恩，你为什么不拿这些积木去盖个房子呢？"他们似乎既不能控制他们的孩子，也不知道如何顺其自然。

跟难相处的孩子和无能为力的父母一起工作，我总是需要克制自己想要掌控一切的冲动。说一句"约翰尼，不要那样做"似乎很容易。如果我这样说，约翰尼就会停下来，但我很清楚，我能够让别人的孩子做出反应，并不代表着我就可以理解这些父母在他们每天的无助与绝望中都经历了什么。这只代表我具有一些和陌生孩子相处的技能。

我尝试了几分钟，还是无法与汤姆和霍妮安静地交谈，于是我让他们告诉孩子们去旁边的角落里玩，这样我们就可以谈话了。这个简单的要求，也给了我一个观察父母的机会——看看他们如何建立控制。这通常可以重现他们在家庭中遇到的一些问题。

当他们成功地将孩子们安置好以后，我问他们："你们是因为什么问题去找丹·法拉格特？也许可以告诉我，让我看看能不能帮他为你们解决这个麻烦。"

他们正要回答，男孩们开始吵闹着讨论谁要先玩哪个玩具。

"史蒂文，注意点儿！"他父亲说。

男孩子们不再继续游戏，而是开始围着父母争吵起来。

"瑞恩扯我的头发！"

"史蒂文做鬼脸！"

"瑞恩——"

我们谈话的音量需要盖过孩子们制造的噪音。父母就像消防志愿者一样，到处扑火。大人的谈话很快中止了，因为这对父母开始全神贯注地帮孩子解决起问题来。

"你们两个有放松的时候吗？有没有可能你们不需要照看他们，只是两个人聊聊天？"

"除非他们睡着了，或者在看电视。"霍妮说。

我尝试把他们的注意力集中在我们的谈话上，而不是总在孩子身上。

"你们的房子大吗？"我问。

"不大，"父亲回答，"是个牧场。"

"有几间卧室？"这个问题并不是随便问的，我对空间和界限有兴趣。

"三个，"他说，"他们小的时候，合住一个房间，但现在每个人都有自己的卧室。"

"你下班回家时，家里怎么样？"

"我一般六点半就可以到家，但有时候我会等到他们睡了之后再回去。"

我没有问那会是几点，毕竟他这样告诉我像是一种忏悔。

"但通常你回去的时候，他们还都没睡？"

"很不幸，有时候是的。"

当父母开始回答我的问题时，孩子们在角落里坐下来，专心地玩起他们的玩具。

史蒂文有一个精致的日本"变形金刚"，它可以从一个巨大的外星人变成一艘具有未来主义风格的军舰。瑞恩有一辆普通的美式跑车。

在沃登夫妻家里，每天结束时上演的那一幕在全国各地的家庭中都很常见。汤姆希望下班后，家里有一个能倾听和理解他的妻子，但当他到家时，孩子们就像小闹钟一样吵闹不停，霍妮根本腾不出时间来照顾丈夫的情绪。于是汤姆到另一个房间，打开电视或者拿起报纸。

用霍妮的话说就是："当我把孩子们安置好，汤姆在看电视或者读报纸，但更多时候他也已经睡着了。"

"所以，你不能——"我刚要说话，就发现霍妮的注意力都在孩子身上，根本听不见我在说什么。她脸朝着我，眼角余光却在焦急地看着孩子们。于是我说："你虽然在看着我，但是你的注意力都在孩子那里。你的生活里只有母亲这一个角色是吗？"

"是的，大部分时候都是。"她叹了口气。"努力让他们快乐、有教养、守规矩。"

"噢，'快乐、有教养、守规矩'，这可不是个容易的事情。"

这时，就像接到了什么暗示，史蒂文拿走了瑞恩的玩具，瑞恩戳了他一下。

"哎！"他们的父亲立刻大叫一声，跳起来去拉开两个小兄弟。"史蒂文，你拿了他的车吗？"

男孩子们的回答毫不令人意外：

"没有！"

"有！他拿了！"

"不！我没有！"

简直就是一首古老的歌谣。

兄弟姐妹的争执在焦虑的父母看来，简直就像该隐和亚伯——兄弟间的嫉妒搞不好会导致谋杀，于是父母努力介入去解决每一个争端，接下来场面就会变成这样的"古老歌舞表演"。显然，史蒂文和瑞恩不需要他们的父母来解决争吵；同样，汤姆和霍妮也都需要从过度养育的枷锁中挣脱出来。但目前的局面是，双方都不打算尊重彼此的自主权。

每当看到人高马大的父母被小小的学龄前儿童打败时，我就毫不怀疑配偶之间的冲突此刻正在育儿战场上演，而且就在他们彼此博弈的时候，困惑的孩子成了牺牲品。

男孩子们又开始叫嚷着相互撕咬起来，他们的父亲再一次跳出来冲他们咆哮。然后，他粗暴地把瑞恩按在椅子上，吼道："坐下不许动！好好冷静一下！"

"你们有没有把家里易碎的东西都收好了？"我努力把对话拉到成年人的轨道。

"都已经坏了。"汤姆说。"墙被戳了很多洞，门也是，我都不想再费力去修它们了。"

"真让人难以置信，"我带着毫不掩饰的惊讶说到，"这是真的吗？"

"是的，是真的。"他说。

"那你要怎么处理这些事？"

还没来得及回答，汤姆的注意力又被孩子们的动静吸引过去了。他正要起身，我做手势示意他别动。"看着你太太。"他还是无法把目光从孩子们身上移开。

"我比较担心你们两个人，对，不是你们的孩子，而是你们两个。你们的生活太不可思议了。"

"对啊。"汤姆同意，然后低头看了看自己的鞋子。霍妮看看汤姆，然后又看向我。

"你们有时间在一起吗？你们喜欢跳舞吗？"

"我喜欢，但是他不愿意。"霍妮说。

"你们喜欢看电影吗？"

"我喜欢。"她说。

"我也喜欢，"汤姆有些迟疑，"我们只是……没去看。"

"平时你有空和太太聊天吗？比如十五分钟？"答案是否定的。

"我担心你们的婚姻。"我说，"你们的婚姻究竟是怎么维系下来的？"

霍妮看着汤姆，他沉默着。

我们又聊了一会儿，他们说自己有多忙，孩子们有多麻烦，期间霍妮仍在不停关注着那两个男孩子在做什么。

我说："你是不是很难做到说话的时候不看着孩子。"

她笑了，说："对这两个捣蛋鬼，必须得不错眼地盯着。"

这个家庭的两代人之间缺乏一种互不干涉的自然状态。孩子们的所有游戏都在家长的监控之下，但孩子们玩游戏最大的好处就是自由，可以从成人的束缚中解放出来，让想象力自由地展开翅膀。

史蒂文和瑞恩没有这种自由。汤姆和霍妮把他们太多的希望与焦虑都安置在孩子身上，越过了他们和孩子世界之间的界限，掌控了他们的游戏。孩子们需要周围人适当的忽略才能好好玩耍，他们需要这些游戏时间来学习操控玩具以及他们的想象力，而不是操控他们的父母。如果孩子总在关注父母，或者父母总在关注孩子，纯粹的玩耍就会消失。在某种程度上，这会演变成争夺控制权的战斗。

"是因为他们需要不断的监督，还是因为你已经习惯盯着他们，停不下来了？"

她笑了："可能是我习惯了总盯着他们。"

汤姆说："是的，他们总是弄坏东西，还打架。"

就在说这些话的时候，在这无人干涉的几分钟里，男孩子们一直在地板上安静地玩耍着。

"史蒂文，"我说，并招手让他过来，"我就是想告诉你，你做得不错。"我和他握了下手，他露出了微笑。"你玩得很好。"他又咧嘴笑了。

接着我看着他一直在玩的那艘玩具战舰，说："那是什么？"

"这是一艘秘密的史蒂文军舰。"他自豪地宣布。

"它是怎么战斗的呢？"

像大多数小孩子一样，史蒂文也渴望得到关注，非常愿意炫耀他的战舰。这是一个颇具未来主义色彩的灰色塑料模型，造型逼真，比如还有可移动的炮塔和穹顶驾驶舱。当你转动它的某些部分时，它就会改变形状。

"哇！"我用惊叹感谢了他给我展示这个战斗飞船的行为。

瑞恩走过来，要和他哥哥分享关注。在这个没有界限的家庭里，一个男孩的所作所为会让另一个孩子认为自己理所应当被加入进去。

我对瑞恩说："不行，我现在正在跟史蒂文说话。你可以去那边先自己玩一会儿。"

无论瑞恩是否觉得自己被排斥了，他都并没有表现出什么。他只是又走回角落玩自己的玩具。于是我又把注意力放回史蒂文这里："给我展示一下它要怎么战斗吧！"然后我和他一起坐到地板上，用他的视角来看世界。

很多干预都是尝试性的探索，当我邀请史蒂文过来时，我的主要目的是看看他对我的邀请有什么反应。同样，当我告诉瑞恩我想先和哥哥聊聊时，我也想看看他会如何回应。瑞恩愿意让我和哥哥单独待着，这让我明白，尽管这些男孩子不习惯独处、会挑战父母的掌控，但是当他们得到冷静而明确的指令时，他们是会服从的。显然他们都有呈现良好行为的巨大潜力，而我需要帮他们的父母去发掘它们。

我想通过和史蒂文一起玩耍，让他恢复小朋友的样子，而不是他父母所说的那个怪物。我要发掘他最大的潜力。他可以集中注意力吗？他有多聪明？他有没有因为聚精会神做某件事情而安静下来？孩子的游戏能反映出他的智力和创造力。

史蒂文向我展示了炮塔是如何旋转的，塔里的人是如何掌舵的。在这期间，我看到了他的想象力是如何发挥作用的。他对眼前的游戏玩得既复杂又专心。他变成了一个完全不同的孩子：冷静、有想法、有趣。但就在我享受着和史蒂文玩耍的同时，我担心自己这样会越俎代疱——治疗师接手得越多、展示的能力越多，就越有可能让父母相形见绌。我不想发展到那个地步，于是我对史蒂文说："你爸爸知道这是怎么玩的吗？"

史蒂文聚精会神地玩着，没有回答。

"请他一起来玩吧，"我说，"史蒂文，叫爸爸也过来坐在这里，这样你就可以同时给我和他来演示了。"

史蒂文走向父亲，拉住他的手说："你想和我一起过去吗？"

汤姆大声地叹了口气，走过来加入我们，跟儿子一起坐在地板上。显然，这对他是件陌生的事情。

"好吧，"我说，"现在来给我们演示一下这艘战舰是怎么战斗的吧。"

史蒂文做了演示。

此时此刻，诊室里不再是一个愤怒的父亲对顽抗的孩子进行劳而无功的规劝，而是一个小男孩儿和他爸爸在快乐地玩耍。因为他的父亲与他同坐在地板上，在玩属于史蒂文的游戏。这可是让史蒂文大展身手的机会，谈到这艘战舰，他是专家。

接下来，他们愉快地玩了几分钟，我偶尔插几句话，尽量让他们玩得久一些。

玩得久的秘诀就是要家长跟随史蒂文在游戏中的引领。我想让这对父子明白，争夺控制权并不是他们唯一的互动方式。

瑞恩又一次挤进来。我说："瑞恩，史蒂文正在给我和你爸爸看些东西，你去那边玩儿吧。"

这次他听完走向了母亲，母亲抱了他一下。他还不习惯被排斥在外，而母亲当下也理解他被排除在外的感受。

"史蒂文，"我说，"你有自己玩玩具的时候吗？还是瑞恩总是要和你一起玩？"

家庭研究专家通常低估了兄弟姐妹的重要性。也许这是因为父母和孩子之间高度紧张的互动过于显著，迫切需要改进，以至于在学者的视野里，兄弟姐妹的世界变得模糊了。在一些专业文献中，关于兄弟姐妹的关系，只有一个广为人知的术语，那就是"手足竞争"。事实上，孩子们正是通过学习与手足相处、服从或者背离他们的榜样来认识生活的。

我们玩了几分钟后，史蒂文抬起头，注意到房间里有一台内置的摄像机在转动，追踪我们的活动。"那台相机是干什么用的？"他很好奇。

"过来，"我说，"我带你看看。"他走过来，完全就是一个对我充满信任的小孩。我搂着他，他依偎在我身边，看着我朝上指着摄像机。

"你可以对它说'动一动'。"我说。

"动一动。"

超级神奇的事情发生了。摄像机动了！史蒂文被迷住了。

"再来一次？"

"动一动！"他叫得更大声。摄像机又动了。

"你看，"我说，"是不是很神奇。"

史蒂文惊奇地瞪大双眼，看着这个服从他命令的电子装置。

儿童的语言是魔法的语言，会充满敬畏。

"汤姆，你有没有过和瑞恩一起玩得很开心的时候？"

他不是很确定，"也许有吧。"回答得有点勉强。

史蒂文仍然着迷于这台神奇的摄像机。他让它再动一下，他的命令得到了满足。

"现在我要告诉你一个秘密，史蒂文，"我对他说，"想不想听一个秘密？"

他点点头，把头靠近我，我在他耳边低语："在另一个房间有一个人在控制摄像机。打开门，走进那个房间，你就会看到那个正在移动摄像机的家伙。他的名字叫乔纳森，你可以跟他打个招呼。"

我想了解史蒂文的自主性，解放一下这个总是被控制的男孩子，看看他能否独立行动。通过让他探查另一个房间，我交给他一个相当复杂的任务：离开父母，打开诊疗室的门，向左转，找到观察室的门，进到那个全是陌生人的黑暗房间里，找出正在操纵摄像机的人，并向他打招呼。同时，我对他父母的反应也很感兴趣，他们会相信史蒂文可以完成这个任务吗？对儿童的治疗需要行动，而不是谈话。

史蒂文径直走出房间，来到隔壁，向摄影师做了自我介绍。他一离开，瑞恩就加进来接替他哥哥的位置。

"你想和我一起玩吗？"我问。

他愿意。瑞恩给我展示了他的小车和消防站，安静而快乐地玩了一会儿。然后史蒂文回来了，我建议他带瑞恩也去见见那个摄影师。

我又一次在探查这对兄弟之间关系的弹性，瑞恩会接受史蒂文的领导吗？父母会允许史蒂文来接管弟弟吗？他们对自己孩子的看法究竟有多局限呢？

霍妮看着两个男孩离开房间，有些不安。我说："我只是想给你一点儿时间休息一下。"她笑了。

这对父母，尤其是霍妮，充满了紧张和警惕。他们在原本可以完全放松时，也一直在担心着两个孩子，还把那种无法缓解的焦虑带到与孩子们的互动中。我问霍妮有没有朋友，然后得知她每周三都去俱乐部跳舞，有时还会去看喜剧表演。汤姆说那是女孩子们的聚会之夜。她不带丈夫去跳舞，这让我感觉有点儿奇怪。我问他们什么时候能有二人世界。

"通常到夜里很晚了。"霍妮回答。

这时，史蒂文带着弟弟回来了，忽然关掉了房间里的灯。

"不要这样！"霍妮尖叫道，"快打开！"

"没关系。"我说。我要把史蒂文的这个行为视为一种游戏，来打破这个家庭中控制与反抗的循环。

于是，在接下来的几分钟里，我让史蒂文把房间里的每个电灯都开关一遍，他很开心地照做了。在这个过程中，他的不良行为变成了一种探索。

"很好，"我说，"你表现得很好，非常感谢。"

史蒂文兴高采烈地说："我知道怎么开关灯了。"

"是的，你学会了。我还想知道你数数能数到多少？"我问他。

"我能数到一百！"

当史蒂文自豪地开始从一数到一百时，他的父亲，之前只讲孩子负面行为的父亲，微笑着和儿子一起默默地数。

对于治疗师来说，有个麻烦就是当他成功地从孩子身上发掘出了良好行为时，这就会在不知不觉中成为对父母能力的一种质疑。我们的目标是让父母有能力发现孩子的能力，但是在面对这两位正在为控制他们的孩子而苦苦挣扎的父母时，我该如何与之沟通，让他们知道事实上他们已经明白要做什么了呢？

史蒂文数到了最后，"……九十九，一百！"

"太棒了！"我说，然后我请他把自己的名字拼写出来。他也做到了。我让他再拼几个单词，他被难住了，去求助妈妈，妈妈让他再试试。当他还是拼不出来时，我让他再问问爸爸。

"你们两个是如何互相帮忙的？"我问两个家长，"我注意到当孩子们玩耍时，汤姆很紧张。"

"是的。"霍妮同意我的看法，"所以，我还得分出一部分注意力关注汤姆，就像在监工一样。"

"那就是说，即使在轮到你丈夫负责照顾孩子的时候，你也在一直盯着他是吗？"

"是的。"她说，然后有点尴尬地笑了笑。

"为什么？"

"因为他不像我那样了解孩子们，比如他都不知道孩子们的衣服，哪件是谁的。"

"我的天哪，霍妮，那你一辈子不就这样被套牢了？！"

"嗯，每次看到他照顾孩子快撑不住的时候，我都会赶紧接上。所以，如果说这是信任问题，那也是日积月累的结果。以前我把孩子单独留给他的时候，他经常会干出一些奇怪的事儿来，比如让他看孩子，结果他自己先睡着了。"

"那是好几年前的事了。"汤姆抗议道。

"但孩子们可能会受伤。"霍妮说。

"我是坐在椅子上睡的，他们就在我身边不远的地方啊！"

两个人互相提交呈堂证供，就好像我是他们的法官。但事实就是，她对孩子的责任与负担确实比他大得多。他是养家糊口的人，而她是照顾家庭的人。在这一点上，他们都是在遵循各自成长过程中学到的剧本。

但还有第二个剧本，一个令人忧虑的剧本，被问题儿童的教养冲突所掩盖的剧本，就是这对夫妻关系破裂的悲剧。他们与孩子的冲突似乎为夫妻之间的冲突提供了一条迂回之路。

"所以，霍妮，你就像一个囚犯。刚刚汤姆正在做的就是管束孩子需要做的事情，有时候，管束孩子需要做的就是不要去关注他们。"

不知怎么地，我在孩子那里取得的成功，以及我对这对夫妻逃避问题的反复追究，似乎触发了一个警报，汤姆开始向我发起了挑战。

"这家伙总是天天拿着刀子玩。"汤姆一边指着史蒂文，一边说。

第三章 父母与孩子

"刀子？"

"是的，刀子。我们总是在墙上和天花板上发现刀戳的洞。我担心他会不会拿着刀捅他弟弟。"

"他怎么找到的刀子？"

"没有什么地方是他进不去的。就像你说的，他又不傻。"

"是的，他很聪明。"五分钟前，两个男孩子像小狗一样趴在地板上玩得很开心，然后又过来炫耀拼字和数数。现在汤姆在提醒我，他们的真正麻烦其实是这两个孩子。

"我不能像一个狱卒一样生活！"汤姆有点激动地说，看上去恼火又固执。"你知道吗，要从一个房间去另一个房间，就得锁好这个，藏好那个。"

"你就是这样生活的吗？"

"是的！"他的情绪很强烈。

霍妮觉得自己也是两个小孩子的受害者，她试图解释刀子的问题。"他们有时候玩的游戏就是把我们的削皮刀往天花板上扔。"

我问了一个很显而易见的问题："你们怎么会把刀放在他们能拿到的地方呢？"

"因为我没有其他地方放刀。"她说，"我得用它们做饭，除非把它们都锁起来，可是我的厨房没有带锁的柜子。"

在花了一个小时反驳他们把孩子们视为怪物的观点后，我们又回到了原点。她说了两句所有陷入困境的人都会说的话："我还能做什么？""一切都试过了。"

我发现自己正处于一个十字路口，虽然内容不同，但是选择其中任何一个方向，都可以让我对这个家庭的麻烦进行重要的探索。我可以继续关注婚姻冲突以及由它所呈现的亲子矛盾，或者关注孩

· 171 ·

子与控制问题。但当我直接处理汤姆和霍妮的关系时，我会感到他们强烈的阻抗。因此我决定将注意力放在孩子身上，希望我可以通过不同的路径来解决这对夫妻的真正问题。

我有一些具体的手段和隐喻来驯服"怪物儿童"——我想我刚才已经都用上了。

"史蒂文，"我说，"过来一下，我想看看你有多高。"

史蒂文走过来，我让他站直，然后我又把瑞恩叫过来，让他站在史蒂文旁边。他们站着的时候还没有我坐着高。在他们父母的眼里，史蒂文已经是一个超出他年龄的问题小孩，我要把他缩小到他自己的年龄。

接着我让史蒂文握紧拳头，用力打我的手掌。开始时，他有点儿犹豫，好像他也认同自己已经是个重量级人物，怕把我打伤。但在我的鼓励之下——"不行，再用点劲儿！用尽全力！"——他有点儿生气，给了我重重一击。

我是在向他们四个人证明，孩子其实还很小，这么小的孩子没有他们想得那么强大。

汤姆有点担心地看着他儿子击向我，眉头皱了起来。

"这就是你最大的力气吗？"我说。

史蒂文听了，脸上呈现出受到刺激的表情，铆足了劲儿模仿绿巨人霍根的样子。但是，即使嘴里加了音效，他也还是个小男孩，他的小拳头依然是对我毫无伤害的小拳头。

然后我让汤姆过来站在他儿子旁边。"我只想看看你有多高，史蒂文，站在你爸爸身边，看看你有多高。"一个90厘米高的小男孩和180厘米高的成年人，差别当然是巨大的。

接着，我让汤姆把男孩举到空中。现在，这对父母已经完全清

第三章　父母与孩子

楚我的意图了。汤姆把他的儿子一直高高地举到快碰着天花板的位置。

"嗷嗷嗷！"史蒂文高兴地大叫。

我又让汤姆把史蒂文放下，举起瑞恩。"我只想看看你爸爸是不是很强壮。"我对史蒂文说，"他强壮吗？"史蒂文用力地点点头。

"他很强壮，对吧？那你妈妈呢？她能把你举起来吗？"

霍妮走过来，抱起一个，然后放下，又抱起另一个。她不能像汤姆那样把孩子们举过头顶，于是她拥抱并亲吻他们。

"你看，"我对霍妮和汤姆说，"我不明白这些孩子怎么会给你们带来那种生活。"

就在这时，瑞恩开始玩起桌上的台灯。这一次，他的母亲温和而坚定地制止了他。

"刚才你做得很好。"我说，"你看，他是可以听从约束的。"然后我继续说，"史蒂文，听听我的想法，过来站在这把椅子上。"

他爬上了椅子。

"爸爸，你也过来。你现在比爸爸高了吗？"

"没有。"史蒂文仔细检查了一下，说道。

"那让我们找找，史蒂文，看看能不能找到更高的东西。那有个散热器，去站在上面。"史蒂文爬到了离地面大约一米多的散热器上。他显然很喜欢这个游戏。

"现在，让我们看看你是不是比爸爸高了。"

汤姆走过去。史蒂文比爸爸大约高了一个头。

"那你是不是也比妈妈高了？"霍妮走过去，站在汤姆身边。

· 173 ·

"你比他们俩都高了！"

史蒂文喜欢这种傲视群雄的感觉，"我比你们都高！"

"但这并不是真的。"我说，"这只是他的感觉，他觉得自己比你们都高，但事实上当然不是。"

我很早之前就提出了家庭治疗中唯一的数学定理：如果儿童觉得自己比他父母中的某一个人高，那么他一定是站在父母中另一个人的肩膀上。我正在给汤姆和霍妮演示这个定理。

"比如，你可以很容易地把他抱起来。"我用一只胳膊轻轻地把史蒂文从散热器上抱下来。

"你还可以这样做。"我抱着史蒂文坐下来，把他的胳膊环在胸前，然后紧紧地抱住他，这样他就不能从我的手中挣脱出来。

"你还能动吗？"我问。史蒂文扭了一下，却动弹不得。我轻轻箍了他一下，他缩在我的腿上，笑得像只心满意足的小猫咪。

"看，你是一个小男孩儿，你多大了？"

"五岁！"他边说边举起五个手指，完全就是一个小男孩儿的样子。

"我想给你看个东西，去那边角落把那个玩偶拿过来，我给你看看那是一个多么有趣的娃娃。"

史蒂文跑过去，带回来了那个有点儿像王子的玩偶。其实它是一只能变形的玩偶，可以是王子，也可以是青蛙。我想给史蒂文演示一下这个玩偶是如何从青蛙变成王子的，我想让他的父母也明白这一点。

"亲亲这个玩偶，我让你看看会发生什么。这是个非常有趣的玩偶，如果你亲了它"——我把王子的服饰拉到他的头上——"它就变成了别的东西。"

"是青蛙！"史蒂文非常兴奋。

这只会变成王子的青蛙隐喻着史蒂文从一个小男孩变成父母眼中的怪物，然后又变回小男孩的过程。这是为了改善史蒂文及其父母的认知而表演的一场默剧。

"在史蒂文身上发生了一些事情，让他相信他比你们俩都高，但事实并非如此。"汤姆身体前倾，霍妮也前所未有地似乎全神贯注在我们的谈话上。

"对你们来说，除了做父母之外，作为成年人的成长也非常重要。你们照顾孩子，却忽略了自己。你们说你们是狱卒，但我认为你们才是囚犯。"

"你会去参加女孩子们的聚会之夜，"我继续说，"但你们有过'配偶之夜'吗？"

汤姆摇头快速说道："没有。"

"你们认为你们的婚姻还能维持多久？"

霍妮耸耸肩说："我不知道。"她咬着下唇。

"如果你们不开始为对方花些时间，我可以向你们保证，你们的婚姻持续不了多久了。而你，霍妮，你还是会整天忙于这两个孩子，你也没有时间真正成长为一个成熟女人，因为你只会是一个妈妈。"

这时，瑞恩过来让我帮他玩那个青蛙变王子的玩偶，它在青蛙那里卡住了。

"你们要想办法让孩子回到他们自己的年纪。你们总认为这些小男孩儿身上有什么异乎寻常的力量，这太荒谬了，他们根本没有。"

"但是你也不能对他们的行为视而不见啊！"汤姆抗议道。

"我说的是你们两夫妻。"我重复道，"你们不需要和孩子打交道的技巧，你们需要的是相互取悦的能力。"

汤姆若有所思地说："我想我们已经忘记要怎么做了。"

"看来你们俩都成了孩子们的俘虏。"

说完我站起来和他们握手道别。

在这次会谈结束后，我和丹·法拉格特讨论了这个家庭以及后续的治疗方案。我们对这次治疗还比较满意，特别是当我知道这家人在一起的相处方式发生了一些变化时，我感到很高兴。我对和孩子们的工作特别满意，我喜欢他们，他们也喜欢我，我们还一起挑战了父母说他们"已经无药可救"的观念。但是我告诉丹·法拉格特，我还是担忧沃登夫妻在婚姻中存在的无力感，并建议他不要再把家庭治疗的重点放在孩子身上，而是应该单独与这对夫妻开始治疗。

在我与沃登一家进行治疗的四个月后，丹在电话中给我讲述了后续治疗的进度。汤姆不再回避霍妮和孩子们了，并且开始变得更像一个丈夫和父亲。他和霍妮有了更多的交流，他也接管了更多照看孩子们的工作，霍妮感到自己被取代了。

汤姆和孩子们相处得越多，他和霍妮面临的分歧就越多。他们会争论什么时候让孩子们上床睡觉，在家里要给孩子们分配多少力所能及的家务来锻炼。

随着他们对孩子们的争执越来越多，霍妮和汤姆开始为他们之间的关系争吵。他们争论去哪家餐馆，要不要和朋友出去玩，甚至对性生活也会发生争执，好像所有事情都会让他们争吵。治疗帮他们控制住了孩子们，让他们像一对夫妻那样靠得更近，同时也让他们真正走上了面对两人之间冲突的道路。

这样的生活持续了不到四个月,霍妮从家里搬了出来,离开了汤姆和孩子们,并开始讨论永久性分居事宜。

我也曾考虑过他们分居的可能性,但霍妮放弃了孩子们,这完全出乎我的意料。

我有些心烦意乱,我感觉是自己一手造成了这个令人不愉快的结局。也许我从一开始就该睁一只眼闭一只眼。我试图说服自己,分居也许对他俩都有好处。但我还是忍不住担心孩子们。丹已经开始对这对夫妻进行单独治疗,我提议让他们再来找我一次。

当他们进入我办公室时,沃登一家的彻底重构在他们四个人身上都呈现出非常明显的变化。两个男孩,史蒂文和瑞恩,依旧活泼,但在和我们一起度过的四十五分钟里,大部分时候,他们都自己坐在地板上玩。父母松开了捆绑他们的绳子,他们也并没有"撒野",也不再紧张。他们可以自由玩耍,而他们的父母可以自由交谈。

汤姆似乎不像我四个月前看到的那样阴郁、紧张。他的头发剪短了,黑框眼镜换成了浅色金属边眼镜,而且他好像不再那么担心孩子们在做什么了。但他并不是不在乎,看起来他是相信孩子们。

霍妮看上去比我印象中更光彩照人。她有一头闪着光泽的金色长发,她的表情自在,穿着深色宽松长裤和黑色高领毛衣。

沃登一家让我最惊讶的大概就是霍妮和汤姆之间并没有非常明显的敌意。通常,当夫妻分居时,他们会经历强烈的疏离感。我想知道为什么汤姆和霍妮没有这样。

霍妮先开口了,她似乎有点儿急于解释自己:"上次我们见到你的时候,你的话给我留下了很深刻的印象。我把所有事都做了——我明白，但是我不知道该怎么停止。你是对的，我不信任汤姆。我觉得他不愿意花更多的时间和孩子们在一起，我又担心如果我逼他，他会发脾气，拿孩子们出气。"

她的目光不再一直盯着男孩子们，即使他们很吵，她也没有分神。但是她也没有看汤姆，她只是有些苦恼地看着我。

"上次我们离开你这里之后，汤姆开始更多地帮助我，即使我什么都没说。但不幸的是，我们两个之间的问题变得更糟糕了，我们就是两个完全不同的人，我们关于管教孩子的想法大相径庭。我们也尝试了共度二人时光，但失败了。无论做什么，我们总是以争吵告终。"

汤姆一言不发地听着，没有表现出任何通常两人分手会有的那种痛苦万分的争辩，就好像他们已经离婚了。

霍妮继续说道："这么久以来，当状况不对的时候，我总是努力改变自己。如果他不想参与到孩子们的事情里，我就自己来做。若他想帮忙的时候，我就让他帮忙。但我还是没办法让局面好起来，我也没办法改变自己。"

于是她离开了。

汤姆的故事版本和霍妮的没有太大出入，主要的区别就是他对霍妮的离开耿耿于怀，他感到被遗弃、被拒绝。

但当他的谈话从即将破裂的婚姻转向男孩子们时，汤姆变得高兴起来。

"两个男孩儿都变得好多了。我比霍妮更严格一点，所以我不会像以前她习惯的那样去迁就他们。但我也记得你说过，我要给他们足够的时间让他们自己玩。"

他开始让史蒂文承担更多责任。之前，史蒂文的房间就像个有毒的垃圾场，被这个男孩子搞得乱七八糟。于是父母把床垫从弹簧床架上拉下来放到地板上，以免史蒂文蹦来蹦去，还拿走了所有贵重的东西，并表示："我们不管了，你爱干吗就干吗"。但是在霍妮离开家以后，汤姆把这一切都改变了。他重新把床组装好，又搬来一张旧桌子给史蒂文用，甚至还把电脑放进了史蒂文的房间。史蒂文的反应并不是大肆破坏，而是开始保持房间整洁了。

当汤姆告诉我这些后，我说："你怎么解释他这个变化呢？"

"我不知道，"他说，"也许他只是需要被信任。"大概这句话也是汤姆在为自己说的。

自从霍妮走后，父子之间的关系就越来越融洽了。夫妻之间隐藏的矛盾所制造的家庭不和谐，现在已经没有了。

汤姆对婚姻破裂表现得很冷静。

"这种事在所难免，"他说，"大家不再在乎彼此。"在说这些时，他的语气平静且没有悲伤，好像心里已经没有了希望。

事实上，我能感到汤姆对霍妮的离开有伤心也有困惑，愤怒和受伤先变成了怨怼，然后是痛苦，最后是绝望。他们都曾经努力想和对方沟通，但是失败了。现在他们想放弃了。

正如汤姆所说，这些事情在所难免，但是在汤姆和霍妮之间也发生了一些令人担忧的事情，让他们对彼此的伤害与愤怒又恢复到隐形状态。就像以前一样，这些未被察觉也未被解决的问题转而出现在为人父母的舞台上。在汤姆接管孩子时，他推开了霍妮，这间接地造成她抛弃了孩子。

我对汤姆说："你把对她离开的愤怒变成了一种力量，把她从孩子们身边推开，但是孩子们需要她。"

他沉默着。

"霍妮，"我说，"你仍然是孩子们的母亲，你爱他们，他们也爱你，你永远是他们的一部分，无论他说什么都改变不了这个。"

我觉得自己对这个结果负有责任，而这次治疗并没有让我的这种感受好过一点。

在这次让人难过的会谈里，没有发生破镜重圆，没有顿悟，也没有突破。没有了共同倾注在孩子们身上的注意力，这对夫妻不得不面对那些长期被隐藏起来的问题。我给予汤姆和霍妮的提醒之一就是，不管他们夫妻之间发生了什么，他们永远都会是两个孩子的父母。但即便如此，我还是错了。一年以后，霍妮和一个有两个孩子的男人在一起了，这个男人觉得史蒂文和瑞恩对他自己的孩子过于干扰，于是霍妮不再去见她的孩子了。事情就这样一步步发生了。

汤姆和霍妮的治疗说明了夫妻和父母身份之间的辩证关系。夫妻需要精心经营他们的婚姻，以便更好地履行父母的职责；相反，当婚姻濒临破裂时，他们必须保护自己的父母身份免受婚姻冲突的侵蚀。

爱，甚至同情，早在沃登一家来治疗之前就已经死亡了，但是痛苦的路径往往变化无常。霍妮和汤姆之间的怨怼在史蒂文和瑞恩身上那些不良行为里时隐时现。当史蒂文被医生诊断为"多动症"时，父母对他的关注维持了他的症状，并且掩盖了夫妻之间的问题。

对沃登一家的治疗是成功的还是失败的？我认为不能用这么两

极的定义来衡量他们的人生。

就个人而言,霍妮摆脱了与汤姆极不融洽的夫妻关系,可以期待她在新家庭里有机会成为一个更加充实的人;而汤姆和他的两个孩子组成的新家很明显也比以前更加幸福,家庭中的关系更加顺畅,孩子们的症状也大大缓解了。

然而,即使我们接受离婚可能是更好的选择,比夫妻二人继续让彼此和孩子陷入痛苦更好,但是母亲放弃孩子的做法还是让人不寒而栗。霍妮的离开是一场深刻而痛苦的巨大变动,她的缺席给孩子们的生活留下了一大块空白。我希望这不会是永久的。但是,即使父母一方与孩子断绝了联系,一个家庭也不会因为离婚而毁灭,只会改变形状。

不过,我对这段婚姻的破裂还是感到一丝遗憾,我知道我的工作不是"拯救"家庭,使夫妻不离婚,但是当涉及年幼的孩子时,在这个问题上,我还是倾向于保护家庭的完整。在和沃登一家的工作中我还有一些未尽事宜,如果可以的话,我会邀请两个家庭一起进行一个网络的团体咨询,努力帮助霍妮和她的孩子重新联系起来。我总希望有个大团圆的结局。

## 九　父亲的怒火

我想给你们讲个故事,关于一个男人揍了他的孩子——虽然这也不是他的本意——的故事。家庭暴力的报道总让人想起某种刻板印象:城市贫困人群、失业者、酗酒者、野蛮的男人……但事情也并非总是如此。

暴力是一种丑陋的权力形式。在面对它的时候，我们都会感到被威胁。具有暴力性的人常被视为强大且危险的。其实暴力有两种形式：为达到目的而使用暴力可以被称为"强制性暴力"；另一种形式的暴力，叫"恳求式暴力"，就像我们在菲利普和劳伦身上看到的，施害者认为自己是受害者。在虐待儿童或虐待配偶的家庭中，暴力往往表现得像是因为对方的挑衅才做出的无助反应。

在这些情况中，绝望和失控的攻击者"恳求"对方理解他的艰难困境，无论我们对这种歪曲事实的行为如何愤慨，给予这类施暴者的惩罚性措施都只会增加其"受害者"的感受，并可能引发其进一步的暴力。

法雷尔一家是来自佛蒙特州的普通中产阶级家庭。卡特·法雷尔四十出头，大学毕业后在费城干了几年缓刑监督官，然后回到家乡佛蒙特州，做了一名狩猎和垂钓向导。他每天带着那些身心俱疲、神经紧绷的城里人来到佛蒙特州的树林和溪流中，一天能赚二百美元。他从不厌倦自己的工作——但也不是什么人都能做好这份职业，只有最受欢迎的导游才能以此为生。卡特不够随和，不够和蔼可亲，这种态度可能会让那些来散心的游客在想找他聊天时望而却步。但是他在巴腾吉尔河和梅塔维河上飞钓的高超技巧，以及在秋天猎鹿、在春天找野火鸡的技能，让他受到了户外运动人士以及女性的热烈追捧。

当我见到这家人的时候，卡特已经退休了，在佛蒙特州鱼类和野生动物部门担任专员。卡特的妻子佩吉是一名小学教师，她的教学资历和优秀品性，让她成为其所在地区每次校长职位空缺时的不二人选，而她的回答总是一样的："我是一名教师，不是管理者。"所以，每隔五年，她就会避开很多人容易犯下的错误：放弃自己热爱的工作，去追求一个更华丽的头衔。

佩吉和卡特有三个孩子，十八岁的大女儿，十六岁的儿子，还有十一岁的小女儿。大女儿罗宾是十二年级的高中生，基斯上十年级，蒂比上六年级。他们都是好孩子，但这对夫妻和孩子们相处得不好。

法雷尔一家的治疗师凯特·肯尼迪介绍他们到我这里来会诊。他们在几个月前因为孩子管教问题来找她咨询，但随后就陷入了困境。凯特是我以前的学生，她觉得我给他们进行一次会诊能有所帮助，便说服法雷尔一家在周末来到了纽约。

法雷尔一家鱼贯而入，坐满了整个办公室。父亲身材高大，神情紧张，第一个进来却坐在离我最远的角落里。他身着蓝色长裤，红色马球衫，蓄着长长的胡子。接着进来的是他的妻子，一个身材娇小但迷人的圆脸女人，坐在丈夫旁边。她皮肤白皙，淡红色的短发，一件柔和的桃红色上衣衬托着她娴静的举止，与她丈夫身上浓烈的色彩形成鲜明对比。在她后面进来的是孩子们，他们挨着母亲坐成一排。两个大孩子坐在最边上，似乎在尽可能地离他们的父亲远一些。

我开始询问这对父母："你们和凯特·肯尼迪的咨询工作持续多久了——两个月，还是三个月？"

"我感觉应该有两个月了。"法雷尔太太说。她的声音很温和，但不是软弱，而是一种克制。她是一个漂亮的女人，温柔、娴静、节制。

"罗宾和基斯有点儿问题，"卡特解释道，他的声音比太太要更加有力量,"在学校和家里都有问题,相处的问题。"

他是一个瘦削但肌肉结实的男人,留着红棕色的头发。从侧面看,他尖尖的鼻子和严肃的神情让我想到了一只老鹰。

"我们在管教方面有问题。"他就自己看到的问题做了一下总结。

"你说的'我们'是指你们俩吗?"

"是的。"他点点头。

"要管教谁?这两个吗?"我指着十八岁的罗宾和十六岁的基斯问道。

"其实是他们全部,"他说,"但主要是这两个。不服从管教是主要问题——或者说是缺乏管教。"他是一个严厉的家伙,父权至上,非常信奉使用规矩和制度来养育孩子。他看了一眼妻子,叹了口气,说:"我们从来没有制订出一个非常有效的管束体制,都是就事论事随便处理一下就完了。"

这对夫妻友善但拘谨的态度,让我想尽快切入正题。"谁是家里的警长?"

卡特和佩吉面面相觑。大多数父母喜欢假装在家里彼此是权力共享的,其实根本不是。于是卡特说道:"我想应该是我。"

他的妻子没有反对,于是我问她:"你是副警长,还是辩护律师?"

她苦笑了一下,说:"我很可能是,嗯,一直是辩护律师。"她的丈夫在椅子上微微动了一下。她还是静静地坐着。

"你这个警长称职吗?"

"如果称职,我们就不会出现在这里了。"他微微耸耸肩说道。

"所以在这个家庭里,有一个无能的警长,和一个称职或者不称职的辩护律师？"

"很不幸，我想我应该是一个非常称职的辩护律师。"她说。

"哇，那你们有麻烦了。"我说，"这是能见到的最糟糕的安排了。"

两人冲彼此尴尬地笑了笑。

他们表现得礼貌又友好，但对和我的接触小心翼翼。我知道他们的问题很严重。凯特告诉我这家的爸爸会经常大发脾气，有时候还会使用暴力，但他们在这里表现得很淡定，很斯文，很节制。

我用上面那个古怪的"警长与辩护律师"的比喻来尝试打破这种状态，于是他们略微袒露了一点儿用之前那套话语难以言说的家庭关系。

接着我转向罗宾和基斯。罗宾像她妈妈一样娇小可爱，穿了一件蓝色衬衫，外面罩着牛仔夹克。她弟弟像父亲一样又高又瘦，有着母亲一样的红色头发，但他是中分长发。他身着一件旧旧的白色T恤，外面是一件深蓝色风衣。他有一双男人的大手，但看起来还是有些女性化，就像一些十几岁的青春期男孩子那样，看不出明显性别。

"妈妈是不是为了保护你们，一直在指责爸爸？"我问他们。

罗宾说："是的。"她弟弟也点点头。

"那意味着你们不必学习如何与爸爸相处——因为她在代劳。"

"嗯——"罗宾想说点儿什么。

她妈妈忽然插话进来："这正是我一直想告诉你们的，如果你们对爸爸有意见，与其来找我，不如直接和爸爸去谈。"

"我看好像就是这样，"我说，"刚刚妈妈就成了你们的翻译。"

罗宾点点头,她看上去比实际年龄要小,但反应迅速,观察敏锐。

"所以,她那样做对你们有帮助吗?"

"嗯,只是对付爸爸的时候才那样,"罗宾说,"但那是因为——"

"不,"我说,"她刚刚也对我这样做了。"

"哦。"罗宾回应道。

"我在和你说话,但她来向你解释我的话,是你听不懂我的口音吗?"

"不是,"她笑了,"我觉得你口音挺好的。"

"那你需要她的翻译吗?"

"不。"她说,仍然带着笑。

我也笑了,然后转向佩吉说:"妈妈,放松点。"

"抱歉。"她笑着说,好像并没有感到被冒犯。

我喜欢在治疗室里看到这样的场景,这是我第一次融入这个家庭的存在方式。妈妈插话的行为代表着我违反了他们的一条家规:我没有经过她就和孩子直接交流了。也许在有暴力男性存在的家庭里,陌生男子在被接纳之前必须先接受检查。如果母亲是看门人,那么父亲在哪里?

现在,我转向开始研究父亲的孤立,基于的假设是母亲的过度卷入和父亲的投入不足——卷入和脱离是一个相互强化的过程。当然,如果我的这个假设错了,他们也会用自己的行动纠正我。

"所以,"我回头对罗宾说,"妈妈很好地保护了你们。那你们究竟惹了什么麻烦?"

"嗯,爸爸和我处不来,有很多矛盾。"她说话有浓重的新英格兰口音，带着曾经认真思考过这个问题的笃定。"我和父亲根本没有任何交流，除了说些'请把盐递过来'之类的话。我们不能谈论任何严肃的话题，总会意见不合。"

"比如什么话题？"

"所有话题。"

"比如俄罗斯？美国？"

她冲我有点儿无奈地笑了笑，就是那种十几岁的孩子在大人们要他们做出解释的时候才会有的表情。"当然不是，我说的严肃话题指的是和我有关的事情，我的问题。比如学校作业、男朋友或其他什么。"

"你爸爸是哪种混蛋？"对这个非常礼貌的家庭，我用了一个粗鲁的词语。凯特描述的暴力形象和我看到的一家子都彬彬有礼之间的差异，让我感到非常好奇。

父亲身体前倾，仔细听着女儿会说些什么。他爱女儿，却不知该如何交流。

"混蛋？"她叹了口气，有些沉重。

"他是那种没有教养的人吗？"

"不，不是的，他就是真的很——孤僻。很久以来我就觉得他不喜欢和我们打交道。他不是坏人，也不知道怎么地，事情就变成这样子了。"

"他只是不太理解其他人？"

"也不是，我认为他可能是有点儿害怕和人接触——不是身体上的接触，而是……我感觉他给自己和周围人设了一个屏障。嗯，比如他们是陌生人，或者他就是对他们不感兴趣。"

"我明白了，"我说，"基斯，你怎么看？"

"哈？我不太明白你们在说什么。"基斯不像他姐姐那样善于表达。显然，他对这种关于情感和关系的话题有些不自在。于是我先抛出一个简单些的问题："你和你父亲有矛盾吗？"

当我和基斯说话时，卡特向后靠了靠，把胳膊肘靠在椅背上。

"呃，有的，因为我们两个是非常不一样的人。"基斯说，好像在讲一件令人遗憾但也无可避免的事情，"通常青少年和父亲都相处不好的。"

"也不尽然，"我说，"有些青少年和他们的父亲确实能相处融洽。你是说你和你父亲相处不好。"

基斯点点头。

"那你母亲呢？你和她相处得好吗？"

"嗯，好啊。"他回答道，好像这是个很奇怪的问题。

"为什么？我以为青少年和他们的母亲相处不好呢。"

"哦，不会，"他说，"我和她可以交流。"

"你能和你妈妈谈论女朋友的事吗？"

"当然可以，我可以和她聊任何事情。"

"为什么？我很惊讶。当我像你这么大的时候，我只和父亲谈论过这些事情。因为他是过来人，而我妈妈可从来没有当过青春期男生。"

我开始挑战这个母亲的中心地位，用一种易于理解甚至不言自明的方式。我的逻辑无懈可击，让这个挑战不易被察觉。

然后我转向基斯的母亲，说："那么你对年轻人的成长有什么高见?"

"我也没什么高见，"她平静地说，对我含沙射影的提问进行防御。"我只是让孩子们明白，他们可以告诉我他们的感受，我会倾听、关心，以及理解。"

很快，父亲就被认定为这个家庭的问题所在：他和孩子们无法交流，而他的妻子承担起了这个责任。我所提出的问题旨在了解这个父亲在家庭中的孤立地位，以及家人对他的气愤。但从情感上，我在保护这个父亲，这个在家庭中不占上风的人。这几乎是一种条件反射。当某个家庭成员被排斥的，我会本能地受其吸引，希望把他或者她带回家庭的圈子里。

"蒂比，"我转向这个十一岁的小女孩，"罗宾说她和爸爸有很多问题，基斯也说跟爸爸交流非常困难，你呢？"

在刚才的那几分钟里，她一直用胳膊支撑着自己向前探着身子，看向地面，心不在焉。听到我的问题，她突然抬起头，又惊又喜。

"嗯，我和他们两个交谈都没有任何困难。"她的口音比哥哥姐姐还要重。"但是我不怎么跟他说，"她指了指父亲说，"关于男朋友之类的事情，我觉得没必要跟他说。"她耸耸肩说道。

"那你和你妈妈说吗？"

"嗯嗯。"她回答道，表情似乎在说"为什么不呢？"

"卡特，你是怎么做到让蒂比跟你交谈的？看起来她是你的孩子中唯一一个认为你能理解她的人。你是怎么做到的？你们是怎么交流成功的？"

"因为当她还很小的时候，我意识到想要有一段良好的亲子关系，就必须从小开始培养。"他说得慢条斯理又字斟句酌，"所以，当她还是个婴儿的时候，我就花了很多时间和蒂比在一起。"

如果他知道如何向那两个大孩子发出爱的信号，如果他能让他们了解他是敞开心扉的，那么他们可能早就和他相处融洽了。可是他太骄傲或者太害羞，没有给孩子们任何他们能够识别的信号，所以他们走到了今天这个地步。

卡特的某些东西触动了我。他是一个有礼貌的人，谦逊、寡言，但渴望交流。他显然被自己与孩子们的关系所困扰，却表现得淡定、疏离、冷静、漠然。阿根廷探戈的主题之一就是，一个有男子气概的男人是不会哭泣的，即使哭也不会让别人看到。在佛蒙特州一定也有类似的主题。

"卡特，我随便猜一下，我感觉佩吉在你和孩子之间有些挑拨离间，有这回事吗？"

"确实如此……"他有些犹豫地说，"不过我不太清楚你指的是什么。她应该是一直在居中调解。我不认为她故意让孩子们远离我，也不是让我远离孩子。我想她可能认为最好由她来处理我和孩子之间的那些冲突。"

我有些惊讶他会为妻子辩护，但卡特是个可敬的人，他仍然信奉骑士精神。我有点儿担忧如果不把他解救出来，这个人会重蹈《比利·巴德》（*Billy Budd*）中主人公的覆辙。梅尔维尔在这部悲剧中讲述了一个正派人物被所谓原则蒙蔽了双眼，再加上结结巴巴、不善言辞带来的挫败感，最后变成了一个暴力人物的故事。

我微笑着说："他们都是你的孩子？"

"据我所知是的。"他笑着回答。

"不管怎样，你养大了他们三个？"

"嗯，我带大了蒂比，她带大了另外两个。"

"所以，他们都是她的孩子。"接着我转向罗宾，她看上去比较有悟性也非常真诚。"所以，你是在一个单亲家庭里？"

"不是,我们有爸爸。只不过我们和他的关系不像和妈妈那样亲密。"

"怎么会发展成这样,佩吉?"

"什么?"

"这是怎么发生的?你们有三个孩子,在我看来,抚养三个孩子是很不容易的,通常得需要父母双方通力合作。可怎么一个家长就把这两个孩子养大了?"

"嗯,这个问题不太好回答。"她缓慢而有节制地说道,就像一个专业人士,在帮助焦虑的我正确理解这个局面。"原因之一是,当我和卡特还很年轻,刚开始组建家庭的时候,我们对如何抚养孩子有着非常不一样的想法和感受。但我没有去解决我们之间的分歧,而是根据自己的决定来对待孩子们,做自己认为正确的事情。"

我感到有点儿困惑,因为我知道逻辑已经无法改变被这个家庭认定是真相的那个故事了。但接下来我天马行空的隐喻又救了我。

"你和卡特是什么时候离婚的?"

"我没听明白。"

"你和你丈夫是什么时候离婚的?"

这次她明白了我的意思,陷入了沉默。

我的这个问题就像一个吉卜赛算命师说的话,模棱两可,含糊其词,她可以用任何她想用的方式进行回应。她可以说:"我听不懂。"也可以说:"这是什么疯话。"

过了漫长的一分钟,她才轻轻地说道:"大约十年前。"

又是沉默。

卡特看向妻子,开口说道:"比那更久之前。"

他们两个默默地看着对方，然后佩吉垂下了眼帘。

"那么你又跟谁结婚了呢，佩吉？是孩子吗？"

她没有立刻回答，踌躇片刻，她才说："我不知道，我觉得我还是单身。"

这是一个奇怪的答案，也许只是她的幻想。事实上，她是一个很称职的母亲，非常关心自己的孩子们，但在内心深处，她感受到的却是寂寞、失落和不受重视。她很孤独。

"那么你呢，卡特？"

"你指的哪方面？"

"关于和佩吉的关系。"

"我听不懂你的问题。"他的声音略带有敌意。我越试探，他就越抗拒。也许他是害怕我会推着他去自己不想去的地方，或者他只是不想被逼迫。

法雷尔夫妻来这里是为了使他们的孩子接受治疗，但是现在，谈话进行了十五分钟，我们都深深陷入了这对夫妻之间的无力感之中。卡特做好了准备，打算探究自己对孩子们的不当管教、他失控的脾气、他的暴力，甚至他的孤独，但这一切是有限度的——一个男人不会给陌生人打开自己的卧室门让其细细查看的。

"嗯，问题很简单，十年前她和你离婚了，那么后来你怎么样了？你是什么时候决定不再花力气去改变佩吉，努力让她去理解你的？"

"这个问题是基于对当时关系的认识过于简单。"

"什么样的认识，告诉我。"

"我认为最基本的问题源于我是如何认知父亲在家庭中应该扮演的角色的。"他说得慢条斯理、从容不迫。"我一直觉得，等孩子们足够大的时候，我们——孩子们和我——就会开始一起做些事情，我会积极参与他们的活动。"

这是父亲们的常见想法，虽然他们大多不会这么坦诚地说出来。男人是供给者，女人是养育者。卡特认为，当孩子们长到举止得当、能够让他加入他们的活动时，他父亲的身份就开启了。

"你的意思是说，在孩子们小的时候，你把他们借给了佩吉，等孩子们大了，你就要接管了？"

"不，不能说是接管，而是参与进去。因为在这之前，我作为父亲的角色就是出门工作、支付账单——"

"然后让她为人父母？"

"是的，像抚育孩子、预约医生、夜里喂奶，甚至体罚，诸如此类的事情……"

"都是她的工作，"我说，然后我问佩吉："你接受这样的安排吗？"

她皱起眉头说："我想有一个阶段我是接受的。"

"所以，你们真的是单亲家庭——母亲照料一切。佩吉，你为什么接受这么奇怪的安排？"

"我不知道怎么做才是对的。"她有些动情地说。

"你是不知道怎么说'卡特，我需要你帮忙'这句话吗？"

她沉默不语。

"在这个家里，他有他的作用，你有你的作用，是吗？"

卡特点点头，但佩吉没有。她说："直到蒂比大约三四岁，我开始出来工作，才有了更多的作用。"

"你曾向卡特求助过吗？"

"有过。"她轻声说，并没有再细谈下去。她似乎不太想公开指责他，起码不是在此时此地。他们在这方面很相似。

"那么他会帮忙吗？"

"我们渐渐年纪大了，他开始变得愿意伸出援手了。"这个背书好像并不是很有说服力。

"你觉得孩子们需要他吗？"

"当然，绝对需要。"

"那么你会如何给你儿子留出点儿空间，让他能跟爸爸说上话？"

为人父母一直无法成为一项专业化的工作，原因之一就是一旦你掌握了一点儿门道，孩子们就紧跟着长大了一点儿，又给你弄出一系列新的麻烦。在卡特和佩吉婚姻的最初几年里，他们那种僵化的传统家庭版本还是行得通的。当孩子们长大以后，父亲试图参与进来，然而已经没有他的空间了。

"你们是不是很生对方的气？"

卡特说："没有。"

"你没有生她的气？"虽然难以置信，但目前为止我知道他说的是真的。因为他们的家规是：不要公开承认婚姻中的矛盾。

"没有。"他说。他的声音中透露出他在努力克制对我的愤怒。

"我知道你对孩子们有点儿生气。"

"是的。"他说，他的下巴明显绷紧了。

"你生谁的气？基斯？"

"有时是他，还有罗宾，也有蒂比。"

"凯特·肯尼迪告诉我，你打过基斯——或者说你揍过所有的孩子。"

"是，我打过他们。"

打孩子耳光是他认为可以接受的惩戒方式之一，他认为这并不是不可控的暴力，而是"指导性的"。他打他们是为了达到一个目的，但他也曾在失控的时候打过孩子们。他知道自己做错了，他恨我又旧事重提。

"你打基斯的时候，是不是只打了基斯一个人？"

当孩子的不当行为激怒了父母时，父亲或母亲真正的愤怒往往是针对其配偶的——尤其是当两个人在如何处理孩子的问题上发生冲突时。我的提问是为了拓宽这个问题的视野，探究卡特在孩子们受到佩吉庇护时的反应。

他似乎有点儿迷惑，我又重复了一遍这个问题："你是只打了基斯一个人吗？"

"是啊。"他迎着我的目光说。

"你确定你不是同时在打佩吉？"

"没有，我在打我自己。"卡特是一个聪明的人，内心骄傲，又容易有负罪感，被僵化的价值观所束缚。他认为自己有错，愿意补偿，他不打算指责佩吉，也不允许我这么做。

"好的，我明白了，但我不理解的是——"

"没有，我没有打佩吉。"

"当你打罗宾的时候，你是只打了她一个人，还是同时也在打佩吉？"

"没有，"他说，"我没有打佩吉。"

他明白我的意思，但是我想让其他人也明白。于是我问基斯："你理解我在问你父亲什么吗？"

"对妈妈造成了什么影响？"

"是的，我在问他是否对你妈妈感到生气，才打了你。因为他在处理你的问题时，也在处理和妈妈关系中的问题，因为你是妈妈的孩子。你怎么想？"

"嗯，"基斯说，"他们都是成年人，在我看来，他们对彼此生气的时候，是可以好好谈谈的。"

基斯的父母不会随时对彼此大喊大叫，所以他认为他们一定是可以讲道理的，这是他父母教给他的神话。一旦你了解了他们的这个家庭习惯，你就不必再有什么疑问了。但是鉴于父亲会控制不住自己的暴力行为，我必须得挑战一下这个家庭习惯。

"卡特，我知道你因为太生气离家出走了一阵子。你离开了几个星期？"

"不，"他说，"我离开家不是因为太生气。我离开的时候并没生气，我只是意识到自己根本不懂如何正确地管教孩子，非常挫败。这种情绪一失控，我就很容易揍他们。"

"你意识到的那种失控是对哪些事情的失控？"

"我印象最深的是，"卡特开始说，"和基斯发生了一次冲突。"翻自己的旧账，并不容易。

"和基斯？嗯，所以是你们三个人的事。"我抬手指了指基斯和他的父母。"聊聊这件事吧。"

对于像劳伦和菲利普那样的夫妻，由于他们的反应太不稳定，所以我不鼓励他们对抗，以免加剧他们的愤怒。但卡特和佩吉是不一样的，他们的愤怒一直被掩盖，等它浮出水面时就已经失控了。因此揭露导致暴力的冲突至关重要。

"首先，"佩吉说，"事情发生时我不在，我是后来被叫过来的。"似乎没有人想让那个可怕的时刻重现。

"好吧，"我说，努力让声音听起来放松一些，"也许你们三个可以把整个事件拼凑出来。"

"他说的是哪次冲突?"基斯好像并不确定。

他们之间还有多少次冲突?是孤立事件,还是彼此关联,就像一串香肠?

还是他母亲来回答:"就是那次,爸爸带着一些香烟上楼,说你吸烟成瘾了。"

没人打算先开口。

又是母亲慢慢说道:"当时,你和罗宾还有爸爸告诉我的经过是,他拿着一些香烟上楼,然后径直把烟戳到你的脸上,你吃了一惊,不知道发生了什么,也不知道他为什么生气。"

基斯想起来了。"哦,我就记得那天我和罗宾正在聊天——我们睡觉前会聊会儿天,然后爸爸就怒气冲冲地上了楼,攥着一把烟。我和罗宾面面相觑,莫名其妙,然后爸爸就把烟直接按在我的脸上,抓住我的脖子,把我推到墙上,还大吼大叫。我简直懵了,完全不明所以,不知道究竟发生了什么。他掐住我,搞得我快要喘不过气了。罗宾在旁边哭喊,然后我记得妈妈就来了。但我真的不知道那到底是怎么回事,太诡异了!"

在回忆这次被袭事件时,基斯既没有表现出愤怒,也没有恐惧,只有困惑。似乎在他眼里,父亲与其说是野蛮人,不如说是一个异类,这个人的想法和情绪完全不在家里其他人能够理解的范畴之内。

"继续说下去,我想看看你们是如何处理的。"

佩吉说:"当我上楼时,发现卡特把基斯堵在墙上,我开始拉他的胳膊,让他放手,他推开了我。我站在那里,要求他放开基斯,他松开了手。基斯回自己的房间。我问卡特发生了什么,他却什么都没说就下楼了。我是从罗宾那里才了解到事情的一些片段和细节,她当时在现场。"

"你跟妈妈说了什么?"

"嗯,爸爸上楼的时候,我正跟基斯在一起。他什么都没说,只是拿出来一把香烟按在基斯的脸上,然后就开始掐他的脖子,把他推到墙上。爸爸还说:'好啊,你现在什么都学会了,是不是?!你什么时候才能学会不从我这里偷东西!'基斯不停地说'我没拿',但是爸爸并没有停手。"

罗宾简单地讲了事情的过程,没有任何添油加醋,只是再现了当时的痛苦和屈辱。卡特听着女儿的讲述,眼神飘忽不定,但还是强迫自己看着家人。这是一个决心直面现实的骄傲男人。

罗宾继续说道:"我不记得是我下楼去找妈妈,还是我开始大声喊她,反正她上楼来了。我没敢接近爸爸,妈妈抓住了他的胳膊,想让他停下来,爸爸甩开胳膊想推开妈妈,但他还是松手了。基斯回他的房间,蒂比在自己的房间里哭,因为她听到了这一切。"

父亲打了儿子,撕裂了两个伤口:一个在父子之间,一个是夫妻之间。两个都未能痊愈。

事情发生后,卡特回到自己房间,收拾了一个行李箱,然后告诉妻子他要出差一个星期,就离开了家。当他一周后回来时,没人再谈论这件事。它就这样被埋起来了。

卡特的暴力行为吓坏了家里所有人,因此他需要立刻开始某种决绝的自我惩罚或赎罪行动——离开。他的离开是他所选择的赎罪行动,家里人理解并且也不敢说什么。

我看着卡特——一个不会屈服的好人。我觉得有必要帮他和他家人挑战一下他们关于这个家庭的某些价值观,它们潜藏在家庭关系的某个地下断层，随时可能再次爆发。到目前为止，我确信卡特绝对不会殴打佩吉，但他会伤害孩子们和他自己。

卡特看上去很高兴有机会解释自己的行为，能让别人理解他。

"事情是这样的，我在自己的衣柜里发现一条被打开过的香烟，有人拿走了其中一包，还用胶水想把烟盒粘起来，这样我就看不出来丢了一包。你还记得吧？以前你拿过我的香烟，所以我就以为这次还是你。除了偷拿香烟，让我真正生气的是你把我想得也太傻了，你觉得我会不知道一条香烟里会有多少包吗？这是让我最生气的地方，简直是对我智商的侮辱。"

卡特义愤填膺地控诉儿子把他当成傻瓜，让他怒不可遏。此时，他的妻子和女儿垂头听着，沉默不语。

卡特继续说道："当我拿着香烟上楼时，我想说什么来着，我不知道，不记得了，但是当我上楼之后看到你和罗宾在那里聊天，我气得说不出话来，都没法跟你解释我为什么要打你。"

有个非常关键的地方被人忽略了，我问罗宾："问一下你爸爸为什么变得那么生气？"

"看到我们聊天，你为什么那么生气？"

"你们两个聊天和我生气的原因无关，我生气是因为有人进入我的房间，从我衣柜里偷拿东西。"

"我想你们的父亲大概错了，"我说，"我认为他是在看到你们俩说话的时候才那么生气。"

"不是的，"卡特激动地说，"他们两个说话跟这件事绝对没有关系。"

我继续重复自己的观点："我还是觉得你爸爸错了。"

"她爸爸没错！"卡特瞪着我，我能感受到他的愤怒。

"卡特，"我坚定地说，"你只是一个父亲，但我是专家，以后你就会明白我在说什么。"

"也许吧。"他淡淡地说。

我在利用我的权威，仗势压人。我为卡特感到难过，我同情他的孤立无援、无能为力，但他的固执和原则感也让我感到挫败。

我转向基斯说道："为什么你不问问你父亲，他怎么变得这么不理智？"

"我以前对他撒过谎，所以一般到这种时候他就觉得我就是个骗子，我觉得我没什么可做的。"

"你认为他是对的？还是觉得他疯了。"

基斯笑着摇了摇头说："他没疯。"

"他没疯？那你为什么不能和他谈谈？"

"嗯，是这样，我真的无法和他讨论任何严肃的事，比如像这样的。"

"你是说他很无情？"

"不是，他不是无情，他只是……"这个男孩子看上去有些迷茫，要把父亲那种奇怪又固执的方式与已知的分类标准关联起来并不容易。

我在慢慢增加咨询过程中的情感强度，我不喜欢那种对危险和非理性行为时时进行保护的治疗逻辑，那实在乏善可陈。

"你呢，罗宾？你父亲的所作所为没有让你感到惊讶吗？"

"我从没想过他会打基斯。"

"你不能问他'发生什么事了，爸爸'？"

"没有，因为在接下来的几周里，我真的很讨厌他，甚至不想靠近他。"

"你也恨他吗,基斯?"

"我想是的。"

"你明白发生什么事了吗,佩吉?"

"不明白。"她说。话虽短,却很激动。

"你没有问问你丈夫吗?"

"问了,"她说,"我们后来谈了谈这件事,他告诉我他很生气。"

"那么你理解他为什么这么生气吗?"

"不,根本不理解。"

所以,一切仍旧被埋葬着。这件事,以及其中的愤怒、内疚、恐惧、憎恨和爱,所有的一切,都被隐藏起来了。我感受到了卡特的孤立。

我站起来,让卡特把他的椅子从家人身边搬过来放在我的旁边,他毫不犹豫地照做,然后坐下来。我看了看他和家人的距离,觉得还不够,于是我让他把椅子挪得更远一些,远离家人。

"这是要干吗?"他有些好奇,又有点儿警惕。

"这就是你——"我边说边站起来,把他的椅子挪到更远的地方,"这就是你的境遇。"

他看着我,然后又看看他的妻子和孩子们,那是一个孤独的局外人的目光。

我的语气变得温柔而意味深长:"你是一个被排斥在外的人。"我说出了他们现在都能看到的局面。

卡特和我谈了几分钟,就我们两个人。我知道我们俩的声音太轻,以至于家里其他人都得使劲儿听才能听到。"他们的圈子是个完美无缺的圆,"我说,"你却是个方形楔子,插不进去。"然后我提高声音让他的家人都能听到,"所以你变得不讲道理,因为在你和他们之间有一个隐形屏障。他们让你觉得他们是一个整体,而你被排斥在外。"

卡特·法雷尔认为自己是一个严谨的老派标准的践行者,但他没有看到,或者说没有充分体会到自己由此而来的刻板。他的妻子是一名心理学家,积极保护她的孩子免受父亲无能霸权的伤害。每个人都是真诚的,但也将彼此推向越来越极端的立场。

他们没有团聚在一起,而是渐行渐远。母亲和孩子亲密地抱在一起,把父亲留在外面痛苦地狂怒。当他怒气冲冲地上楼要和他儿子谈话时,却发现姐弟俩正热火朝天地愉快聊天,他瞬间被一种被拒绝和孤立的情绪淹没了。他感到自己被排斥在外,无法与自己的孩子交流,于是出现了暴力行为。

我请卡特回到家人身边,他把椅子又挪回原来的位置——挨着佩吉的椅子。

"为什么你不能挨着孩子们呢?"

"问题是,为什么我觉得我不能和我的孩子们亲近?"他跷起腿,向后靠在椅背上。

"是的。"我想给他机会能够重新融入他的家庭,但他不是一个好说话的人。

他把双臂抱在胸前说:"答案就是我缺少和他们的情感基础。在孩子们小的时候,我没有打好基础。"

"卡特,那就现在吧,现在开始吧!"

"好吧,我明白问题在哪里了,但就我个人而言,我现在和他们无法共处,是因为我觉得他们对我有敌意。"

"确实。"

"我主动做了很多尝试和努力,让他们知道我理解他们正在经历的麻烦,我也在经历那些麻烦。我理解他们。"

"那为什么你还是这么无助呢?"

他看了我一眼,目光中有受伤、愤怒,也有内疚。我从未意识到人类情感可以有如此复杂的本质。

但在内疚的背后,卡特也感到了被欺骗与误解的委屈。我要他抛开那些飞扬跋扈的虚张声势和引咎自责的忏悔,去面对他自己的无助。只有承认自己的需求和孤独,他才能成为一个完整的人,成为家庭中的一员。

我接着问罗宾——我在这个家庭中的"联合治疗师":"为什么你爸爸不能成为⋯⋯你的父亲?"

"嗯,我们已经过了很久没有他的生活——"

"没有他的生活?这不是真的,你们在以一种特殊的方式拥有他。"

"可是最近发生的事情太可怕了,我们很难再去接受他,谁知道这样的事还会不会再发生?"罗宾说话时,声音里透着她母亲那种职业性的耐心。

"嗯,这种事情还是会发生——如果他的家庭位置还是在那里的话,"我指着卡特之前坐在一圈人以外的那个地方,"如果他总是需要用力敲门才能进来的话。"

"佩吉,他是怎么变成一个被排斥的人的?为什么他只能用非理性的暴力方式才能做一个父亲?这是怎么回事?"

"我觉得就是因为他缺乏这方面的技能。其实他是很在乎孩子的,他也想和孩子好好相处。"

听上去还是卡特自己的问题——他没有能力，但我们得摆脱总是聚焦于解读卡特自身的性格缺陷这个方向，而要转而去理解他们关系中存在的各种悲剧性错误。

这会儿，佩吉转身对丈夫说："你还记得今天早晨的事吗？蒂比问你是否可以下午早点儿去接她，这样她就不用去上还没完成作业的那门课了。"

"呃……"他没有理解到这有什么问题。

"你说：'不行，蒂比，对不起，这个我帮不了你。'"

"噢。"

"你和蒂比的这个交流就非常好，因为你对她把事情讲得很清楚，并且你也向她表明了你在乎她的感受。"

"我说了什么能有这样的效果？"

"你说'对不起，我帮不了你'的时候，你在让她懂得她这样做是有问题的，并且你也关心她的感受，就是这样。这跟你和其他孩子，还有我，打交道的方式非常不一样。"

"就像昨晚，基斯说家里没有洗碗机用的清洁剂了，你就说了一些很刻薄的话。你说：'你想要清洁剂不代表着我们就有。'我觉得有些很细微的地方让孩子们感到你不在乎他们。"

佩吉像耐心的老师对迟钝的学生一样对卡特说了这番话，她没有阻止卡特和孩子们谈话，也没有把他排除在家庭之外，但她是卡特和孩子们接触时的翻译和法官。尽管如此，我仍然觉得佩吉是愿意接受改变的。现在是时候引入预备队力量了，我要从孩子们中间搬救兵了。

"基斯，你和妈妈换一下座位。"我说。基斯像他父亲一样，欣然从命。他直直地坐在那里，父亲就在他旁边，身体前倾，注视着我。

"卡特，之前一直是佩吉担任孩子和你之间的翻译官，可一旦她把这个位置让给你，孩子们就不知道要怎么跟你交谈，你也不知道要怎么跟他们说话。现在，试试和基斯说几句吧！"

"我不喜欢你穿的那些裤子。"卡特说。这一定是他忍了很久的想法，他似乎是打定主意要展示自己的不宽容。

"为什么不喜欢？"基斯问道。

"因为它们太破了。我认为你应该好好想想，不要总穿条破裤子在学校里晃来晃去。我不希望人们觉得我的孩子只能穿破衣服上学。"

基斯坐在那里听着这突如其来的批评，一语不发，但他的眼神已经飘向了别处，似乎在忍耐又一场毫无意义的谈话。

等父亲讲完，基斯说："所以你的意思是，当我穿破裤子的时候，会让你觉得丢脸？"就像大多数青少年一样，基斯在一公里之外都能闻到家长言不由衷、伪善的味道。

"是让我丢脸，但也让你丢脸。"

"如你所见，我很喜欢自己的样子，我也不在乎别人怎么评价我的穿着。"

"你就只能穿那条裤子吗？"

"当然不是，但它是我穿过的裤子里最棒的。"

"就那种裤子，还是你的裤子里最棒的？"

在六十年代，我儿子的长头发曾经让我快疯掉了，所以我完全理解卡特的感受。

"嗯，对啊！我是有很多体面的衣服，但我根本不喜欢穿着它们去学校。"

"所以你宁愿穿得破破烂烂，让人们对你指指点点，也不愿意穿上漂亮的长裤，因为这样就会让人们觉得你是个书呆子？"

基斯点点头。

这对父子的对话已经进行到彼此能够忍耐的边缘了。

"谈话到此结束，"卡特说，"我无法理解这一点。"

对卡特来说，他儿子的行为完全要用另一种语言来解释。让他理解这个男孩子"爱谁谁"的着装风格，就像要让他听懂希腊语一样。但我不想因为这次失败的互动就中止他们之间的交流，我想让他们意识到这个着装问题他们已经谈过了，而良好的沟通不是必须达成一致的意见。

"你看，这是一次非常好的两种文化之间的对话。你和你儿子看待事物的方式属于两种完全不同的文化。碰巧的是，在孩子们所处的这个疯狂文化中，破裤子很流行，正式的裤子过时了。我们是前浪了，理解不了。他要跟你解释这些就需要做点儿什么，而翻译就是佩吉，所以他们就去找她。与此同时，你仍然是那个方形楔子，插不进去这个圆。"

"基斯，现在你负责给爸爸解释一下你的行为，要让他能够听懂你，而且你需要帮他接受你穿破裤子这件事。"

我站起来走向基斯，问道："如果你把它撕得更大一些，露出膝盖，会不会更好？"

为了能够消解与一个死板父亲之间不必要的控制争斗，我开玩笑似的揭露出这种破烂着装风格的本质：青少年的一种装模作样而已，它并无害处。

罗宾"咯咯"笑了起来，她妈妈也笑了。基斯直直地坐在那里，把裤子扯得更破，真的露出了膝盖。看不出来他是否觉得尴尬，和他父亲一样，他们都有那种不顾一切"硬干"的勇气。

"就这样！"我说道，"就是这样！"

"卡特，你能理解这种审美吗？我是不能。这太疯狂了，但这就是孩子们的想法。你儿子是这种'外星人'文化的一员，认为露出膝盖美得很呢，天晓得这是怎么回事。"我耸耸肩。

"你能向你父亲解释一下这为什么是美的吗？"

"可以……"他开始说。

"请说。"他父亲说。

一个十五岁的孩子要如何向一位父亲解释青少年奇装异服的复杂审美？尤其这位父亲还过于刻板，无法容忍儿子想要做自己的需求。但是，基斯努力了。

"这有点儿像在表达你不需要非得证明什么，你要知道你自己不比其他人优越到哪里去。你会看到有些家伙总在吹嘘他们的乔达奇牛仔裤或者其他什么名牌衣服，但我和我的小圈子，我的'死党'，我们就是受不了这种人——见到穿得不如他们的人就排挤人家，热衷于炫耀自己的衣服有多贵之类的。"

"所以穿乔达奇牛仔裤的人不跟你们玩，是因为你们不穿乔达奇？"卡特问道。

这两个人竟然开始能相互理解了，真是神奇。首先，这个儿子能够说出许多青少年无法用语言表达的东西：成长意味着包容也意味着排斥。而此刻，同样令人惊讶的是，父亲向儿子展示出一种接受的态度。

"嗯。"基斯点点头。他还不太习惯与父亲的这种交流，感觉有点儿奇怪。

"卡特，你十五岁时和你的'死党'们都穿什么样衣服，来表达你们的归属感？"

沉默良久，卡特转身对他的儿子说："没有，我没有这样的小团体。"他的声音里流露出一丝悲伤。"我没有你那样的小圈子和'死党'，所以我体会不到你的感受。"不合群对他来说已经是老生常谈了。

"你没有一些小兄弟？"我问。

"没有。"他平静地回答。

"真遗憾，归属感很重要。你一直是独来独往吗？"

"是的。"他努力让自己的声音保持稳定。

"你有曾经组织过小团体吗？"

"可能十八岁的时候有过。"

"给基斯讲来听听。"

又是一段长时间的沉默。"我不记得具体事由了，那时候我十八岁，和你们杰瑞德叔叔、吉米叔叔，还有雷蒙德叔叔经常在一起到处晃荡。我们志同道合，都喜欢搞恶作剧，对社会、长辈和各种制度怀有同样的叛逆。我们就是意气相投。"

当卡特谈到这段与伙伴的成长历史时，佩吉的倾听带着显而易见的同情。

我转向基斯："所以那就是他的破裤子。"

基斯若有所思地点点头。

对卡特来说，意识到他的孩子在某些方面与他相似也是一种启发：他和基斯对从众和制度有着相同的反抗。

我转向卡特说："基斯方才给你的解释，非常清楚，但他好像从不做这样的尝试。他们总是去找你，"我转向佩吉，"佩吉，而且你也接受了这一切，结果把自己变成了一个单亲妈妈。"

我努力想把焦点从卡特的非理性行为转移到一个双方都有责任的问题上,但这样让佩吉感到被指责,于是她奋起反击:"我真的没有接受这一切,我尽我所能地去解决问题。"

"但是,"我说,"他觉得他被排斥在外,他一直在外面。"

"那是因为他选择了这样。"

"不,这是一个共同作用的结果。佩吉,这个局面不是他一个人造成的。你们都参与其中。罗宾,你把你爸爸排斥在外。基斯,你把你爸爸排斥在外。蒂比,我还不是特别了解你,你和他交谈吗?还是你也认为他太'方'了?"

"我不太懂你说的'方'是什么?"

"呃,就是说我搞不清状况。"卡特自告奋勇地给蒂比解释道。对蒂比,他觉得没有必要防御。

"蒂比,你觉得你能教教他吗?"

我在挑战他们日常互动中的"正确方式"。在这个有着僵化等级序列的家庭里,我派出最小的孩子来负责她父亲的教育问题。

"就我自己?"

"对,你自己。还有谁是能够帮你的?"

"基斯。"她说,看向她哥哥。

"你们两个?那你跟基斯聊聊。我想你会是一个好老师,因为我觉得你很有毅力。也许你们两个可以想出一些好办法帮你们的父亲拿到八十分。你们也看到了,他现在卡在五十分,还不及格。"

蒂比说道:"我不知道要怎么帮他。"她转向哥哥,一本正经地问道:"你知道有什么好方法能让他变得时尚一点吗?"

基斯咧嘴一笑。"那可是太难了,"他说,"但我们也许可以偶尔提醒一下他现在流行什么。"

"但是这样……"蒂比有些苦恼,她指着基斯的破裤子说,"这样子的话,就像你告诉他这样穿很酷,他知道你在说什么,可是他并不能真的理解这究竟有多酷,为什么这样穿会酷。"就蒂比而言,她的父亲属于另一个物种,这个物种叫"成年人",她和他们是不可能真正拥有共同体验的。

"所以,你的意思是如果说有破洞的衬衫很酷,那么他最好就去买一件网眼衬衫,你是这个意思吗?"

"不!我说的是为什么他要去买一件网眼衬衫。他又不会和穿破洞衬衣破洞裤子的人混在一起。这种衣服对我们来说很酷,那是因为我们接受它,就像我们学校那个挑染金发的姑娘,她看起来就很蠢,因为没人那么做。但是如果除了你,其他人都把头发挑染成金色了,那么你可能也就接受了。所以如果爸爸和所有穿破洞裤子的人混在一起,那么最终可能他就会买条裤子,把它们搞出些破洞的。"

蒂比年纪还小,可以开诚布公地谈论顺应潮流的需要。某天,也许她会问出类似"生命的意义是什么"之类的,但现在她只想知道可不可以这样穿。

"我想让你们这些年轻人帮爸爸理解八十年代[①]的人,但你们需要学会如何在维护他权威的同时,教他理解这些东西。对他来说,做权威很重要。你们能做到吗?这个小把戏可是有点儿难。"

基斯点点头。他愿意。

"蒂比,你呢?你觉得自己能教会爸爸吗?"

蒂比咧嘴一笑,点点头。年幼而不谙世事的天真让她想带着爸

---

[①] 本案例发生的时代。——译者注

爸跟上时代。我很感动，卡特也笑了。

接着基斯说道："嗯，妈妈和我们在一起就是这样的，我们可以畅所欲言。"

"是的，我知道，"我说，"但那也关上了对父亲的大门。"

我又对罗宾说，"你父亲成长阶段所接受的是和你们完全不同的权威和尊重观念，这个你可以理解吗？"

"有什么不同？好吧，我可以理解。"

"但是你没有理解。"

"不是的，我当时没有意识到他被如此冷落，而这也是我们的错误。"

"这很容易看出来，从你们一走进房间坐下以后我就看出来了。你们三个孩子坐在妈妈旁边，和爸爸能离多远就多远。妈妈坐在你们和他之间，就像一道保护屏，显而易见。"

"我觉得这是他自己愿意这么做的。"罗宾的说法，回应了母亲刚刚表达的观点。

"他别无选择。"我说。当然，我这样说也不完全正确，但是我想让孩子们看到他们在其中扮演的角色。他们现在已经看到父亲的角色了。

"我想他很痛苦，"佩吉说，"如果你们不和父亲说话，他就会变得沮丧愤怒。这些你们难道看不出来吗？"

罗宾点点头，眼里充满了泪水。

直到这时，我才瞥了一眼时钟，发现已经过去将近三个小时了。"我们现在要结束了，四点了。"

法雷尔夫妻似乎也有点儿吃惊。在三个小时中，我们一直沉浸在这个家庭的痛苦之中，现在是时候停下来了。他们得回到佛蒙特州。卡特和佩吉要回去工作，孩子们也得回到学校。咨询要结束了，但我不想让这个好势头停止。

"我想给你们三个孩子一个任务，看看你们能否集思广益，想出一个计划帮助你们父亲好好与你们沟通。我对这个计划无能为力，因为我不太了解你们的父亲，但是我明白他感到孤独。他从小就是个独来独往的人，而在你们家里，他仍是一个孤独的人。你们能想出办法来帮帮他吗？能做到吗？"

他们三个都点了点头，蒂比最用力。

卡特和佩吉在如何养育孩子的理念上有着截然不同的想法，他们没有找到什么办法让意见一致起来，反而把彼此推得越来越远。当佩吉看到卡特在每件小事上对孩子吹毛求疵时，就会很自然地保护孩子。当她这么做时，卡特当然就会觉得不满。于是一种循环模式启动了，母亲和孩子越来越亲密，父亲则与他们越来越疏远。

在某些家庭中，父母之间这种两极分化的模式会导致许多争吵，但是卡特和佩吉不是这样的。他们把一切都藏在心里，结果怨怼积累变成了愤恨。他们的"离婚"是一种情感上的分离，并不会出现在社会统计数据中。

卡特的倔强与固执掩盖了他惧怕、鄙视软弱的个性。他否认自己的孤独和犹疑，批评孩子们的行为违反了他严苛的道德标准。佩吉不赞同他的观点，但她又不能或不愿直接挑战他。

这种价值体系没有灵活性，也几乎没有什么成长空间。随着时间推移，家庭结构发生了具有破坏性的变化。"好妈妈"佩吉成了"全职教师"，是家庭中所有鼓励和理解的源泉。站在一旁的卡特无法撼动佩吉的优势，眼睁睁看着自己日渐沦为一个旁观者，既不是父亲，也不是丈夫。

法雷尔一家勾勒出一幅传统家庭的漫画：女人筑巢，男人打猎。"等孩子们都长大了，"卡特和佩吉想着，"就会有机会让卡特参与进来了。"与此同时，佩吉的母亲角色已经将她的妻子角色挤压得毫无生存空间。"我仍然是单身。"她否认了自己在家庭中的角色。事实上，母亲这个角色已经将她完全吞没了。

在法雷尔家爆发的那次暴力事件是混乱与失落共同作用的产物。不畅的沟通渠道阻碍了情绪的表达，打开这些渠道就可以释放压力，让这种暴力事件不会再次发生。

卡特需要否认和转移他的愤怒，这使得全家人都成了他怨愤的牺牲品。随着沟通渠道的重新开放，卡特朝他的妻子和孩子们靠近，并开始被他们接受。佩吉也从他和孩子们之间走开，走向卡特。孩子们做的事情往往也超出了父母的预期，他们已经大半接受了父亲。

# 第四章　再婚

在家庭生活中，几乎没有哪种形式比再婚家庭更麻烦的了。随着继父母的加入，家庭中形成了新的三角关系。起初彼此也都是充满善意的，但现实慢慢会变得一地鸡毛。也许再婚家庭最大的错误就是试图重现传统的核心家庭的样貌。他们急于治愈旧伤、建立新秩序，有时会仓促行事，而此刻需要的往往是耐心和时间。

夫妻关系处于平衡状态的时候，养育孩子的效果最好，但是"平衡"并不意味着"平等"。对于继父母来说，明智的做法是在养育孩子的过程中让亲生父母占据主导地位。因为继父母进入的是一个已经建立起规则的家庭，所以最好的方式通常是由亲生父母来执行这些规则。亲生父母是唯一在道德方面有权力对子女进行约束的人。继父或者继母应该从协助亲生父母开始，给自己多一些时间来适应未来的合作关系。

再婚家庭中最难扮演的可能就是继母角色。有监护权的父亲通常会很快将照顾孩子的责任移交给他们的新婚妻子——毕竟都是妈妈在带孩子。

再婚家庭会重新体验新建家庭所要经历的适应彼此边界的过程，但有一个显著的不同之处：在他们各自第一次建立家庭的过程中，父母和孩子打交道之前通常有足够的时间与配偶培养关系，而再婚家庭可没有这么多时间。

## 十　再入围城

有些人会被离婚带来的创伤彻底击垮，退而追求平静的生活；另一些人会开始新恋情，希望在第二次的婚姻中找到幸福。但不幸的是，如果还牵涉到之前婚姻中的孩子，那么这个"第二次"在某个角度来说也是第一次。不管新伴侣是来自丧偶家庭还是离异家庭，继父母的三角关系通常很难成功。

三角关系？当两个在上段婚姻中受到伤害的人，幸运地走到一起，渴望再次寻找爱情的时候，谁会考虑这个三角关系呢？我们自然而然最先想到的是这对夫妻，或者两个小家庭的结合。每个家庭正好缺少了一个角色，再婚当然意味着两个不完整的家庭重新圆满起来，但事实上这里面的含义远不止于此。

再婚家庭充满了各种可能性——竞争和冲突、嫉妒和怨恨，以及爱的重生。继父母与继子女之间、继兄弟姐妹之间都存在着令人悲伤的争斗，人们对此已经司空见惯。任何一种新关系让彼此满意的同时，也存在着阴暗面。

但家庭成员其实比我们所了解的具有更丰富的资源，再婚家庭尤其如此。要想将这些丰富的资源转化为优势，人们需要尊重每一个新关系的完整性。想成为"一个幸福的大家庭"，这个愿望是美好的，但大多数幸福家庭是由许多具体关系构成的，不同的关系组合需要单独相处的时间来建立信心、争吵、和好、共同解决麻烦、完成活动、一起玩耍等。

继父母需要尊重亲生父母和孩子之前已经形成的忠诚关系，否则可能会铸成大错。这是许多再婚家庭失败的直接原因。作为一名治疗师，我的工作就是帮助他们尽量避免这样的错误，以及探索在错误发生后如何去解决。这些年来，我也越来越意识到，要充分利用家庭生活中比较积极的那些可能性——再婚家庭的生活可能很困难，但也可能很美好。

大多数家庭在事态失控之前都不会想到要去寻找心理医生，但是罗恩和玛西不一样。他们很早就要求对他们迈入第二次婚姻这件事进行咨询。

"我是听一个朋友的建议给您打电话的，"罗恩解释道，"她知道您会在洛杉矶逗留几日。我们目前还没有什么严重的问题，但我们很希望新家庭能有一个良好的开端。"他说。我被这个未雨绸缪的要求所吸引，同意见见他们。

我是带着东海岸人民对洛杉矶的偏见来到西海岸这座城市的，觉得它总是日新月异。同时，我也见到了我期待见到的这对现代洛杉矶夫妻，罗恩和玛西。罗恩是一名音乐家，有自己的工作室，他在录制作品的间隙会在俱乐部演出。玛西曾是一名大有前途的女演员，现在是一家大型航空航天技术公司的秘书。

玛西坐了下来，她五岁的小女儿海蒂在她旁边，靠着墙坐在我左边。罗恩和他十二岁的女儿丹尼斯挨着相邻的另一侧墙坐下。这种座位的安排反映了两个小家庭通过父母以一种互不干涉的形态联结起来。

四个人看上去年轻、清新、放松。罗恩有一头浓密的黑发，穿着圆领毛衣，高帮黑色运动鞋，让我想起了曾去听过其演唱会的歌手保罗·西蒙。罗恩的女儿丹尼斯留着齐肩金发，穿着一条短百褶裙，像个小女孩儿，但脸上有种早熟的漫不经心。这让她看上去更像是她父亲的一个朋友，而不是十二岁的女儿。玛西圆脸，很漂亮,有着蜜色的卷曲短发,穿牛仔裤配黑色T恤,在外面罩了一件米色夹克,还穿着与夹克相配的高跟鞋。她的小女儿海蒂穿了一件粉白相间的裙子,看起来更像个小洋娃娃,她安静而有礼貌,给我的印象是四个人中最害羞的。

罗恩上来就说,他和玛西都刚刚走出各自不幸的婚姻,组成了新的家庭,他们希望能够让彼此和女儿们都过上更好的生活。我问他和玛西结婚多久了,他笑着说:"刚满六周。"新婚六周就来进行家庭咨询,我觉得这种事情也就只能发生在洛杉矶了。

罗恩和玛西刚刚进入这段婚姻,在遇到真正棘手的问题之前,他们就决定去找治疗师,这似乎也符合以追求健康而闻名的洛杉矶生活方式。也许是阳光明媚的气候,诱发了一种对完美关系的憧憬。尽管如此,罗恩和玛西所面临的形势依然很严峻,预防性家庭治疗看起来似乎是洛杉矶生活的某种套路,但事实上它是有意义的。

当我问及第一段婚姻时,罗恩显得有点儿不耐烦或是不自在,我不太确定。我所了解的洛杉矶人只放眼未来,而不是过去。但就罗恩而言,他的反应与其说是对未来的盲目乐观,不如说是对过往,尤其是对痛苦过往的坚决回避。我仍然对他施以压力,因为我需要知道这两个人各自带着什么样的情感包袱。

罗恩很早就结婚了。他的前妻在他工作的一个俱乐部唱歌,在他们有了丹尼斯之后,她转而去了一家人才中介公司做兼职,但带着在俱乐部养成的酗酒习惯。罗恩每次想和她谈谈喝酒的事,她都不愿听。她对放弃自己的歌唱事业很不高兴,一直因此而责备罗恩。"生孩子究竟是谁的主意?"有天晚上,在喝了三四杯葡萄酒之后,她这样说道。似乎只有当她小酌一两杯时,他们才有交流的机会。她不喝酒的时候总是紧张易怒,在喝了两三杯后,她的脾气会变得更加糟糕,经常破口大骂。这些年,他们之间一直好好坏坏。对此罗恩只有一句话:"真的很不容易。"九年后,他们分手了。丹尼斯和她母亲住在一起,但她母亲酗酒问题越来越严重。罗恩提出起诉,赢得了孩子的监护权。

玛西也是在很年轻时就结婚了,然而她的婚姻只维持了三年。"我们以为彼此相爱,但事实上我们从未真正了解对方。我为这段关系做过很多努力,但他毫不在意,我们之间没救了。"

玛西和她做演员的前夫在热恋时步入婚姻,幻想他们的感情会超越彼此之间的分歧。但最终他们发现,如果想戳穿理想主义的浪漫泡沫,那么没有什么比进入婚姻更有效的方法了。

离婚的人不一定都患有某种性格缺陷或者神经衰弱,他们也不是在任何事情上都是"失败者",这个毋庸置疑。离婚只是修正错误并让停滞的生活重回正轨的勇敢一步。作为治疗师,我们对离婚很熟悉,但普通人会认为这是家庭的终结。这种理解显然比较狭隘。离婚只是家庭生命周期中的一个阶段,这个阶段需要家庭改变某些形态。离婚不是结局,只是一个过渡阶段。

对于罗恩和玛西来说,与前任分手是一种失去,也是一种解放,当然还有更多的是困惑。有些刚离婚的人会需要独处来疗愈伤口,而罗恩几乎立刻就开始约会,在经过几段关系之后,他遇到了玛西。他从上一段婚姻中得以解脱,获得自由,但是他觉得孤身一人实在太痛苦了,爱情是治疗情感创伤的一剂良药。

第二次面对真爱,玛西变得更加谨慎。她刚离婚时不想见任何人。虽然那段婚姻最后已经被证明就是一场人生错误,但是她想不通为什么结束一场错误会让她如此崩溃。或许令她伤痛的是她对自己和"家庭"幻想的破灭，而不是那段实际的关系。

两个女儿听着这些之前早已熟悉的故事，仿佛在听上个世纪的事情。父母将她们保护得很好，使她们尽量免受父母所经历的那些创伤影响。

"那么海蒂，"我说，"现在你拥有了一个姐姐和一个爸爸！"

"两个。"她小声说。

"两个爸爸。"我说。她笑了。

罗恩和玛西也许以为他们只是将两个家庭合并成一个，但实际情况也许要比这复杂得多。再婚家庭的形成其实并不是两个家庭的简单"联结"，它不是某种合并，也不是对个体性的削弱。新家庭是一个复杂的混合体，由多对组合构成，每对组合都有其各自的形态，都需要自己的边界，以便姐妹、配偶和继父母与子女之间的配对能够在家庭中真正运行起来。在接下来的一个小时里，我将开始探索这些组合。

我先从海蒂开始。因为她年纪最小，我可以更轻松地和她谈论重组家庭这种严肃的事。

"突然有了个大姐姐，感觉怎么样？她霸道吗？"海蒂礼貌地摇摇头。

"她不霸道？"

这次海蒂笑了，重重地点点头说："是的，她霸道。"她开玩笑似地指着丹尼斯说："她总是告诉我应该做什么。"

"可我的话都很有用。"丹尼斯带着同样的顽皮说道。

"姐姐都是这样的，"我说，"她们认为自己无所不知。有个大姐，你感觉自在吗？"

"嗯……不。"

她们是姐妹，又不是姐妹；可能是朋友，也可能是对手。但目前看来，两个人之间的相处还比较有趣。

"你妈妈现在比以前更忙了吗？"

"是的。我唯一不高兴的是她不再关注我了，她把所有的注意力都给了罗恩！"

罗恩和玛西都笑了，有点儿尴尬。玛西说道："你这个调皮鬼。"她的声音低沉干净，语气却充满着温暖与体贴。

"你要不要踢妈妈一脚，然后说'别总关注他'？"我问道。

海蒂被这个想法逗乐了，笑着说："才不要呢！"

海蒂的可爱很有感染力，我也忍不住变得孩子气，说："你可以踢她的小腿，然后说'嗨，我在这儿呢！'。你这样做过吗？"

她摇摇头。

"试试看，有时候这很管用呢！或者试试踩她的脚。"

这次大家都笑了。

"或者你也可以踢踢罗恩。"

"才不呢！我要踢我妈妈。"

"我来踢罗恩。"丹尼斯捅了捅爸爸的肩膀，甜甜地说。

这两个女孩都自然而然地表现出会优先选择各自父母。新伙伴是友善的，但仍然是入侵者。新家庭中的每个孩子都会失去一点儿她与自己父母之间的专属感，但如果她们同时能够与新姐妹和继父母之间建立起紧密的连接，那么对这种专属感的放手就会稍微容易一点儿。

"丹尼斯，让我来做点儿什么。你和海蒂换一下座位。"

她们之前一直和各自的父母坐在一起，父母庇护着自己的孩子。现在，我想探索一下改变的可能性和难度。

丹尼斯站起来，坐在玛西旁边，海蒂坐在罗恩旁边。

"你知道我为什么这么做吗，丹尼斯？这样的话海蒂就可以踢罗恩了；你呢，可以用你对爸爸的那种表情，试试对玛西会怎么样。你的眼神非常有魅力，对罗恩很管用。"

"不是的，管用的是这个。"她说着，冲罗恩做了个小女孩式的挑逗表情。

"对我妈妈要这样！"海蒂尖声叫着，然后交叉着双臂，夸张地撅起下唇。

所有人都笑了起来。

"在罗恩身上试试。"我说。

海蒂对着罗恩如法炮制了一番，但罗恩并没像玛西那样有所反应。海蒂最后总结说："这只对我妈妈有效。"

"玛西，丹尼斯有没有对你施展一下她的魅力？"

"没有，她的魅力只留给她爸爸了。"

女孩子们意识到她们的小把戏只对自己的父母有效。

与我的大多数案例不同，罗恩和玛西并没有遇到严重的问题，他们只是想确保事态能够一切顺利。正如罗恩所说的，他们已经有了一个好的开始。和大多数案例的家庭工作时，我都是一个既有模式的挑战者或者破坏者，而对这种处于转变阶段的家庭，他们正在创造新的相处模式，那么我的工作就更像一个港口的领航员，引导进港的船只绕过那些我所熟悉的障碍。我的工作不是挑战，而是支持和引导。

"是的，这对你们两个来说是个大挑战。现在来看，在你们的第一次婚姻里，学习和孩子相处要容易得多，因为在孩子们降生之前，你和配偶有时间去处理彼此的问题。当孩子们来临的时候，你们已经是一个强大的整体了，而且小婴儿不会像现在这两个小家伙一样找你们的麻烦。"

"那就分而治之！"罗恩打趣道。大家都笑了。

海蒂顽皮地踢了罗恩一脚。

"罗恩，我想如果你让海蒂继续坐在那把椅子上，她会和你慢慢地建立起关系的。"他笑了。

"嗯，腿很痛的关系。"丹尼斯开了个玩笑。

海蒂对大家的关注感到很开心，开始更用力地踢罗恩。

"也许罗恩会找到保护自己的方法，"我说，"但我认为他在你面前可能无法保护自己，丹尼斯，因为你的手段不露声色。你们在一起共同生活了两年？"

"是的。"丹尼斯回答。

"过得怎么样？"

这次是罗恩回答道："嗯，非常忙。因为我都在晚上工作，而且不幸的是她和我一起经历了期间我的两段感情关系——其中有人以为她们喜欢孩子，但置身其中时，才发现自己并没有那么想要孩子。这样的情况我们一起经历了两次。"

"太可怕了。"丹尼斯插了一句。

"是场悲剧。"罗恩用戏剧腔说。

"非常悲剧。"丹尼斯同意，两人很有默契。

"你爸爸说'我们'一起经历了两次非常艰难的关系。你是怎么参与进去的？"

"嗯，我当然要和他在一起呀，所以当他们约会的时候，我也跟着咯。那些女朋友会对我说：'哦，我亲爱的小宝贝儿！'我就随便敷衍一下：'嗯嗯，是的，好。'"

## 第四章 再婚

"这样的情况持续了多久？"

"阿莱格拉应该是有几年的时间。"丹尼斯说。

"嗯，阿莱格拉跟我在一起大概一年半——"

"还有坎迪斯。"丹尼斯补充，提醒父亲不要忘了。

"和阿莱格拉在一起的最后半年，丹尼斯跟我们在一起。坎迪斯——我们在一起大概两个星期。"他笑了。

"不，是一个月零两个星期。""场上记分员"更正道。此刻她已经停止了施展魅力，认真地提醒父亲，他曾经让她都经历了什么。在她看来，在父亲的各种关系中，她始终具有第一位的优先权。

即使以今天的标准来看，这两个女孩子似乎也过于早熟，但这可能更多的是因为她们父母非常依赖她们的陪伴，而不是由于她们都有着洛杉矶范儿的伶牙俐齿。

"玛西，你要小心。"我说。

"确实要小心。"玛西笑着说。

"她会搅局的。"

"嗯嗯，她在努力呢。"

这一切用的都是戏谑的口吻。孩子们以为这是在开玩笑，但她们的父母和我都明白，这并不是玩笑。

离婚家庭的孩子会有很多可怕的想法。他们已经看过自己的父母不再相爱，被遗弃的可能性使他们感到恐惧，所以与新家庭成员的竞争就是一件要严阵以待的事情。

"丹尼斯，你认为你会赢了玛西吗？"

"非——常会。"

"你觉得你会把我赶走吗？"玛西问道。

"不，我不想那么做。我只需要找出你的弱点，然后……"她笑了，瞥了一眼罗恩，看自己是否越界了。"但我只会在生气的时候才这么做的。"

"好吧，让我们来另一种组合吧！"我说，"丹尼斯，和你爸爸换一下座位。"

这两个女孩本来一直坐在父母中间，现在，当丹尼斯移到海蒂旁边时，她的父亲就坐到了玛西旁边。她假装惊恐地喊道："哦，不！"

罗恩坐在玛西旁边，说道："有趣的想法。"

"那么罗恩和玛西，你们计划如何处理这些复杂的关系呢？"

罗恩说："我们花了很长时间讨论要如何把我们团结成一个整体。"

"在你们结婚前？"

"不，结婚之后。"

玛西说道："我们想当然地以为，你有一个孩子，我有一个孩子，这不是什么难事儿。我们都很爱孩子，会有什么问题呢？"她耸耸肩，揶揄自己天真的乐观精神。

当他们约会时，罗恩和玛西尊重彼此对孩子的爱。洛杉矶特有的乐观主义，让他们毫不怀疑自己有能力勇敢地组建一个新家庭。但他们最终发现，貌似无辜的孩子们可能会以一副天真无邪的模样，破坏那些必要的妥协。她们抗拒改变自己与亲生父母已经建立的相处模式，竭尽所能地回避她们的继父母。

罗恩说："事实上，我们正在相互试探彼此的态度。"他转向丹尼斯，显然是在寻求她的认可，也是在告诉她事情的真相。"我们正在建立一些规则，来维持家庭秩序。"

"罗恩，如果可以的话，说话的时候看着玛西，让孩子们自己玩会儿。"接着我让姑娘们挪到沙发那边坐下，我起身坐在她们和父母之间，就像两代人之间的一个屏障。

罗恩继续说道："我们正在构建某种规则、方式、标准，学习了解彼此，了解我们的优缺点。我们相信，自我实现和自我表达完全可以与合作和相互理解共存。"他看着我，目光里期待获得赞许："听上去怎么样？"

"听起来像一本书的某个章节。"我们都笑了。

"我们每天都在写这本书，"他说。

"通俗一点儿告诉我。"我对玛西说。

"嗯，"她说，"当有状况发生时，我们会试着一起讨论要如何应对这种局面。嗯，这就是我们的目标。"

"举个例子具体说说。"我说。

罗恩回答："好吧，比如当孩子们不想打扫她们的房间时……"

"对，就这样说话！"我说。

所有人都笑了。我们都很清楚，生活不是"当有状况发生时"，而是催着孩子赶紧打扫她们的房间。

放任往往成为离异父母一个特别的麻烦，孩子们会利用家庭成员之间的矛盾。单亲家庭人手不足，离异的父母通常又意志消沉。离婚后，丹尼斯的母亲陷入困境，工作耗尽了她所有的精力。她回到家里压力很大，身心俱疲，就想喝两杯放松一下，结果两杯变三杯，三杯变四杯，最后人晕晕乎乎完全失去自制，根本承担不了母亲的角色。她不仅疏于监护丹尼斯，还依赖女儿做晚饭和收拾房间。有时女儿还要在早晨帮她梳洗打扮去上班。

玛西在上一段婚姻里时，是"一切妈妈说了算"，离婚后仍然持续这种状态。罗恩则不同，他一直都不是一个很有规则意识的人。他不喝酒，但离婚后也有点儿失落。当你感到困惑和孤独时，你就很难维持为人父母的那种权威感。

现在玛西和罗恩面临着要协调两种不同的育儿方式。即使在各自的第一段婚姻中，这也不是一件容易的事情。在第一段婚姻中，父母倾向于遵循（或者反抗）他们从小受到的传统。当父母和孩子已经建立了一套规则和节奏，来到第二段婚姻时，他们需要重新面对这个问题，事情也不会更容易。

我问玛西："你和丹尼斯之间的困难是什么？"

她犹豫了一会儿，不太愿意开口抱怨——没人想做一个邪恶的继母。"可能最大的困难是让她对自己的事情负责。我觉得我不应该跟在她后面收拾，因为她已经长大了，应该自己整理。"

显然玛西和丹尼斯之间的关系比她们自己所预期的更难确定。要建立一种什么样的关系，对她们而言迄今仍然是模糊的、不确定的。丹尼斯想象过姐妹般的友谊，玛西则认为"由谁说了算"这是毫无疑问的。

"你的风格是什么？要做个好人？"

"我想做个好人，但有时会变成一个唠叨的人——我不喜欢这样。"

"罗恩，你的风格是什么？"

"冷静，但很有爆发力。"他开玩笑地回答。

"你和玛西对丹尼斯的态度有什么不同吗？"

"我想，一开始时我感觉非常内疚，因为我和丹尼斯之前已经分开了很长时间，而且我希望生活可以很美好、很浪漫，我们可以每一秒都能沉浸在的'终于团聚了'的幸福之中。这种心态在某些方面是很好的，但在某些时候却不太现实。"

"不太好用是吗？"

"是的，不好用。目前，我就是试着心平气和地跟她说话，试着让她明白我想表达的意思。"对于如何和十二岁的孩子打交道，罗恩确实还有很多东西要学习。"如果不用这样的方式，如果她开始对我的话吹毛求疵或颠倒是非——她有时会这么做，那么我就会发脾气。我必须强迫自己平静下来，可我还做不到时刻都能保持冷静和理智。我很容易生气、吼叫。"

"欢迎来到现实世界。"我说。

"是的。"他笑着说。

父母在与孩子相处的时候，应该保持温和与理智，罗恩赞同这个流行观点。他们相信理智会让他们具有某种道德权威，帮助他们掌控一切。也许是这样，但有时候父母得先去尝试掌控、主动负责，才更容易变得理智。

"你认为他的教育方式怎么样，玛西？"我问。她犹豫了一下，然后看着罗恩，他们都笑了。

"没事儿，亲爱的，你说吧，我能承受。"

"我觉得他的教育方式还有待成长，这不是一件容易的事。他对教育孩子这些事情比较勉强，可能他宁愿不做——我不是说不做父母，而是不去教育她们。"

"当他和丹尼斯发生冲突时，你会介入吗？"

"我一般不会介入，除非他不确定自己的做法是否适合，他需要人聊聊或者给他一些反馈。"

玛西是个聪明的女人，她本能地明白不要急于扮演丹尼斯的母亲角色。当孩子们讨厌继父或者继母要求他们做什么的时候，他们会说："你又不是我爸爸（妈妈）！"他们确实也没说错。

"所以现在你很谨慎，不去负责教导丹尼斯？"

"是的。她是罗恩的女儿，让他去做比较合适。"

"你认为时间长了，你会和丹尼斯的关系更加融洽吗？"

"嗯。"

然后我让女孩子们回来和大人坐在一起。我把椅子移向海蒂。她穿着粉白色的连衣裙，坐得笔直，像个大人一样，但其实她的脚甚至碰不到地板。

"从你开始吧，海蒂，可以吗？"

她有点儿害羞地笑了。

"你说妈妈没有给你足够的关注，这是一个问题。还有没有其他变化？"

"就这一个。"她说。

尽管海蒂有着超乎年龄的早熟，但她毕竟还是个孩子，母亲就是她的整个世界。虽然玛西爱她，她也是玛西生活的重心，但她并不是玛西的整个世界。

"我相信你妈妈的肩头一定很软，你喜欢把头靠在妈咪肩膀上吗？"

海蒂点头微笑。

"罗恩怎么样？你有没有想过靠在罗恩肩膀上试试？"

她摇摇头。

"没有吗？还没有？嗯。"

"要等我习惯他了。"她说。

"嗯，我想六个星期确实不是很长的时间。玛西，你能试试罗恩的肩膀有多软吗？"

玛西依偎着罗恩，把头靠在他的肩膀上。"他的肩膀很柔软。"她说。

海蒂回应说："我猜妈妈也有个软脑袋。"

我们都笑了，海蒂并不是那么羞怯。

"丹尼斯，"我说，"新环境对你来说有什么困难吗？"

"嗯，我必须得改变很多——很多！"

"怎么回事？"

"嗯，"她瞥了一眼父亲，开始说，"比如我问'去看场电影什么的可以吗？'，以前他会说'哦，好吧，什么时间回来？'可现在他会说'我得去见玛西''我要去做这个''我要去做那个''你也许不能去，因为我们没有时间'，诸如此类的。我很少有机会再去看电影了。"

"你问的谁？"

"我爸爸和玛西，我都问过。"

"你爸爸也说你不能去？"

"嗯，是的，就是这样。上次他说不行，因为他不知道我要和谁一起去，而且他也不想让我去汽车影院！"她的语气中充满了嘲弄，是那种青少年蔑视父母关心、觉得他们大惊小怪的腔调。"他以前都让我去，现在不让了。"

丹尼斯看着她父亲，想知道她对他是否还有影响力，或者是看她是否会惹上麻烦。

"所以是他变了。"我说，"他为什么变了？"

"我不知道，也许是因为玛西。他得表现得像个父亲，掌控一切。"

"你是说玛西在影响他？"

"是的！"她"咯咯咯"地笑了。

"那她说了什么吗？'你太软弱了？'"

"我不知道……也许是'你应该更像一个父亲'之类的。"

当他们在一起时，罗恩允许丹尼斯做她想做的事情，也许是希望通过这种纵容让他的内疚得到宽恕。然而现在一切都变了。

丹尼斯在吐槽的时候仍然保持着好脾气，可对于一个孩子来说，突然发现规则改变了，这可不是一件小事情。

"但是你不能影响他吗？你懂的，就像以前那样。我见过你的表情，看起来就像——你可能不记得，有个伟大的女演员叫葛丽泰·嘉宝，她就是这种表情，痛苦而渴望，就像在说'你怎么能这样伤害我？'你完美地重现了这个表情。"

"可这并不总是管用，"丹尼斯诚实地说。这个刚刚组建的新家庭和其他家庭有着同样的压力，但他们还没有产生出多少怨恨和敌意，以至于让大家无法坦诚相见。

"这对玛西有用吗？"我问道。

"从不管用。"她说。

"当然不管用，你需要试着用新方式和她相处，这对你是个机会。"

"尝试一些新表情。"丹尼斯回答，又摆出了戏谑的姿势。

我说："你需要学习新东西。"

丹尼斯变得严肃起来，"我曾经可以做很多事情，而且没有被当作小孩子来对待。"

"所以你变得比你的实际年龄更成熟，是因为你爸爸太容易拿捏了？"

"我猜你就会这么说。我想是因为——嗯，我妈妈是一个好莱坞经纪人，而且她特别忙，所以我得起床做早餐，晚上在她回家之前，我还要做晚饭。"

"你要给你妈妈做早饭和晚饭？所以你就这样成了一个'怪咖'。"

丹尼斯笑了。

"你在扮演你妈妈的妈妈，相当于你是你自己的外祖母。"

听到这里，丹尼斯又"咯咯咯"地笑起来。

"我猜你会这么说。"

"但现在你有了新家。玛西也很忙吗？"我转移了话题，小心地不去批评她的亲生母亲。"还是玛西比较擅于管理时间？"

"她把一切都接管了，我没什么可做的。他们说我得表现得像十二岁，但我觉得自己要表演十二岁，真的有点难。"

"不，不，你的行为举止比十二岁老练多了。"

这个她能接受："对啊。"

"但那是你过去被训练出来的。现在你已经换了家庭成员，这就很难了。"

"最大的改变就是我过去可以和爸爸想去哪儿就去哪儿，现在我哪儿都去不了。"

"我的天，所以你是在很短的时间里换了三个家庭，你母亲的家庭，然后是和你父亲单独在一起——哦不，和父亲在一起时还有……"

"我们还经历了两段我爸爸的恋情。"

"我喜欢你说'我们'的方式，因为这让你和你爸爸永远是一个团队。这对你来说可能是个问题，丹尼斯，因为你爸爸现在想和玛西合作，玛西也想和你爸爸合作，你会发现自己——"

"我被遗弃在风雨中。"

"但你可以加入海蒂,她也一样觉得被冷落了,所以你们可以联合在一起。"

"是啊,可是她太小了,比我小七岁。"

"是的。"我说,"对她来说可能比较容易,对你来说会有些艰难。"

丹尼斯笑了,开心能从我这里得到同情,她说:"至难时刻。"

"会变好的,但你需要时间去明白究竟哪些事情是对你有好处的。我喜欢听到玛西说'我是要负责的那个人'。然而过去你妈妈和你在一起时,她会说'丹尼斯,你来负责,你来管事儿'。这是一个很大的变化。"

"非常大的转变。"丹尼斯表示认同。

我站起身,邀请罗恩和玛西过来加入女孩子们。"来,你们也过来加入这个团队,你看,这是一个多么好的团体啊!"

"我也这么觉得。"罗恩说道,玛西也表示同意。

"麻烦确实比较棘手,但你们都是非常好的人,也许你们能够克服。"

罗恩看着玛西,两人对视而笑。"为什么不能呢?"罗恩故意用英国口音说道。

我接着说:"丹尼斯的优点是她很聪明,明白很多事。在情感上她还有些懵懂,但她很有头脑,这会很有帮助。"

罗恩看着女儿,骄傲地笑了。

"玛西,你得想办法和她交流。"玛西点点头。

我从玛西和丹尼斯转到了罗恩与海蒂。"罗恩,你平时也是这么有智慧吗?"

他笑着翻了个白眼，有点儿受宠若惊，但也没太明白我的意思。他说："我还从来没想过这个问题。"

"你说话的方式比较夸张。"

"可能是艺术家范儿，"他说，"我也不知道。"我让他有点儿尴尬。

"你会玩游戏吗？和海蒂一起。"

"偶尔会一起玩。"他有点迟疑地说道。

罗恩的俏皮话可能会被当成开玩笑，但事实上并非如此。这是一个成年人的语言伎俩，用来掩盖不得不放弃控制权的窘境。

"海蒂，"我说，"他不会玩儿，你能教他吗？"

"他得自己学才行。"她说，仍然在扮演着妈妈的小宠物。

玛西说道："他靠自己可学不会啊！"

"你需要教他，海蒂。他有点儿死板，需要你教他灵活点儿。"

"对的。"罗恩也在鼓励她。

罗恩接受了我的观点，认为他需要变得更风趣些，不仅是为了让他能更接近海蒂，也是为了让他更接近自己童真的那一面。能和自己的继女一起学习玩游戏，是海蒂送给他的最好礼物。

我转向玛西说："玛西，这对父女走进了你的人生，他们需要你和海蒂的帮助，帮助他们变得更年轻，让丹尼斯更像个十二岁的孩子，让罗恩能无忧无虑地玩耍。"

玛西说："嗯，有时候我们确实太严肃了。生活已经够累够难的了，我想我们真的需要多点儿轻松的时刻。"

"是啊，否则当我们遇到麻烦的时候，还有谁能用幽默来带领大家走出困境中的艰难和荒谬呢？"

罗恩说："我不清楚我们是否已经接受这个观点了。"他笑了，接着说："也许我们应该这么做。"

玛西也同意了。

"你们是新组建的家庭，我认为你们都很棒，衷心祝你们一直好运。是的，未来不会是一路坦途，我也可以找出那些困难所在，但我并不清楚找出这些对你们是否有好处。"

结束的时间到了，我和这个家庭告别。

像大多数重组婚姻中的人一样，罗恩和玛西带着各自不同的人生经历走到一起，期待着能够从新家庭中找到他们缺失的东西，那么他们就得先亲手建设它。

起初，他们对自己能够联合两个支离破碎的家庭充满信心，但第一次的摩擦就打消了他们"2+2=1"的幻想。这个新家庭中有六个子系统，其中每一个都需要设置边界来允许这段新关系蓬勃发展。因为新的关系纽带不能取代旧的，女孩子们和亲生父母之间的子系统需要特别予以尊重。

尽管罗恩和玛西表现得从容不迫，笑容迷人，但其实他们和每个经历过离婚的人一样，被上段婚姻带来的焦虑——第二次会不会再遭滑铁卢——所困扰。

在"失败"了一次之后，再婚夫妻对创建一个幸福家庭会感受到巨大的压力。玛西和罗恩并不是过于缺乏安全感的人，并没有把孩子们排除在自己的二人世界之外。他们也不是那种非要黏在一起去对抗孤独与亲密的家庭，他们尊重自己的权利以及孩子的自主性，尊重两代人之间的界限，从而让孩子有时间做孩子，让夫妻有时间独处。

儿童可能是家庭中最重要也最脆弱的成员。家庭就是养育孩子的机构，但是最需要铭记的是，好的家庭生活仰仗的是牢固的夫妻关系。

和某些再婚夫妻相比，罗恩和玛西少了点儿负担。因为前一次婚姻太过伤痛，他们将这些往事彻底尘封起来，这让这对夫妻的关系更容易重新开始。

## 十一　继女的习惯

我们在思考这些人生故事时，偶尔会忽略一个事实，那就是家庭生活其实由一系列故事组合而成。下面要讲述的这个案例就同时包含三个故事：一个故事是再婚，另一个故事是孩子的成长停滞在青春期，第三个故事则是夫妻之间的分歧与孩子问题之间的关联。这三个故事构成了这个家庭中的三角形。

对再婚家庭的研究表明，强化再婚伴侣之间的联结、不要让孩子吵吵闹闹的需求湮没了新婚夫妻的亲密，这是至关重要的。这也是为什么必须在夫妻和外界之间建立一个边界以保护他们的隐私空间。每对新婚夫妻都需要有单独在一起共享爱意的时刻。但是，构建好的再婚关系和其他任何一项活动都一样：你需要投入时间。

费舍尔夫妻来自一个优渥的中产阶级家庭，女儿斯蒂芬妮是个"瘾君子"。他们还有其他孩子，都已经长大成人、事业有成——当家里有一个孩子出了问题时，父母会急于让你知道其他孩子的这些正面信息。二十五岁的斯蒂芬妮和父亲以及她的继母住在家里，她沉溺于可卡因。

我是从阿德里安娜·西蒙（Adrienne Simon）那里第一次听说斯蒂芬妮和她家人的事情的。阿德里安娜是一位年轻有为的家庭治疗师，自从斯蒂芬妮进入一家戒毒中心后，她就一直与费舍尔家一起工作。阿德里安娜想让我见见这家人，因为她实在无法改变父母对斯蒂芬妮的过度干预。她认为这对父母的干预已经阻碍了女儿的康复，当然这是观察成瘾问题时一种很有意思的角度，也是只有家庭治疗师才会关注到的角度。

的确，斯蒂芬妮父母的侵扰阻碍了她的自主性，但是斯蒂芬妮责任感的缺乏也让周围人几乎不可能支持她的独立权利。我们的咨询目标是双重的，我想挑战斯蒂芬妮受害者的角色，让她为自己和她的毒瘾负责，我也想对抗一下她父母对她的拯救与控制行为。

哈利·费舍尔身材高大，体格健硕，是一个衣着光鲜的商人。进入咨询室后，他首先打开了话匣子，这让我略感惊讶。他说这是他的第二次婚姻，他的前任妻子和费伊的前夫都已经去世了。他还告诉我："我不爱干涉别人，但费伊喜欢事必躬亲，也许我们的问题就源于此。我是等事情发生后再去处理，费伊则是一有状况就立刻进入战斗状态。她因为这个总是和我吵架，这让我很烦。"我很欣赏他的简明扼要以及坦率。

费伊·费舍尔，一个漂亮女人。她的头发有几缕已经花白，说话直接有力。她说："现在来讲讲重点吧！"他们已经竭尽所能，但是女儿斯蒂芬妮还是把自己的生活搞得一团糟。

对继母的上述抱怨，斯蒂芬妮迅速给出了回应，急于想让我听听她的版本。"是的，这件事是我有些不对。"她承认了这一点，"但我已经没有任何私人空间了，我讨厌这样。他们想掌控我的一切事情。"她的语气里既有抱歉,又带着怨恨。

斯蒂芬妮有一张和父亲一样棱角分明的脸,但她的苍白与父亲的健康肤色形成了鲜明对比。她穿着深灰色的羊毛开衫,搭配长裙,深色丝袜,深色眼影,深红棕色的口红。我想知道她是否了解自己的真实模样,是否真的把自己视为一场悲剧。她的打扮小心谨慎,她的话语中充满了烦躁。

"他们总是设法去关注你的一切?"

她勉强笑了笑,伤感地摇摇头:"他们总有法子。"

"你应该更有办法躲开他们的。"

"是的,"她有点儿不好意思,"但他们对我的生活实在干涉太多了,我什么都做不了。"斯蒂芬妮已经二十五岁了,仍和父母陷于青春期议题的争吵中。"他们什么事都要插手。"

出现毒瘾麻烦的家庭,往往更容易在某些事情上一意孤行,拒绝从更广阔的视角来看待问题,把罪恶感都归咎于某个家庭成员。父母长期以来一直是孩子破坏性行为的受害者,因此他们几乎不可能从孩子身上挖掘潜能。所以,我们似乎只能先承认父母的痛苦,但这可能会失去那个已被认定是病人的家庭成员;如果和病人联合起来,那么又可能失去父母。我能够找到一个中间地带吗?

"斯蒂芬妮,我不知道你是否了解你的家人。因为这种局面其实是双向的,如果他们干涉了你的生活,那么你也很可能非常擅长吸引他们关注你的生活。"

"也许吧。"她边说边猛地站起来跨了一步,从纸巾盒里抽出一张面巾纸。

"你觉得你需要有人来保护吗?"

"不需要!我可以很好地保护自己,"她坐下来说道,脚上的黑色高跟鞋抖动得更快了。

"那为什么当你不想让父母参与进来的时候,父母还是会如此打扰你呢?这看起来很矛盾。"

费舍尔先生用胳膊撑着身体向前倾,费舍尔太太交叉着双腿,往肩上拉了拉自己的外套。我能感觉到他们在想:"这家伙要把一切都归咎于我们了。"

然而我继续对斯蒂芬妮说:"在你这个年龄,很多人都有一大堆秘密。"

"你是在问我们每一个人吗?"她父亲打断了我的话,"还是只在问她?"他说话时手势很夸张。"我可以讲讲为什么我们这么担心她,但我宁愿让她自己来告诉你。她似乎觉得自己值得有私人空间——"

"我确实应该有隐私,每个人都应该有隐私。"

"在你插话之前,让我把话说完!"哈利说道,干脆利索地终结争论。

"好吧,我不说了。"斯蒂芬妮从手提袋里拿出一颗硬糖,放进嘴里使劲儿地吸着。

"总是这样。"哈利疲惫地说道。他耸耸肩,好像在说,你看我们只能忍受这些事情。

斯蒂芬妮看上去有些被羞辱的感觉,她陷入了沉默,自顾自地晃着鞋子。

这是暴躁烦忧的父亲与叛逆无责任感的女儿之间的一次互动,每个人都清楚如何激怒对方,我对他们行为方式已经司空见惯。在这样的情绪氛围中,我仍旧努力让他们的对话继续下去,想在其中寻找新的东西,争吵背后的东西——一些可能性,一些希望。

## 第四章 再婚

"斯蒂芬妮,刚才你和父亲之间发生了什么?"

"吵架,跟平时一样。我们就是合不来。"

"不仅仅是这个。你们在为一些鸡毛蒜皮的小事大动干戈,为什么?你觉得父亲对你做了什么?"

"他总是贬损我,"她的语气听起来就像一个任性的青少年,"一直都是这样。"她忽然站起来,走到纸巾盒前,抽出三张纸巾,还是和之前一样的姿态——痛苦,对抗,感觉不被理解。

"好吧,"我说,"他们把你当成十六岁,而你表现得也就像十六岁。但如果不在家里,你就是二十五岁对吗?"

"是的。"

"那为什么在家里还是十六岁?"

斯蒂芬妮拨了拨额前的头发,一言不发。她犯的错误太多,以至于没办法否认自己在家中还像个青春期孩子一样任性妄为,也因为搞砸了太多事情,她似乎已经麻木了。

费伊忍不下去了,大概觉得我的问题好像脱离了过去两年他们家的悲惨现实。"我可以插句话吗?"她看着斯蒂芬妮,声音变得刺耳,"我们一直努力想把你看作足够成熟的人,可以面对自己的人生,让我们也能过自己的生活,但是——"

我不假思索地站起来,示意斯蒂芬妮离开她父母中间的座位。这是我对超越边界的自然反应,也是保持个体自治性的一种形式上的隐喻。但出乎意料的是,斯蒂芬妮很固执,她说:"我坐在这里很舒服。"

"不,不行,你在那里不会舒服的。"

"舒服呀,我喜欢沙发,不喜欢椅子。"

"我明白,但是我不想让你此刻坐在你父母中间。"

"嗯，没关系，我就想坐在这里。"斯蒂芬妮抱起胳膊，跷起腿，瞪着我。

大家一片沉默。

最后，还是斯蒂芬妮起身换了位置，打破了这个僵局。

我们是怎么走到这一步的？我试着想让斯蒂芬妮离开被控制的位置，她却觉得我在支配她，所以坚决抵制。我忽然就变成了费舍尔一家关于对抗与控制的家族大戏中的一名演员。

"我认为是斯蒂芬妮做了一些事情，让你们觉得她只有十六岁或者十四岁，于是你们变得更加有控制欲，而她反过来更加痛恨你们。"

哈利对"控制"这个词很敏感。"我们没有控制她，我们只是努力阻止她重复自己的错误，因为我们也被牵涉其中。如果你在自家门口收到传票，说某天必须出庭——"

"那是我的事，与你无关！"

"但这是我们的家！"费伊越来越生气。

"我很愿意去申请一个邮箱。"斯蒂芬妮回答。

"好啊，那快去。"她父亲说，他准备让这个话题结束了。

费伊却没有，她继续长篇大论地控诉这个继女。她的话语中充斥着"自私""不负责任""轻率""粗鲁""不诚实"等词语，每个词都在狠狠地锤击着斯蒂芬妮的尊严。中间有一两次，斯蒂芬妮想捍卫自己——"我和你一样是遵纪守法的！"但渐渐地，她陷入了沉默，阴郁而沮丧。她从一个有问题的人变成了一个被冤枉的人——从她的表情可以看出来。

曾几何时，当这种状况出现时，哈利就会参与进来，保护斯蒂芬妮不受费伊的伤害。但是自从斯蒂芬妮染上毒瘾之后，旧有的父女联盟被削弱了，哈利也不再出手相助。而我无意中扮演了哈利过去的角色。"费伊，你这样和斯蒂芬妮说话的时候，她有多大？"

"我们正在试着解释啊，"费伊回答道，"我们努力过无数次！她用我的信用卡花了好几千块钱，可她连一份工作都没有。但是当我们要帮她还钱的时候——"

"我自己会还！"斯蒂芬妮回击。

"漂亮！"我说。斯蒂芬妮此刻要求要被当作成年人对待，我要支持她。

斯蒂芬妮所犯下的错误，被父母一桩桩一件件地指控出来，但他们没有意识到的是——大多数问题儿童的父母也没有意识到——他们表达担忧的方式只会强化斯蒂芬妮的不负责任。唠叨不会让任何人更有责任感，只会让他们充满防御。

我继续说："一个成年人要为自己的所作所为承担后果。如果父母总是随时准备救你，你永远也成不了大人。"

这又是一个熟悉的策略。我和斯蒂芬妮一起挑战她的父母，同时我也在建议她独立、勇于承担责任。当然，这也正是她父母的要求。

神话通常会把成年仪式的戏码描绘成英雄跌宕起伏的成长变奏曲，但在现实中却不尽如此。像斯蒂芬妮这样在心理上仍与家人纠缠不清的年轻人，她的交友、职业和恋爱都会困难重重，有些人甚至什么都做不了。每到这时，我们就会倾向于责怪这些年轻人，这些失败的英雄。

事实上，斯蒂芬妮的问题早在她十二岁的时候就开始了。那年她母亲去世，父亲再婚。所以，这个吸毒成瘾的故事背后是一个更复杂的故事，一个因为再婚和三角关系而变得复杂的故事。

哈利和费伊相遇时已经五十多岁了，他们都是新近丧偶，正在哀悼逝去的情感。他们找到彼此标志着悲伤和孤独的结束，幸福和希望的开始。

但讽刺的是，正是这种希望埋下了麻烦的种子。新的婚姻会被之前的关系所困扰。之前的婚姻太幸福了，以至于逝去的旧爱仍以某种形式存在于新的关系中，这会让新的伴侣受到束缚和限制。

费伊有两个成年子女和三个孙辈。哈利有一个已经结婚的孩子和斯蒂芬妮，他再婚时斯蒂芬妮十二岁。在这个新组建的大家庭中，孩子们要去学习建立新的关系。他们看到新的角色替代了自己已经逝去的父亲或者母亲，他们也看到了自己丧偶的母亲或者父亲获得了新的幸福。

但是，对于斯蒂芬妮来说，情况却不同。她对刚刚死去一年的母亲仍然记忆犹新。对她来说，费伊是一个入侵者。

哈利和费伊像每对寻常夫妻一样，怀揣着希望踏入婚姻，要将各自的生活、家庭，以及未来融合在一起。他们要重建他们失去的东西，他们要成为一家人。

但是费伊进入的是一个先天有所缺失的家庭，一个把大部分精力都投入工作的丈夫，还有一个即将步入青春期的继女。应付自己正值青春期的孩子就已经够棘手的了，接管别人的孩子更加麻烦。继父或者继母只有取得某种权威地位后才能管教孩子，而这需要时间。费伊有满腔的热情，却不够善解人意，更关键的是，她根本没有适应的时间，从她搬进这个家的那一刻起，哈利就将斯蒂芬妮移交给了她。

一方面，费伊需要和一个陌生的女儿建立起深厚的情感，同时用这种方式彰显她对丈夫的爱。另一方面，斯蒂芬妮觉得自己并无义务去爱这个入侵者，反过来说，她更乐意独占她的父亲。哈利将这两个陌生人推到一起强行让她们亲密起来，与此同时，他自己置身事外，指手画脚。

　　本以为自己收获了幸福的费伊感到受骗了，渐渐地变得沮丧、愤怒。随着时间的流逝，她开始越来越多地控制和干涉斯蒂芬妮，而斯蒂芬妮面对这个不受欢迎的成年人对自己的吹毛求疵，像个青春期孩子一样给予反击。战线很快就被划定，斯蒂芬妮请求父亲站在自己这边进行支援——"费伊总是挑我的毛病。"哈利发现自己被钉在了三角形的一角上，两个他爱的女人都在争夺他的忠诚。

　　慢慢地，三人之间的气氛变得非常紧张。费伊对斯蒂芬妮的一切都感到苦恼，她的粗鲁、语言、朋友、学校表现、收拾房间的方式。对于费伊不断地批评，哈利强压心头的怒火，斯蒂芬妮则觉得自己所做的一切都是错的。像父亲一样，斯蒂芬妮的性格非常内向，每次从学校回家，她只想回到自己的房间，以那里作为避难所。费伊的那些询问与其说是关心，不如说是窥探，于是这个一心想爱她的继母成了斯蒂芬妮要反抗的一股力量。斯蒂芬妮在学校的时间开始越来越久，经常很晚才回家，结果十六岁那年她无照驾车兜风出了车祸。可悲的是，发生这样的危机似乎也完全是可预见的。

　　斯蒂芬妮开始成为让大家失和的导火索。她不断提醒哈利不要忘记对她妈妈的怀念，以及对她这个女儿情感的忠诚；与此同时，费伊坚持哈利首先要对她忠诚。斯蒂芬妮讨厌费伊的每个要求，并让哈利站在自己这边。哈利很生气，先是对斯蒂芬妮，然后是对费伊。费伊觉得自己受到了不公平的对待，继续对斯蒂芬妮施压，而斯蒂芬妮反过来更加反抗，更加强烈地要求哈利维护她，于是斯蒂芬妮成了这个家庭关系陷入僵局的焦点。

斯蒂芬妮离家上大学的四年间,矛盾有所缓解,但三个人都害怕夏天的暑假。当她完成学业回到家中,既往的非难与怨怼模式再次爆发了。斯蒂芬妮找到了银行里的工作,但她开始酗酒,接着就是吸毒,最后失去了工作。从她父亲和继母的角度来看,这些事实证明了她的问题始于成年以后。对他们来说,她令人失望。

那份银行里的工作在斯蒂芬妮看来非常珍贵,但急于表现的压力让她有些焦虑。下班后,她会和同事们一起去喝点儿小酒放松心情,聊几句办公室八卦。喝下几杯玛格丽特之后,她的胃不再揪成一团,温暖、放松的感觉贯穿全身。这种微醺让她谈笑风生,感到轻松自在。

斯蒂芬妮在第一次看到她的三个实习生同伴吸食毒品时,感到一阵恐惧,就像路过一场可怕的车祸,看到有人被困在其中。

一周之后,斯蒂芬妮的主管拿出一个小信封,说:"要不要来清一下鼻子?"说得好像吸食可卡因是世界上最自然不过的事情。斯蒂芬妮不敢说"要",但更不敢拒绝,最后她顺从了。她想,就这一次。

从那以后,斯蒂芬妮就开始定期去酒吧吸食可卡因,只是为了放松一下。斯蒂芬妮清醒时总是很忧虑,担心自己的长相,担心人们的看法,担心自己是否能在银行立足。但是当因吸食毒品变得亢奋时,她不再担心任何事情,甚至不再担心父母对她的忧虑。

在家里,她的情绪时而烦躁、时而畏缩。费伊看到了这一切,看到她流着鼻涕眼睛红红的样子,便告诉哈利他的女儿在吸毒。哈利简直不敢相信,但最后证据压倒了一切。面对事实,斯蒂芬妮坦白了。

"是的，我吸了一点儿可卡因。"她承认道，"但我真的没事儿，让我一个人待会儿。"她哭了，承诺不再吸毒。

但很快，斯蒂芬妮就犯了毒瘾，她开始去一些特殊的俱乐部。彻夜宿醉醒来后，她发现自己在陌生男人的卧室里。慢慢地，她发现自己越来越难以集中精力处理工作，经常得吸根大麻或者吃片镇静剂才行——"可卡因会有声音。"

事态变得越来越糟糕，她被解雇了，而且他们拒绝给她写推荐信。她日渐苍白、瘦削。现在，她光顾的那些夜店更加危险，那些男人也更难应付。她嗑药不再是为了快感，而是为了中止欲望。这种欲望在她的身体里面既疯狂又饥渴，只有给它喂食，它才会平息下来。一旦它醒来，就会把她逼疯。

一天早晨起床时，她发现自己无法用鼻子呼吸。在浴室里，她撸了撸鼻子，出来一团血淋淋的鼻腔组织。她吓坏了，她的生活怎么沦落到了如此地步？

两个小时后，费伊带她去了戒毒中心。费伊和前台女士交谈时，斯蒂芬妮填写着一张又一张的表格。那位女士给她解释戒毒项目，斯蒂芬妮微笑倾听，但内心却在大吼大叫，狂躁不已。

斯蒂芬妮独自待在戒毒的小房间里，完全没有了时间的概念。她刚睡着，就有人进来给她量血压、测体温。她不停地呕吐，都来不及跑到马桶边。医生来过一两次给她开了些安眠药。后来，她告诉朋友们戒毒就像是得了一场重感冒，但实际情况要糟糕得多。

当斯蒂芬妮进入戒毒第二疗程时，她的父母开始每周两次参加康复期患者家属的特别会谈。当他们应该分享自己的经历时，他们却以第三人称谈论起斯蒂芬妮，就好像她不在场一样。她是"不在"，她的思绪已经飞到了九霄云外。她通过了戒毒治疗，开始康复，但她还是无法面对父母那些自以为是的指责。

阿德里安娜是戒毒中心的心理学家，她坚持斯蒂芬妮和她父母应该开始家庭治疗，哪怕斯蒂芬妮还在戒毒中心。这与传统的戒毒方式大相径庭，根据传统方法，人们不建议戒毒的人在康复阶段就去面对他们的家庭问题。

孤立地看，斯蒂芬妮是成瘾问题。从家庭成员的角度看，她的麻烦仍然是成瘾问题。家人没有让她吸食可卡因，她的父母也不需要为她的毒瘾负责。斯蒂芬妮成为瘾君子的开端不是在她家里，而是在外面，在主管和同事的影响之下，她用可卡因来逃避现实。但是家庭成员也能共同参与维持她的成瘾状态，用成瘾治疗的行业术语来说就是，他们是相互依存的——对支持成瘾的关系依赖成瘾。

家庭治疗师认为每个家庭成员都是通过各自的反馈来强化其家人的行为的，每个人的行为都是其他人行为的原因或者结果，这些行为相依相存。从这个角度来看，家庭成员可能是问题所在，同时也能成为解决办法。

我的第一个目标就是帮助斯蒂芬妮认识到自主和责任是紧密相连的，同时让她父母认识到，只有当他们能够出于尊重地对女儿提出要求时，他们才能真正帮助女儿成长；第二个目标是帮助这对夫妻放下对斯蒂芬妮的过度关注，试着开始夫妻之间的正常相处。

"费伊，你能过来坐在你丈夫旁边这张沙发上吗？我想和你们俩谈谈。"她一言不发地走过来坐在哈利旁边。"你们要如何互相帮助，能够让斯蒂芬妮成长起来呢？这确实很难，但是你们必须想一想，我们至少能为她做些什么？"

## 第四章 再婚

关键词是"至少",但对于费舍尔夫妻来说,他们几乎不大明白有时候"少即是多"。他们总是认定自己要竭尽所能,他们秉持着"越多越好"的理念,哪怕是在浪费时间。

"至少?"哈利注意到了这个词。"我是想少管一点儿,但是我做的很多事,我的很多行为,都是费伊造成的。"他一字一句地说道。接着他转向费伊,继续说了下去:"如果你让我处理这件事,我会让她自己去寻找路径。就像水一样,水总是自己就能找到它的流向。"他做了个手势来解释他的意思。他认为费伊的做法是在逆水行舟。

哈利的声音听上去疲惫、沮丧,似乎已经耗尽了所有的同情和愤怒,不想再争辩了。

"如果她想毁了自己的人生,我都在想随她去吧,但你又不能真的坐视不管。你说她需要我们的帮助,我们把她送到能够帮助她的地方,她也去了,但是转过头来就怨恨我们帮她。我们——"

"我能说几句吗?"斯蒂芬妮忍不住了。

"不行。"哈利冷冷地说。

我走过去在斯蒂芬妮身边坐下,对她小声说:"这是父母之间的矛盾,让他们自己解决吧!"

她从纸巾盒里又抽出一张纸擦了擦鼻子,然后凄楚地说:"他只会不停地重复这些话,一遍又一遍。"

这个家庭中任何两个人之间的冲突都会引发第三个人的介入,这样就会打乱我们最初的讨论目的,让大家一无所获。

"那我们拭目以待。"我仍然非常亲密地小声对斯蒂芬妮说。

"我们得让她自己找到出路。"哈利接着说,"这也是我想告诉你的,我愿意来接受治疗讨论这个问题,但是如果最后她进了监狱，那她就只能去坐牢，没有别的路可走——"

费伊此刻感觉承受不了了，她说："要是我不用看到这些就好了！"她转向我，脸上毫无变化，但看起来却忽然像是老了十岁。"我已经心如死灰，身心俱疲。"她看上去很累，但是声音依旧尖锐有力。

"费伊，费伊，"我关切地说，"你是如何变得这样过度承担责任的？"

"我怎么变成这样的？因为我丈夫的行事方式就是对一切都熟视无睹，他自己也承认这一点，但我从来不是这样。"

"可是，看看这让你变成了什么样子。"

"我很清楚，这是毁灭性的，带来了各种恶果。"

哈利身上那种强烈的被动性激发了费伊的控制欲，反之亦然。他们两个人互为彼此的扩展。"费伊，你是一个非常负责任的人，但你嫁给了一个节奏比较慢的男人。你走两步，他才走一步。"

"我知道，"费伊说，"我们每个人都有自己的节奏。"

"没错，但不只是这样。他还是个擅长等待的高手，他知道如果他等一会儿，你就会出手，这是完全可以预见的，所以他就等着，等你介入。"

费伊笑了。"我完全听懂了你的意思，"但她仍在坚持，"客观地说，我很尊重你说的这一切——"

"但是？"

"但是，"她继续说道，"当我真的身处其中时，我很容易有情绪，很难克制自己，无法对这一切视而不见。"按照费伊的说法，是斯蒂芬妮嗑药和哈利的漠然才让她不得不挺身而出的，问题在那两个人。

他们三个人如此渴望被理解，又对批评如此敏感，以至于听不得任何关于他们在这个家庭悲剧中饰演角色的坦率评论，即使这些评论是有建设性的。我坚持认为费伊和哈利之间是针锋相对的，这个看法给人感觉像是一种攻击，让费伊充满了防御。一怒之下，她失去了理性，也不想再寻求理性。

我走过去，站在哈利面前："你要如何让费伊参与进来，但不会像现在这样感到如此孤独？"

我正在把这个家庭三角朝三个极点拉开。首先，我鼓励斯蒂芬妮增强责任感。现在我要求哈利和费伊多关注彼此。

"也许你应该开始考虑你和费伊能为对方做些什么？我觉得你在斯蒂芬妮身上花的时间太多了。她需要学会依靠自己，你已经为她做了你能做的一切，现在你能不能开始想想要如何帮助费伊放松下来？"

"太难了，"他说，"试试吧。"

那些难熬的沉重时光也在折磨着他，他也有自己的怨恨。他差不多可以原谅女儿带给他的痛苦，因为她生病了，但是他很难原谅费伊，因为她对他的需求超过了他所能给予的。

费伊天生就有一种焦虑的能量。过去她能够以母亲的角色释放这种能量，但现在她不知道还能做什么。哈利对费伊烦躁的抱怨置若罔闻，这只会让她更加烦躁，更多抱怨。她会一直像个母亲那样管教斯蒂芬妮，直到她觉得把这个孩子管好了。然而，如果她不停止这样的管束，她永远都管不好这个孩子。"停止"是最难的部分：主观试图去终止某件事通常都是行不通的，但若开始将注意力放到其他事情上，往往会产生效果。但不幸的是，费伊无法和哈利有更多的联结，因为总是得不到他的支持。

咨询结束后，我建议阿德里安娜·西蒙在与费舍尔一家三口会谈时，聚焦于设置三人之间的边界：她应该与这对夫妻好好谈谈，这个谈话不需要斯蒂芬妮参与。如果夫妻二人还是试图把注意力引向斯蒂芬妮的问题，她应该重新引导他们转向他们自己的生活。我还建议阿德里安娜单独和斯蒂芬妮进行咨询，帮助她拒绝父母对她生活的过度参与。

阿德里安娜开始专注于帮助斯蒂芬妮为她自己承担更多责任，使她渐渐从家庭中分离出来。她们讨论了很多现实问题，比如如何找工作，如何装扮看起来低调又时尚，以及如何在面试中表现得体。她们甚至还讨论了如何要求男人使用避孕套。

斯蒂芬妮不再吸食可卡因了，她清醒了。虽然仍然住在家里，但她开始认真地找工作。同时，因为渐渐不再需要担心斯蒂芬妮，费伊和哈利之间的关系变得越来越紧密，也更容易彼此激怒了。

当阿德里安娜又一次与他们一家三口做咨询时，她发现他们又在重复旧日的破坏性模式。费伊大声、尖利地批评斯蒂芬妮，斯蒂芬妮回声抗议。哈利在旁边看着这一切，在心里默默地生气。费伊的声音越来越大，越来越刺耳。最后，哈利被激怒了，冲着女儿大声吼道："我们不要忘了，根本问题就在斯蒂芬妮身上！她不去找工作，整天坐在那里搞她自己的那些名堂。什么进展都没有，你每天究竟都在做什么？"

她在做什么？她过着天天争吵不休、身心俱疲、沉默而乏味的生活。她是一个失败者，也是一个曾经见过地狱的瘾君子。这些过往令她遍体鳞伤。她看电视、阅读，努力让自己不去想那些白色粉末和刺穿她冰冷空虚内在的冷嘲热讽。

## 第四章 再婚

斯蒂芬妮谈到，有次因为工作面试顺利，她回家后非常兴奋。当她与父亲分享自己的喜悦时，他淡淡地说："等你得到这份工作时，再告诉我。"

像那些初入社会就不幸折戟而归的年轻人一样，斯蒂芬妮觉得受伤而脆弱。她对自己感到失望，她渴望获得父母的理解，并且对他们的批评高度敏感。这些都叫羞耻感。

斯蒂芬妮盼能听到父亲说爱她、为她骄傲，然而事实上，她的行为让他难以说出这样的话，但这并没有削弱她的渴望。也许她想说"原谅我，原谅我让你失望了"。也许她父亲也想说"我爱你"，但他们对彼此的需要一无所知。

与斯蒂芬妮的羞耻所对应的是她父母的内疚。如果孩子是父母的成绩单，那么哈利和费伊的期末考试仍没有及格。斯蒂芬妮让他们觉得自己是失败者，他们每个人都以自己特有的方式来应对这种挫败感。费伊咄咄逼人，哈利则是闷闷不乐。

阿德里安娜非常清楚费舍尔家到底出了什么问题，却很难让他们听到她的声音。她和这家人太亲近了，与他们每个人都感同身受，她被自己的同情心所绑架。于是她请我和这个家庭再进行一次会诊。

我在等候室见到了这家人，把他们带进我的办公室。费伊和哈利还是老样子，但斯蒂芬妮似乎有些不一样，更开朗了些。她身着蓝色丝绸衬衫、黑色短裙，深色头发上绑着和衬衫颜色相配的蓝色发带。她的脸色没有那么苍白了，笑的时候脸颊圆润。

我注意到费伊的胳膊上打着石膏。"怎么，你丈夫把你胳膊弄断了？"我开玩笑地说。

疗愈家庭

"不，我从不动手。"哈利说，语气略带讥讽，"我的武器是沉默。"

"哦？这个武器怎么用？"我问道。

"你可以用它建一堵墙，"他缓慢而平静地说，"然后，你躲在墙后面，和外面的世界隔绝。"他的声音没有歉疚也没有悲伤。"然后你就在你的小世界里，其他任何地方都打扰不到你。"

哈利把自己的世界缩小以便于应付。在生意场上，他是绝对的主人，在工作上，他会严格掌控秩序，但对家里的混乱，他则是回避甚至排斥的。所以，当费伊想引起他的关注时，他将她拒之门外。

费伊对此表示同意："他用绝缘材料将自己包裹起来，只能隐隐听到外面一些动静。他根本不需要表情、语言或其他任何方式与人交流。"

"那你会怎么样呢？"

"这让我很烦——因为根本没法和他分享生活。"费伊越说越激动，她在痛苦中表达着自己的愤怒。

我起身向他们走去。"你可否说一句'我想进入你的世界'？"我问她。

"呵，不，我已经表达过了，但他不愿让我进去。"

哈利慢慢地摇了摇头。费伊那些快速的小动作彰显出她易受激惹的个性特征，就像哈利用缓慢但明确的动作表达着他的执拗。

我坐了下来，说："不知道为什么，我想到了那些被困在北极冰层里的鲸鱼。"

那段时间，报纸上充斥着两头鲸鱼被困在冰里的新闻，苏联和美国正在联手努力拯救它们。全世界都在因此而亢奋。我不知道这个意象的出现是因为哈利的无动于衷，还是因为我自己的无力感。

"嗯，它们一定关系不错，"费伊说，"否则其中一只早把另一只咬死了——那现在就只剩下一条鲸鱼了。"

费伊在说这些话时没有丝毫抱怨之意。唠叨的妻子只是一个孤独的女人。不幸的是，这个丈夫只注意到了唠叨，却没有看到妻子的孤独，于是将自己和妻子困在了纠缠与逃避的陷阱中。没有什么比掉进自己给自己设置的陷阱更难逃脱的了。我想让哈利思考一下这个问题。

"哈利，当你躲到墙后面的时候，费伊会怎么样呢？她会觉得孤独吗？"

"呃，她很孤独。"

费伊身体前倾，手托着下巴，迫切地想听到他会说些什么。

"她非常非常孤独。我知道她想和我一起做点儿什么，和我分享时光，但我并不总是愿意。她可能想和我一起做些我喜欢的事情，其实也没必要，她也不是很开心。但是——"

"所以，是你成功地训练了她。"

"她不是被训练出来的。"他的口吻依旧从容而坚定，我感觉到他有些抗拒。"这个和训练没有关系，她只不过是屈从了而已。对那些她无法改变的东西，她决定最好顺其道而行之。"这个男人很擅长将原本抗拒的状态说得像是接受了似的。

"那么你是怎么被训练的？"

"我是怎么被训练的？"

"对，你的这种技巧，这种消极抗拒的技巧——"

"这不是技巧，我也没有被谁训练过。"我又一次感到了他的抵抗。"这就是我的适应方式。"

"那你是怎么学会这种适应方式的？有时候适应得好，有时候又比较糟糕？哦，你说过你就是等待，而且你比其他任何人都能等，你学会使自己变成那只活下来的鲸鱼。你一定是在很小的时候就懂得这样了。"

"是的，是这样。我年轻的时候就基本只靠自己，学习保护自己。"

"这就是你来接受治疗的原因吗？看看你是否还需要这些保护？"

"呃，肯定不是。我不需要保护，除了应付那些我不想参与的事。"

"如果你已经不需要这些保护，但你还在使用它们，那你就是被卡在过去了。"

"我是被卡住了，但我周围的人被卡得更厉害。"

辩论告一段落。我想让哈利有所改变的每一次尝试都被他挫败了。目前来看，我不可能赢，于是我暂时放弃了争论。如果我不斗争，他就无从反抗。

"任何改变的尝试都需要非常巧妙地去完成，不能让哈利知道你想要他何时改变，或者朝哪个方向改变。如果他知道，那么他每次都会比你更聪明地打败他自己。"

费伊恍然大悟，说："您听过那句话吗？说'你的脚是长在水泥里吗'，我总说他就是冥顽不化。"此刻的她又激动又焦虑，语速很快。她先是对哈利说："你故意站在水泥里，拒绝改变自己，那么执拗。"然后又转向我："可是，他对自己这样子又不高兴。"

"这不是问题所在，"哈利说，"这就是我们之间的相处方式。问题在斯蒂芬妮,她的生活方式,她的所作所为。"他的声音低沉而疲惫,从一副就事论事的口吻说:"而且这给我和费伊之间带来了巨大麻烦。"

"斯蒂芬妮是怎么在你和费伊之间制造了麻烦的?"

"听我说,"他的语气温和又耐心,就像一个愤怒的家长试图保持冷静,向一个不懂事的孩子解释一切,"费伊是一个行动派。在这方面来说,我不是行动派,我愿意让事情自然发生,而我什么都不做,直到事情糟糕到令我绝望的地步,我再试着做点儿什么。"他每说一句就停顿一下,控制着节奏,以吸引我们的注意力。"斯蒂芬妮的问题已经持续好几年了,导致我们家的关系一直很紧张,不管是斯蒂芬妮和我,还是斯蒂芬妮和费伊,以及费伊和我。"

又是老调重弹。哈利和费伊觉得受制于对方,在二人战斗中被打败了。于是,当局势不可收拾时,他们就把注意力转向了斯蒂芬妮。她是他们必须处理的麻烦,也是他们的借口。

"斯蒂芬妮,你不打算参与进来吗?"我问道。

她双臂交叉抱在胸前,说:"我正在努力保持置身事外。"

哈利不甘心这样,"你不能置身事外,斯蒂芬妮,因为你才是问题的核心。你就是问题,问题就是你。"

"反正一切问题都要归咎于我。"她苦笑了一下,和她父亲一模一样。这个笑容仿佛在说,我知道这些人想做什么。"他们所有的问题基本上都是我造成的。"

"我们遇到的大部分问题基本上都是你造成的。"

斯蒂芬妮从她父亲转向了我。"他们在我的人生中实在太忙了。"

他们三个陷入了互相指摘的模式，一点点焦虑都会引发新一轮追责。他们让我想起了每年夏天都会来我们村子里的旋转木马游乐设施。我一直记得自己当时着迷于一只木头豹子追逐着一匹木马的装置。管理员每次一转动手柄，它们就开始转圈追逐起来，但总是追不上。

"让我说，斯蒂芬妮，父母永远不会抛弃他们的孩子，他们会一直努力营救孩子，哪怕他们想停下来，也做不到。而且费伊正是那个凭一己之力将全家联系在一起的人，她的精力超级充沛。"

"哦，你高估我了，"费伊说，"我之前说过，我在这个人生阶段缺乏抗压性。"

"哈利，你知道费伊已经走投无路了吗？你意识到吗？"

"有一点儿吧，"哈利局促地动了一下身子，"我估计她已经绝望好久了。"

他的声音里有真诚的忧虑，但费伊没有听到。"当我看到有问题的时候，"她的声音越来越恼怒，"就在我们眼皮子底下！你不能假装没看到。斯蒂芬妮说她要出去一会儿，结果两天后才醉醺醺地回来。然后，哈利脑袋里的警铃就响了。我的意思是说，他想的是，'我们怎么又回到了原点'。他根本无法应对这种情况。而且斯蒂芬妮会把责任都推到别人身上。她想要'空间'，可她根本不懂得如何合理使用她的空间。如果她能好好地把自己的世界填满，也许她会很开心。"说到这里，费伊真的激动起来了，"她先是说找到了一份工作，然后转脸就说这几个星期她都不会去上班。有些人已经失业一年了，结果找到工作还不愿意去上班，身上还欠着几千块钱——跳票、伪造支票，都到这个地步了还不愿意接受一份工作去偿还债务。简直匪夷所思！"

## 第四章 再婚

费伊这段咄咄逼人的控诉，提醒我们斯蒂芬妮才是问题所在，也是对我试图直面他们夫妻之间矛盾的一个反抗。费伊的长篇大论听起来很尖刻，但如果你了解斯蒂芬妮曾把她置于何种痛苦之中，以及她在试图改变哈利时比这还要痛苦和挫败的经历，你就会理解费伊话语中的锋芒所指。忽然，我明白了下一步要做什么。如果绝望的费伊需要帮助，却没有治疗师来救她，她的绝望就可能会刺激到哈利。在接下来的半小时里，我要把所有的精力用来仔细描述费伊的痛苦和绝望。

"费伊就像摩西击打岩石，但是石头不会因为她的敲击就能出水，这永远不会发生。"我的声音开始像传教士那样抑扬顿挫，缓慢而坚定。"我认为不会有什么改变，这家里每个人都很固执。你们都执着于自己的方式，直到有人崩溃。然而崩溃的人只有费伊。你们父女两个已经为自己培养出推卸责任的防御技能，但是费伊却不懂要如何保护自己。"

我持续地打击他们，认定在前面等待他们的必然是厄运和失败。"斯蒂芬妮不承担责任，哈利也不承担责任，唯一幸运的是他们有费伊，这个家里必须有人负责，所以是费伊。但她也会崩溃的。因为她在努力克服不可能战胜的困难。她是一个行动派，她想要事情能有所改观，她希望局面能变好，但什么都不会改变，最后她只能崩溃。"

但是费伊，行动派的费伊，却无法接受这种无助的感觉。"其实，在我摔断了胳膊去看医生时，医生给我打了个石膏，开了些药。这周我就可以开始进行复健训练，处方上是这么说的。我希望可以照着处方做，希望我的胳膊可以快好起来。那么我们来这里的目的是一样的，我的问题是，你现在是一个客观的中立者，而且你是有学问的专业人士,我想知道你给我们的处方是什么?"

我之前一直在说让他们接受无助,而她的回答是要帮助我成为一个更好的拯救者。想到有时"少即是多",我说:"我想我已经告诉你了。"

"所以是我错过答案了?"

哈利没有错过。这就是家庭治疗中发生突然转变的时刻之一。它不一定是什么戏剧性的情节或者长篇大论,它就像在黑暗的房间里静静地打开了一盏灯。你几乎可以在哈利眼中看到光芒。

从很多方面来看,他都是三个人中最顽固的一个,然而他终于醒悟了:"他的意思很简单,斯蒂芬妮和我还是会继续重蹈覆辙。"

"这太悲观了!"费伊说道,"我不能接受!"

"是你在询问他的建议,然后又说你不接受。"

"不,这根本不是关于要如何治疗的处方,这只是一种预测。我不想要什么预测,我是来找补救办法的。"

"呃,他告诉你了,你帮不上忙。"

"但她确实是个拯救者,"我说,"她是个救赎者,永远不会停下来。"

接着,一个想法浮现在我的脑海里。"你们知道西西弗斯的神话吗?西西弗斯是一个希腊神话人物,他被惩罚要将一块巨石推上陡峭的山坡。"说到这里,我站了起来,如果要扮演讲故事的人,最好就要扮得像一点,"他要永无止境地把石头推上山顶,而每次到达山顶后——"

"石头就会滚下来砸死他。"哈利想出了个结尾,他在积极地帮忙。

"没有。"

他又猜了一次："那就是石头堵住了洞穴的入口。"

"不，也不是，更糟糕。每次他把石头推到山顶，石头就会滚落下来。西西弗斯不得不再回到山脚重新把石头推上来。这就是西西弗斯的地狱，每次都在重复同样的悲剧。对于费伊，对她来说，这就是地狱。"我指着哈利，"她必须推动你这块石头。"我又指着斯蒂芬妮，"她认为这些石头会移动，但每次它们都重新滚了回去。费伊，我想你可能不明白，其实这就是你的地狱。所以现在我要和你说再见了，希望有人能来拯救你。"我起身和她握手。

这么直白真的很不容易，但我必须强硬起来，才能激发这个家庭的改变。

哈利坐在椅子边上，脸上浮现一丝微笑，他明白了。告别之后，他们就离开了，我觉得哈利已经清楚自己需要做什么了。

在接下来的那个星期，哈利带着费伊去佛罗里达度假两周。他们走后，斯蒂芬妮找到一间公寓从家里搬了出去。她在改变自己的路上，费伊和哈利也是。

哈利很早就看出了斯蒂芬妮的不负责任，而费伊的不断干预也都是一场徒劳，他清楚这一切，更讨厌这一切，并拒绝成为它的一部分。最终穿透他厚厚的隔离墙的那一刻，是他意识到，正是他自己顽固地拒绝加入这场争斗，才让争斗持续存在。

费伊和斯蒂芬妮也准备好了改变。费伊感到沮丧和疲惫，斯蒂芬妮也厌倦了被人挑剔，更厌倦因此而来的羞耻感。但是这两个人之间有太多爱恨交织，以至于她们的互动已经形成了某种模式。她们对彼此极度敏感，任何一方的风吹草动都会让她们在一个陈旧又残酷的怪圈里打转。而哈利决定作出改变,他愿意向妻子靠拢的意愿打破了这个循环。

这就是一个关于家庭的重要真相,突如其来的转变会引发重大的变化。对一个事实的充分了解,有时会让你一下子看到许多之前忽略的支持资源。这不是需要多少努力的事情,而是要多做不同的尝试。

关于家庭,还有另一个重要的真相,那就是改变必须坚持到底。你可以通过态度和行动的突然转化来开始改变,让它持续足够长的时间,以帮助家庭中的其他成员适应新的规则。这需要努力,也需要时间。

在接下来的半年里,阿德里安娜的持续参与使费舍尔一家的工作进展顺利。在过去的两年中,当哈利和费伊觉得需要一个富有同情心、明智的旁观者来讨论一些事情(通常是关于斯蒂芬妮的)时,他们仍会偶尔给阿德里安娜打电话。斯蒂芬妮也和她保持着联系,她有了一个稳定的同居男友,又在银行找到了一份承担重要职务的工作。

# 第五章　年华老去

我这个年纪的人，对死亡已经不陌生了。它就在我身后两步远的地方，佝偻着肩膀一瘸一拐地走着，和我一样笨拙。也许这就是为什么它能潜伏在我的阴影里。在医学院求学期间，以及在战争年代，我经常遇到它，但我们真正相识是在我五十岁，父亲去世的时候。大约十年前，我父亲有过一次轻微的心脏病发作。自那以后，他的身体一直正常，所以当他的人生列车戛然而止，让我妈妈变成了一个绝望的寡妇时，所有人都很震惊。我们开始时都难以接受，后来渐渐意识到，也许这是在所难免的。

当悲痛渐渐消退后，死亡的幽灵又追上了我并开始自我介绍。我们讨论了人生最重要的东西，讨论了要放慢节奏、学会接受自己和他人，接受孩子、妻子、兄弟姐妹都如其所是，而并非要成为我希望的样子。我在路边停住摘下一朵小花，那一瞬间如此悠长而丰富。我发现死亡是充满智慧且有所帮助的。

我们持续谈了几个月后，它就消失了。我又开始变得急躁，本已经冷却的暴脾气又被点燃了。那些被推迟的目标又变成了紧急、迫切的任务：还没有完成的书，以及对工作日渐失去的耐心。

当死神再次降临时，他带走了我的朋友芬迪娅。她对自己得了癌症非常愤怒。想不到自己这么年轻就被死神选中，她痛苦万分。我回想起1948年，当时我们都在以色列军队中，死神来敲门，我们恳求他走开，于是那次，他略过了芬迪娅，带走了另外的人。然而，被他带走只是时间问题。

死亡有时看起来很突然，但对我们大多数人来说却是按部就班的，时候到了就会来。

在六十岁生日以后，我开始注意到自己的身体变得陌生了。有一次，我在富兰克林科学博物馆的"未来生活"展区，站在一台笨拙的机器电子传感器下，它说："站着不要动，你身高165厘米。"这怎么会是我的身高！我173厘米啊！我走下来又站上去，站得笔挺，同样的机器声音再次说道："你身高167厘米。"我那6厘米去哪里啦？

那种失落和被贬抑的感觉对我来说越来越熟悉了。我记性越来越差，不再敏捷和灵活，甚至不知不觉就打起了瞌睡——这些都是衰老，小范围的死亡。它们让我渐渐适应消亡的过程——一个最后以成为别人怀念对象而告终的过程。

帕特的母亲去世时，我又一次遭遇了死亡。她八十岁了，有一天，她感觉不舒服，我们带她去做常规检查，诊断结果是胰腺癌。这种疾病发展迅速且致命。她异常顺从地接受了医院里各种令她感到折磨的诊治手段。她一直在吐血，于是医院安排了一次胃镜检查。直到现在，我眼前还能浮现起一个年轻医生督促她仰起脖子，一直向后弯，然后把一根又长又硬的管子从她的食道插入她的胃的场景。医生完全沉浸在他自己的世界里，那是一个科学和医学的世界。而病人在他眼里，只剩下了她的胃。

之后是探查诊断，然后是更多的检查。为什么医生不能尊重死亡呢？

帕特的父亲感到自己被背叛了，他一直以为自己会先死。他的世界开始萎缩。他每天都昏昏欲睡，醒来时看到一个自己不喜欢的世界，又昏睡过去。"你看，萨尔，"他解释说，"我太累了，我真的不想再醒过来了。"但是，他还是一次次地醒了过来。这种濒临死亡的状态折磨了他将近三年，直到他去世。

对我母亲来说，死亡来得比较晚。在陷入昏迷之前，她对一些药物产生了反应，变得越来越糊涂。她跟我说话时好像我还是她的小儿子，我也就把自己当作一个小男孩跟她聊天。我在她的床边守夜，死神就坐在我们身边。我知道它能等，我们就聊了更多。接下来，我有事离开了一天，妈妈抵抗住了死神的脚步，等我回来。我用勺子喂她半个煮鸡蛋和一些水，和她一起张开嘴，就像我小时候她为我做的一样。然后她就睡着了，再也没有醒来，但她一直与我同在。每当有重要的事情发生时，我还是会有给她打电话的冲动。她的电话号码仍然在我的通讯簿上。现在，帕特和我就是家族里最老的一代了。已经没有人在前面保护我们了，我们承载着历史，是我们的父母和我们的子女之间唯一的纽带。

我母亲去世后，我们开始了一项研究，针对有家人患重病或者绝症的普通家庭。我们曾读过纽约大学医学中心关于联合看护病房的相关报道。在那里，病人可以和自己的看护家属一起住院。帕特和我被这个概念深深吸引了，在美国真的存在将人际关系考虑在内的医院护理模式吗？

我们采访了医院里的家庭成员，后来又去他们的家里进行采访。起初，当我们来到他们家里时，我觉得自己像个侵入者，但是这些家庭对我们非常大度，他们拿出家庭相册，自己年轻时的照片，他们的孩子和孙辈的照片，和我们分享他们的痛苦、焦虑、犹疑，以及对死亡的抗拒。他们每个人都知道死神就在这所房子里，但他们觉得必须对其他人隐瞒这个事实。我们去探望他们,让他们能够表达出自己的痛苦,并通过我们与其他家庭成员交流。

我们发现,能够灵活地转变功能、移交权力的家庭在这个阶段适应得最好。当其他家庭成员必须接管权力,而病人必须放手时,对一个家庭来说就是危急时刻。因为此时,每个人都得意识到这一进程是不可逆转的,那个曾经如此强大的人再也不会强大了。

我们也遇到了许多在确诊那一刻就开始悲伤的家庭。在这类家庭中,会有更多对死亡的否认,人们会有意识地逃避疾病的发展过程。在这些家庭中,最重要的是让他们明白,病人还活着,尽管生活发生了变故,但未来仍在那里,并且非常珍贵——一位垂死的父亲仍然可以辅导女儿做数学功课。

在与这些家庭工作的两年中,我们明白了死亡是一个过程。在这个过程中,随着家庭成员的力量及其功能的转变,这个家庭不得不发生重组。我们学会了尊重这些家庭。他们有能力和一个病人共同成为一家人,继而在失去这个病人之后仍有能力成为一家人。

对大部分人来说,衰老就是通向死亡的道路,这是一个缓慢的转向内在并逐渐释怀的过程。但是就像有些人无法面对死亡一样,也有一些人也无法面对生命。对他们来说,衰老很早就开始了。

## 十二 疑病症患者和善解人意的妻子

上了年纪、头脑僵化对某些人的影响会比较大。随着年龄的增长,大多数人会变得迟钝,但总有一些人会努力在生活中保持活力，另一些人则似乎过早地步入衰退历程。当我们思考是什么造成了这种差异时，往往会自然地想到健康、乐观，以及对生活的热情等个人品质。人与人之间的关系虽然不那么显而易见，但其实也同样重要。

在一段关系中相处多年以后，两个人逐渐成了一个整体，其中二元对立统一的状态扩展了他们各自的一些潜力，也抑制了各自的一些可能性。好的时候，两个人会成为一个和谐的整体。如果能灵活处理问题，这对夫妻就能重新调整自身，适应不断变化的环境。

但是任何具有如此强大可能性的力量都容易走向极端。现在，我要给你们讲一段步入歧途的互补关系。

六十八岁的埃米利奥·里维拉已经卧床十七年了。他终日被病痛折磨，已经服用过各种镇痛剂——阿司匹林、百服宁、安疼诺和达文，最后开始服用含有可卡因的安匹林。

很少有东西像疼痛那样提醒我们人与人之间的差距。当有人说他（她）头痛时，我们并不真的清楚那种痛究竟是什么感觉，我们只了解自己头痛时的感受。每个人都以自己的方式应对痛苦，这是痛苦将我们彼此分开的体验之一。不管我们有多爱对方，我们也很难分担彼此的疼痛。

遭遇疼痛问题的家庭治疗师面临着一个两难境地：我们没办法说"是你的丈夫让你的后腰疼了"，或者"你的妻子引起了你的头痛"。我们很难对来访者解释，正是他们之间过于紧密的关系造成了对方的疼痛并使之持续。愤怒、恐惧和焦虑像火花一样在家庭中飞舞，从一个人进到另一个人，于是疼痛在皮肤表面蔓延开来。

对家庭组织结构的解释并不能轻易缓解身体上的疼痛。所以，当我们处理一个有疼痛症状的家庭时，我们会考虑个体化的治疗方式。

不过，一有疼痛症状就去找医生，也未必就是个好办法。众所周知，医生对疼痛往往不屑一顾，他们总说"会过去的""那只是你身体的正常反应"，或者"你得忍忍"。如果你背痛或者脚踝痛，骨科医生会先给出一个可能的原因，然后笼统地向你保证，只要解决那个可能的原因，疼痛就会消失。脊椎按摩师会通过按压你的骨骼，来帮助你缓解疼痛。如果这些专家都无法找到治愈的方法，疼痛还是持续存在，那么你可能真的要学会忍受它。

当今社会，有专门的疼痛门诊，提供放松技巧、生物能量疗法、各种药物，以及催眠术，但是他们对家庭结构毫无兴趣。家庭治疗师不懂疼痛管理，而疼痛管理专家对于家庭对疼痛的影响也不感兴趣。于是像埃米利奥·里维拉这样被疼痛缠身三十年的人，就落入了两者之间的模糊地带。这样的人通常不会去寻求家庭治疗，即使去了，也不会对这类疗法的指导感到满意，往往会拂袖而去。

埃米利奥还很年轻时，就总是感觉到一种隐隐约约、位置不定的疼痛。他花了七年的时间到处寻医访药，甚至去找过那些在他祖国哥斯达黎加农村才会有的巫医。因为寻不到解决办法，他开始给自己开药方，大剂量服用止痛药，不久就药物上瘾了。

有些人说，疑病症患者最大的愿望其实就是得一场真正的大病——可以被证明的疾病，以佐证他或她的忧虑是正确的，抱怨是合理的。当埃米利奥被发现患有轻微哮喘时，他的心都要停止跳动了，立刻卧床不起。从那时起，他就过早地堕入了老年生活，彻底依赖上既是他妻子又是他护士的德罗丽丝对他无私的照顾。

第五章　年华老去

他日复一日地躺在床上，逃避生活的种种烦恼，渐渐地进入一种苍茫无涯、恍若人生终结一般的极度平静。埃米利奥的妻子和孩子对他的病况开始是震惊和同情，接着是苦恼，最后是无可奈何，毕竟他们的生活还是要继续。

当全家搬到纽约时，埃米利奥终于戒掉了对止痛药的依赖，但他一天中的大部分时间还是待在床上，像一个半残的人被拘禁在公寓里一样。于是，这个案例从一个人的痛苦变成了一个家庭的痛苦，这个家庭围绕这个痛苦不得不进行重新组合。当整个家庭要进行自我调整，去支持其中某个身心虚弱的成员时，人们通常很难知道这种支持究竟要到什么时候为止。

十六年来，埃米利奥和他的家人一直处于一种彼此适应的状态，能够让他在不痛的时候维持最低限度的活动。然而，到了第十七个年头，在这家人居住的布鲁克林区，一个老年科主任发现了这个家庭的创伤，他怀揣着某种巨大的使命感走近了埃米利奥。就像《瑞普·凡·温克尔》[①]（Rip Van Winkle）中的主人公一样，埃米利奥是一个怪人，也是一个巨大的挑战。

没过多久，埃米利奥就会在每天上午十点被医院的车送去老年日托中心。在那里，他参加很多本地老年机构组织的活动，大部分都是在打发时间，也没什么成就感。下午两点，埃米利奥被送回公寓，之后他立即躺到床上。

埃米利奥的家人还是很高兴的。每天上午埃米利奥去老年中心，这让德罗丽丝有了几小时的空闲去打扫房间，无须理会埃米利

---

[①] 美国作家华盛顿·欧文（Washington Irving）创作的著名短篇小说，类似中国隋代神话故事"观棋烂柯"。——译者注

奥的需要。在其他时候，他们的安排多年来一成不变：埃米利奥在床上看西班牙语的肥皂剧，德罗丽丝在旁边一边发牢骚一边照顾他。

在布鲁克林这些漫长的下午，阴晦渐渐笼罩，黑夜却来得很慢，没人知道埃米利奥都在想些什么，时间久了也没人关心。然而此时，魔鬼就来找麻烦了。

一天，埃米利奥突然宣布了一个石破天惊的决定，他说这里漫长的白天和空虚的夜晚让他烦躁不安，他想回到哥斯达黎加。他怀念以前的老朋友和从前的自己——健康的自己。于是，他宣布自己要回到他出生的城市来一次短途旅行。

谁也不知道是什么神秘力量促使他有了这样的觉醒，整个家庭都很惊慌。他能成行吗？万一真的病了呢？他的太太和孩子们都已经习惯把他当成一个依赖家人、卧床不起的病人。这个完全出乎意料的计划让大家很难理解，更难接受，于是他们告诫他最好待在床上。但他拒绝了这些建议。家人们请家庭医生来劝阻埃米利奥不要进行这个愚蠢的计划，然而蒙脱亚医生认为如果埃米利奥自己愿意，那也没有什么理由不让他去哥斯达黎加，而且这说不定对他有好处。这个结论无疑增添了这家人的痛苦。

埃米利奥的家人之前已经被他折腾了很多年，才慢慢适应了他的病情。孩子小的时候，他的酗酒和喜怒无常让孩子们不敢靠近他。后来他终于戒了酒，变得更加阴郁和情绪化。家人在一旁看着他到处寻医问药，都束手无策，只能期待有灵丹妙药能够治好他的病，虽然这个"病"最初看上去只是莫名的忧伤。然而，当他开始药物滥用上瘾之后，整个家庭经历着地狱般的折磨。现在他们已经很怕再有任何风吹草动破坏当下这脆弱的平静了。

家人们不相信他的情况能够好转，只寄望于事态不要发展得更糟。警觉之下，他们联系了我。我同意与这家人见面，讨论埃米利奥这个惊人的决定。

尽管我已经在美国生活、工作了四十年，但是和西班牙裔家庭一起工作仍然让我感到一种特别的愉悦。我和他们有相同的阿根廷乡村生活经历。和埃米利奥一样，我还记得童年时去拜访当地巫医的情景。记得有一次，我妹妹肠胃出了问题，去找巫医，他对着我妹妹小小的身体比画了一些复杂的几何图案，最后宣布治好了。她最后确实痊愈了。我知道哥斯达黎加和阿根廷的文化其实很不同，但时光荏苒，我还是对所有的西班牙裔都怀有一种亲切感。

我们见面那天下着雨，这家人迟到了几分钟。在等待的过程中，我对这个人的好奇心越来越浓厚，究竟是什么使他在卧床这么多年后突然决定要起身远行了？当他们到达时，我看到一个二十多岁、看上去挺健康的小伙子正在亲昵地和他母亲聊天，那位父亲落后了几步，看上去有些虚弱，有些踌躇。

埃米利奥·里维拉是一个身材高大的男人，他肩膀倾斜，刚熨好的白色瓜亚贝拉（一种热带地区常见的宽松上衣）下面有一个又大又圆的肚子。他拖着步伐走进房间，下巴微收，身体稍稍前倾，像是在顶着风走路。他的妻子德罗丽丝看上去就像加西亚·洛尔卡[①]所写的西班牙悲剧中某个悲伤的女人，一块黑头巾包住了她的白

---

[①] 加西亚·洛尔卡，二十世纪西班牙诗人。——译者注

发。她阴郁、凝重，坐得笔直，满脸皱纹，非常严肃。她的眼睛是黑色的，嘴唇紧紧地抿着，似乎在克制自己不去抱怨。

家里的第三个成员是他们的儿子迪翁，一个健壮结实的小伙子，有着浓密的黑发，刚刚长出了胡茬。他总是在笑，嘴里挑衅式地嚼着口香糖。埃米利奥和德罗丽丝挨着坐在门口墙边的两把椅子上，迪翁平躺在沙发上，与父母坐的位置成了个直角。他嫂子玛丽埃拉和哥哥拉斐尔正在外面找停车位，很快就会与我们会合。

我想最好还是开门见山，于是我对埃米利奥说："我听说你计划要去哥斯达黎加。"

"是的，就是回去看看。"他边说边瞥了一眼妻子。

"我来说点儿吧，"德罗蕾丝摇着头回应，"大家都很懵，没人想让他去。"她看了看沙发上的儿子，后者点头表示同意。

这么快就划好了界限：一边是埃米利奥，他想要去哥斯达黎加；另一边是其他的家人，他们害怕会有不好的后果。

埃米利奥的妻子和儿子轮番表示去哥斯达黎加的各种风险。远离家人的看护，他要如何照顾自己？埃米利奥无力地反复表示抗议，这似乎已经是他的标志性互动方式。他们就这样争论着，每个人都带着一种疲惫不堪的悲观情绪，好像他们早已放弃了相互理解。

妻子和儿子坚持说埃米利奥病得太重，而埃米利奥则虚弱地辩解，认为家人应该让他试着独立。我感到这个局面有点儿太过荒谬。

"里维拉先生，"我说，"你多大年纪了？"

"六十八岁。"

"哦，可是他们跟你说话的时候，好像把你当个孩子一样，我不明白他们为什么这么做？"

"嗯，因为他们很爱我，所以才这样。"

"是出于爱？"

"对，出于爱。"

"我不太懂，到底里维拉先生是成年人还是孩子？"

我已经和"敌人"开始交锋了，而且这个"敌人"很难对付。在工作中，我可以自如地处理愤怒、压力和焦虑的问题，但是"爱"这个东西让我很头疼，它简直是一个雷区，布满了负罪感、忠诚、互惠的各种要求，以及对背叛的谴责和各种不公的利益索取。但这些年来，我渐渐研究出了一些方法，去拆除这个爆炸装置。

"里维拉先生，"我说，"他们已经把你关进了一个笼子里。他们保护你，说这是出于爱，所以你还不能生气，因为毕竟他们是出于爱你才这么做。"

我很清楚这点挑衅对于这个固若金汤的家庭结构来说实在微不足道，但我知道我的方向是正确的，而且在西班牙文化中存在着强大的男性自主价值观，这些都可以为我所用。决斗刚刚开始，我的"狼牙棒"和"链条"已经准备好了。

里维拉的儿子代表这个家庭发言："你说的完全正确，我们是过度保护了，但这是有原因的，如果我们不看好他，他就很难照顾自己。过去我们不干涉他，结果他就药物上瘾，如果我们不看着，他还是会去服用镇痛剂，服用可待因——他会很任性。"

"里维拉先生，你的家人很保护你。你已经六十八岁了，他们对你仍像对一个孩子，或者一个软弱的人。"我站了起来，像一个年老力衰的老人一样蹒跚着走了几步，用西班牙语再次强调我的观点："Don Emilio, ellos lo tratan como si usted es demasiado viejo para viuir.（埃米利奥先生，他们对你的方式，就像你已经垂垂老矣，快要不行了。）"当我切换成西班牙语时，我称他为"唐·埃米利奥"，这是西班牙语中的尊称。

"她爱你，他也爱你，你也喜欢被爱。但是在我看来，这就像个监狱，一个舒适的监狱，因为这是一个由爱建造的监狱。"

"其实，他有很多机会可以到处走动，"迪翁说道，身体前倾，"但他自己选择躺着，说他有病，背痛、头痛、不能动。"

迪翁是来自移民家庭的第二代，对两种文化都有所涉猎，他习惯于充当父辈文化与异国文化之间的桥梁。这个好儿子代表父亲发言，却不让父亲说话。此时我已经选定了立场，哥斯达黎加之旅似乎可以成为埃米利奥结束病弱生活的新起点——冒这个险是值得的。

"你真的想去哥斯达黎加吗，埃米利奥先生？"

"是的。"他坚定地说。

"要去多久？"

"视情况而定，时间不会太长，一个月或两个月。我跟他们说，'让我喘口气，让我做回自己，好吗？'让我过我自己的生活。"他说得有点动情。

我喜欢这个人。他让我想起我童年时代的一些人，简单、狡黠、友好、随遇而安。我想起了圣萨尔瓦多的唐·查斯。他曾经对我父亲抱怨说："莫西里奥，我的舞伴总是最胖的那个。"埃米利奥也一样，一直跟命运发给自己的手牌周旋；同时因为过度关注自己，丝毫没有意识到妻子和孩子已经成为他的剥削对象。他只是无意识地打出自己手里的牌而已。

"埃米利奥，"我说，"你需要让他们相信你是可以承担责任的。他们那么爱你，你要说服他们相信，六十八岁的你是可以在哥斯达黎加住上一个月，无须他们的看护。"根据我的经验，这些议题需要在会谈中完成。他需要帮助。"你能说服他们吗？"

"我跟他们说过了，但他们好像都不喜欢我这个计划。"他怯弱地说。

埃米利奥这种反抗表现，对一个病人来说似乎很正常，他态度真诚但有点儿懦弱。他利用被动攻击这种方式已经很久了，所以他很清楚这种方式的各种变体。

他儿子此时一副听天由命的样子说："好吧，我信，让他去吧，管他是不是会把自己搞死，让他去好了。"他妻子接着说，她不相信他能独自出行，但是她也没有办法。她开始罗列他过去的种种失误，反复重申家里人会有多么担心。

埃米利奥置若罔闻地坐在那里，一副无精打采的模样。此刻他已经毫无招架之力，我需要帮助他。"如果他们继续认为你离开他们的保护就无法生活，那么他们就是在给自己找麻烦。这是一座关押你的监狱，也是他们的监狱。"

这是我的第二个治疗武器：你的狱卒在跟你一起坐牢。系统性思考的魔力就在于这样的视角转变，慢慢动摇曾经坚不可摧的信念。首先，在家人的帮助下，埃米利奥能够一直维持着抱病卧床的状态。从这方面来说，他其实受到家人的控制。其次，家人其实也被捆绑在他的身边。从这个角度来看，他们也受他的控制。现在我要敦促这个"虚弱的"病人去强势说服家人，让他们相信他不需要他们的照顾。接着还要让家人相信他们其实也不需要去过度照顾他。当然这是后话。

"你要让妻子相信,你是一个完全可以在外独自生活一个月的男人,哪怕没有她的爱与保护。"

"她很固执。"埃米利奥抱怨道。

"不,埃米利奥,我想那是因为你的声音太过于柔和了。"

此刻,德罗蕾丝忽然大声说道:"他虚弱得很,他一天到晚都得在床上,他哪儿都不想去!"

"我只是不能。"他又抗议道。他要如何既展现力量又不暴露自己的弱点呢?"我的主要问题就是我的虚弱。"他说,哀伤地耸了耸肩。

"哪方面的虚弱?"我问道。

"身体的虚弱。"他回答。

"呃……"我觉得自己就像一个吹起床号的号手,在努力唤醒一个已经死去的人。于是我改变了话题:"你要去哥斯达黎加的什么地方?"

他说他会去乡下和朋友住一阵子,远离城市的喧嚣。他的声音充满了期待和对老朋友的思念之情,以及对自己过往健康时光的怀念。沉浸于对哥斯达黎加名胜之地的向往之中,他变回了从前的那个自己。

迪翁想让我知道如果那样的话,他的父亲会是多么与世隔绝:"山里太远了,连公交车都没有。"

正在这时,有人敲门。我走过去打开门,是埃米利奥的大儿子和儿媳。他们和我握了握手,走进房间,坐在迪翁旁边的沙发上。

他们看起来家境殷实。儿媳玛丽埃拉一头深红色的短发,耳朵上戴着金耳环,三十多岁,非常有魅力。她穿着一件翠绿色的缎子上衣和黑色的羊毛休闲裤。她是一名律师助理,谈吐自信。她的丈夫拉斐尔是一名药剂师，也是全家的医学顾问。他蓝色丝绸衬衫外面是一件棕色皮夹克，一副金丝眼镜让他看起来表情严肃。

我对他们说："我们正在讨论你父亲说话声音过于柔和，很难说服别人他会是一个能承担责任的成年人。他说服了你的小叔子，但他说你们是很难被说服的。"

"那倒是。"玛丽埃拉淡淡地说道。

"我相信他确实想去，"迪翁快速地补充道，"而且我觉得我们应该让他去，可以让他吸取一次教训，这就是我的感觉。但是我不相信他真的能照顾好自己，能控制好自己的哮喘，保证血压稳定。"

我再一次感受到这家人的顽强抵抗，我没有和迪翁争论什么，而是转向了他的哥哥。"我认为你父亲现在就像住在一个笼子里一样，笼子里面充满了保护、担忧和关爱，但它仍然是一个笼子。"

我又重新提及之前的那个比喻。为了让新来的人能够顺利参与，我得回顾一下之前已经取得的进展，然后才能继续前进。治疗需要重复，诀窍就是用不同的形式重复同一个主题。

"这是涉及整个家庭的问题，除非我们所有人都能做出改变，否则他是不会变的。他成功地让你们相信他什么都做不好，需要你们的保护。他完成了他的任务，而你们在完成任务时，却把他维持在一个他不需要付出任何努力的位置上。我认为这是一个非常严重的家庭困境。我不觉得你们会改变，你们被困在那个位置上了。你看，爱也是可以被控制的，他把你们训练成了这样。"

"那你建议我们做什么？"玛丽埃拉问道。

"他需要你们相信他。"我说。

埃米利奥沉默着。

我努力让他们相信这是一条双向道,而他们很难看到这一点。在家庭中,常常存在这样一条双向道,但是家庭成员往往都视而不见。

更糟糕的是,我似乎无法从这个男人身上看到一种尊严感。我试图把他变成我的盟友——"你需要让他们相信你"。但是他拒绝加入我的行列。说他是个弱者也不能让他觉得愤愤不平,说他的家人把他关在笼子里,只会让他表示家人们都爱他。提到爱,我就很难去争辩什么了。

"这就像第二十二条军规,"迪翁说,"如果让他自己去,我敢打赌,五六个星期之内,我就得坐飞机把他带回来。"

"他需要现在先做点儿什么,比如从床上起来,到处走动走动。"

"去工作吧。"大儿子补充。

"是的,去工作。"迪翁也同意,"总之要做点儿什么,可他总是一到家就直奔床而去了。"

"他一上床,"我说,"就能立刻启动一个帮手系统。你们就是支持他上床的帮手,你们都是一伙的。埃米利奥先生,他们让你成了一个残疾人,但正是你允许他们对你做了这些事情。整个家庭和你一起把你留在无法自理的状态中。"

我不断地重复着同一个主题,从不同的角度,用不同的语气。我研究出很多方式来表达同一件事情。当我从事精神分析工作的时候,这种技能还不太明显,但时间是我的朋友。现在,为了打破一个已经持续十七年的僵局,我既需要巫师的强大魔法,也要坚持不懈一遍遍重复我的观点。

"那你会怎么解决这个局面?"大儿子有点儿好奇。

"做的话，会很难。"我说。

听到这里，他有点儿生气："呃，那究竟要怎么做嘛？我一直听到要改变，可到底要怎么改变？"

"你们不要让自己总是那么'有用'。"

"换句话说，"迪翁说道，"不要为他做所有的事情？"在他们五个人中，他似乎是最不固执的一个。

"说实话，"儿媳说，"他根本不愿意动，然后压力都在我婆婆身上。最后她不得不承担起一切，这太不公平了。"

我们向前走了一小步。这个固若金汤的结构出现了个漏洞。受到过度保护的父亲，也在以某种形式保护着母亲。

"她也有她的病，"我说，"她的病就是过度帮助。"

孩子们认为父亲有问题，母亲被困其中，而我想让他们明白，其实问题在于父母双方。

"你们的妈妈是钢铁侠，而你们的父亲是棉花做的。"

德罗蕾丝摇摇头，孩子们则都笑了。

"如果你们的母亲不是钢铁侠，你们的父亲则有可能会是铜做的，甚至会是'青铜战士'。"他们面露笑容，我知道这个比喻触动了他们。"如果你们开始相信——不是相信父亲，而是母亲——相信她其实做错了，也许你们就可以改变两个人。你们的母亲很固执的。"

"老实说，"迪翁说，"我不能为了给他一个教训就牺牲我母亲。如果我们不管他，我母亲就会陷入困境。再说一遍，我是对他保护过度了，但这是有原因的。"

我们之间的战斗仍然是你来我往的胶着状态，但我认为故事已经展开了。现在我们讨论的是孩子们对母亲的忠诚，以及对父亲的不敬。

里维拉家族这个坚如磐石的结构类似于巴克敏斯特·富勒[①]的球形屋顶——整个穹顶中的每个模块都依赖于连接模块来支撑，只要所有的元素保持不变，整个建筑就稳如泰山。所以，也许我可以先松动一些连接模块。

我对孩子们说："你们不要干涉父母，让他们自己去协商他们之间合适的平衡状态。他们有一个运转良好的系统。他让她照顾他，她也乐意照顾他。"

此时拉斐尔站出来开口说："那么你是说一切都没问题？一切都很好喽？"他用嘲弄的语气表达内心的愤怒。"他很乐意享受她的照顾，她也很高兴成为他的奴隶，你是这个意思吗？她这么辛苦难道就是因为她喜欢吗？这听起来就像个肥皂剧。"他们都笑了，觉得荒谬至极。

但我没有笑，我觉得我又回到了原点。

"这不是开玩笑，这是个很悲哀的局面，而你们人人都有份参与。一个六十八岁的老人被搞得垂垂老矣，而且没有任何自由。他想去哥斯达黎加一个月，你们竟然担心他活不下来。他说他没问题，但是没人相信他。"

还是拉斐尔说："哦，那是因为上一次他试图处理自己的事，结果搞砸了。你要明白，我们已经给予了他作为一家之主、一个男人应有的尊重。"

"不，我认为没有。"我和这个大儿子开始过招，一本正经地质疑他。

---

① 美国哲学家、建筑师及发明家，设计了著名的球型屋顶。

"我们已经很尊重他了，我们没有去计较他搞砸的那些事，帮他收拾烂摊子。而他前前后后花了多少钱？你可以问问他自己。"他直接转头盯着他父亲说："你去看了多少医生？看了多少个算命的半仙？你被一个个江湖骗子骗了多少钱？我们有人说过一句话吗？"埃米利奥只是听着。这些长篇控诉他已经听过太多次，以至于毫无羞愧之感了。"你一个接一个地换医生、找神药，我们有人说过什么吗？！"

"问题不在于他是否要去哥斯达黎加，"我说，"这迟早会有决定。问题是你们可否对父亲多一点儿尊重，少一点儿保护？不要过度的关爱和帮助？"

五个人沉默了一会儿。然后迪翁说话了。"换句话说，就是让我们少跟父母扯上关系？让他们过自己的生活？之前我妈妈做手术，她从医院回到家后，他们就经历了一场重大考验。期间，妈妈身体不好需要爸爸照顾，但他只帮了一点点忙，就什么都不管了。"

埃米利奥帮助妻子的方式和那些不习惯帮忙的丈夫一样，处处惹麻烦。德罗蕾丝的回应则与大部分亲力亲为的妻子一样——对丈夫各种批评。

此刻，大家的情绪已经发生了变化。我们不再争论去不去哥斯达黎加，也不再讨论谁对谁错。我们谈论的是一种家庭模式，每个人都参与其中，却很少有人关心究竟谁做错了。

在这种不同的情绪状态下，我又再次尝试："你们非常清楚父亲对于母亲的依赖，但你们没有看到母亲也同样依赖着父亲对她的依赖。"我再次着重强调了助人者和无助者的互补关系。随着不断地重复，大家开始越来越熟悉这一点了，这个家庭原本的结构也开始变得有些松动起来。但是也不要过于笃定他们就是我说的那样，我认为他们正在回味中。

"她让他一直无法自理。她无微不至地照顾他，把他惯坏了。我觉得里维拉太太真的很固执，和里维拉先生一样固执。但是没有人注意到她的固执，你们都只看到了父亲固执地要做一个病人，却没有注意到母亲在固执地成为一个护士。"

这时，德罗蕾丝提出了抗议："每个人都认为是我妨碍了他。"她摇着头说，看起来很受伤。

迪翁跳出来捍卫母亲："只有他才那么想！我希望这位医生能到我们家来看看。"

"如果不是我母亲的坚持，他们早就不在一起了。"拉斐尔说。玛丽埃拉也表示同意，打破了她保持已久的沉默，说道："他甚至根本不感激婆婆为他做的一切。" 德罗蕾丝的沉默包含着不认同，而且此刻这种沉默要远比话语更具有分量。现在，我要开始挑战这个沉默的力量了，是时候用语言来表达了。拉斐尔继续说道："在我们还是孩子的时候，她所做的一切都是为了保护这个家的完整。"

看来我是挑战了一个家族偶像，气氛中顿时血光四溅。孩子们的记忆充满着沉默或喧嚣的战斗，而妈妈总是那个黏合剂、保护者和缝补工。

"问题是，"我说，"你们现在要怎么帮助父母呢？要如何做才能让你们的父亲不再虚弱，让你们的母亲不再疲惫？"

德罗蕾丝在成长中接受的是一种逆来顺受的态度。人生艰难，你会受苦，但也只能接受。照顾好命运给我安排的这个丈夫吧，她说。

在挑战她（其实也是全家）的观点时，我有"冒天下之大不韪"的感觉。显然这是一个对丈夫关怀备至的女人，我却指出她和他一样都存在问题。我对她的挑战其实是对她助人模式的质疑，这对她来说就像是一种批评。

"早上我六点起床，祈祷，为他做早餐，然后去叫他起床，但他的回答总是'别管我，我动不了，起不来'。那我就不理他，不管他。"

是他有问题，不是我，这是她的言外之意。

"你给他穿衣服吗？"

"不！"她有些恼怒。

"给他准备衣服吗？"

"会。洗好，熨好，如果哪里破了，我会补好，给他摆在那里。"

"你给他做午饭吗？"

"当然做。"

"然后你就在床上看你的电视剧？"我转向他问道。

埃米利奥一直为其身心所苦，沉溺于镇静剂，于是整日卧床，一副病恹恹的样子。如果这些安静的下午都被电视机搞得昏昏欲睡，那么这样一个病人又能做什么呢？

德罗蕾丝感到自己陷入了困境，只能在逆来顺受和祈祷中寻求安慰。她所有的女性朋友都一样，她自己的母亲亦如此，她不可能会有另外的选择。对她而言，即使满腔怒火也只能忍气吞声：愤怒是一种原罪，就像傲慢、暴食和色欲一样；而幸福是不可言说的，因为这会引来魔鬼的关注，或者招致嫉妒。

每天下午四点钟,德罗蕾丝会给埃米利奥做茶点,然后六点钟,埃米利奥开始吃晚饭,她则一个人在厨房站着吃饭,因为她从没有足够的时间坐下来好好吃顿饭。

"埃米利奥,孩子们来的时候你们会一起吃饭吗?"

"不会,我不喜欢在一张桌子上吃饭,我就在床上吃。"

"周末他们会不会偶尔过来叫你一起晚餐?比如'爸爸,来和我们一起吃饭吧'?"

"很多年前有过,但我拒绝了,以后他们就不再烦我了。"

他这种难于亲近的父亲形象,激起了孩子们的反感,继而又让他们不屑。当埃米利奥的疾病让他在情感上和他的家庭成员越来越疏远时,他的妻子和孩子试图把他拉回来,他们竭尽全力想哄他回归正常生活,但后来他们放弃了。

"那么埃米利奥,吃完晚饭后是什么情况?你妻子洗碗吗?"

"哦,不,我们有一台洗碗机。"

"那么谁来收拾碗盘?"

"嗯,她来做。"

"所以她是你的女仆。"

"嗯,我妻子确实把我照顾得很好。这十七年里,我日夜卧床,都是她在照顾我。"这是他的骄傲之处吗?

"你已经在床上躺了十七年了?"

"是的,我在床上躺了十七年。"

"你觉得这能被载入吉尼斯世界纪录吗?"

这实在太滑稽了,我忍不住调侃了一下,但是你不能用讽刺来挑战荒谬的生活。里维拉夫妻需要通过给这种荒唐的生活赋予意义才能捍卫他们的现实境况。人们经常会在生活中构建一些理论来捍卫他们的信仰。生活不一定处处充满意义，我们要从生活中构建意义。

"不行，我还不够资格。"他一本正经地回答道，接着又开始讲述创造世界纪录的种种规则，就好像卧床已近四分之一个世纪是世界上最自然的事情一样。

到底什么事情能惹恼这个男人呢？

这对夫妻似乎是不大可能改变了。埃米利奥并不因为自己的卧床表现难为情，而德罗蕾丝似乎也非常听命于自己对丈夫的忠诚与保护欲。我对孩子们表达了这些意思之后，又补充道："他们太老了，改不了。"

埃米利奥反对道："不好意思，先生，我们不是有意搞成这样的。"

"你们当然是故意搞成这样的，这不是无意识的行为。"

"你说是我做的所有事情？这不是我的本意。"

"这就是来自你们两个人的内心。十七年前你们做了一笔交易，你接受了交易，你就变成了一个无法自理的残疾人，而你太太变成了一个护工。你们这些孩子，则必须要支持你们的母亲，以便她能持续照顾你们的父亲，以此来支持那个荒唐的交易。"

"所以这是她的问题？呃，她对我太上心了。"

"什么？"我问道。他浓重的口音使他说的话听起来像是"太伤心"。

"她对我太全心全意了，"他又强调一遍，"如果她不照顾我，她也会去照顾每一个人。"

"这就是荒谬之处。"我说，为了保证埃米利奥和德罗蕾丝能够理解并认识到这个荒谬之处，我用西班牙语又解释了一遍。

德罗蕾丝用西班牙语做了回答，说自己其实是无辜的，她努力想让他动起来，也期待他能做点儿事，但他仍是卧床不起。她自然只能承担起一切。

"你为什么不请求他帮你？"我问道。

"为什么我要请求他？"

"因为你需要他。"我又转向孩子们说："每个人都清楚爸爸很自私，但就是没人告诉妈妈'你为什么不要他来帮忙？'。"

"是的，"玛丽埃拉说，"他也这样抱怨过。"

"他是一个有荣誉感的男人，"我用西班牙语说道，试图用这个著名的西班牙文化价值观来激发起埃米利奥的骄傲，"他希望能对家人有所回报，但是她从来没给过他机会。"

德罗蕾丝转过身摇摇头，又一次用西班牙语表达了反对："他很自私，很固执。他只做自己想做的那些事情。他从来不听我的。"

屋外的天空忽然放晴了，阳光洒落在沙发背后的墙上，洒在迪翁、玛丽埃拉和拉斐尔的脸上。迪翁眯起眼睛，身体前倾，说道："就在不久前，我因为同样的原因说过她。那天他给自己煎东西吃，她又开始教训他，我就说她，'嘿，你就让他按自己的方式做嘛'。但是没用，他立马撂下不干了。"

一扇窗户被打开了，我们可以感知到这对夫妻互补关系的另一个层面。同时，我也被获准去探究德罗蕾丝在婚姻中的行为表现。

"因为他对她很生气，因为你们的母亲是一位非常慈爱但同时非常有控制欲的女士。"

玛丽埃拉说："这么多年他一直这么说，但我认为他在内心深处也喜欢这样的安排。"

"他很久以前就脱离了这个家庭。"迪翁补充道。

"是的,但是你们看,他喜欢这样的安排。如果站在他的角度来看,可能她也喜欢这样的安排。"这是一句有悖常理的反话。这家人本来认为是埃米利奥的病弱对妻子和家人造成了单方面的影响。

德罗蕾丝看上去既伤心又厌恶,她继续用西班牙语抗议。她一直为这个家操心劳力。埃米利奥有工作的时候,是她在照顾孩子们,等埃米利奥不工作了,她又开始照顾他和孩子们。

"我对爸爸更生气的地方是,"拉斐尔说道,"即使他对我母亲有什么不满,也不应该迁怒于我和弟弟——这完全是两码事。"

到这一刻,他们终于开始能够允许自己质疑母亲这个家族偶像的人性弱点,而拉斐尔正在和父亲正面交锋,直接对父亲进行挑战。治疗室里的战争已经从孩子和母亲联合起来反对父亲,转向一个成年孩子和他父亲之间的论战。

"可是我并没对任何人有不满。"埃米利奥说,看上去既困惑又无辜。这就是弱者不可思议的隐形力量。

"但你对我们做的那些事,我们都看在眼里。"迪翁说道,"老实说,你相当冷漠。"

又是一片寂静。

我不知道这是陷入思考的沉默还是下一步反击之前的暂停。

终于,迪翁打破了沉默,说道:"那我们应该怎么办?我们就让他去哥斯达黎加吗?"

在治疗中,有时你会意识到某个时刻正在证明你的理论或治疗策略的正确性,现在就是这样一个时刻。

"只要你们的父亲让你们相信他是一个需要你们照顾的人,那么你们就和他一样,都被关在这个笼子里。问题是,你们能离开这个笼子吗？我认为你们可以,而且当你们做到的时候,你们的父母——他们两个——都将获得自由。"

我站起来,和他们握手,然后道别。

在我们这次会谈之后,这家人决定:如果埃米利奥执意去哥斯达黎加,那就让他去。他们说:"让他证明一下他能照顾自己吧！"此外,他们认为,让德罗蕾丝休息一下也有好处。于是,埃米利奥去了哥斯达黎加,德罗蕾丝去了玛丽埃拉与拉斐尔的家里。

一回到哥斯达黎加,埃米利奥就被那里灿烂的阳光深深地迷住了。在卧室的阴暗世界里生活了那么多年,五光十色的外部世界让他眼花缭乱,目瞪口呆。在那段时间里,他似乎找回了自己,摆脱了压抑和虚弱,重新开始成为一个能够主宰自己生活的人。接着,他慢慢地适应了光线,他身心放松、神清气爽,寄回家的信字里行间都充满了轻松的味道。

埃米利奥的信中都是令人愉快的家常话:佩德罗做了这个,雷蒙做了那个;这个新添了一个孙子,那个还没有退休。看上去好像他的心脏并没有萎缩,只是以前睡着了。

而在布鲁克林这边,玛丽埃拉却发现自己宽敞的厨房里到处都是婆婆的身影。麻烦从厨房开始了。玛丽埃拉对德罗蕾丝说:"我来收拾厨房,你休息就好了。"但是德罗蕾丝对"休息"这件事毫无概念,于是她就做了自己一直都在做的事情——接管一切。两个女人究竟以谁为主,谁来做帮手？争吵开始了,拉斐尔加入了论战并支持他的妻子,一场不可避免的冲突在母子之间爆发了。

随着布鲁克林的紧张局势日趋加剧，家人开始越来越担心埃米利奥。虽然他的信看上去轻松愉快，但他是不是报喜不报忧呢？他那么粗枝大叶，怎么能保证能照顾好自己的哮喘？在担心了几个星期之后，玛丽埃拉和拉斐尔写信给老人，敦促他回家。埃米利奥非常缓慢地收拾行囊，两个月来第一次隐隐感到腰痛，回到纽约他就躺到了床上。

老年科主任得知埃米利奥回来了，打电话给他提供日间服务，但是埃米利奥说，他感觉不舒服，他要去睡觉，那样他的疼痛会缓解一些。当主任问他是否愿意再见我时，埃米利奥说他会考虑一下，但从那以后，里维拉夫妻再也没有给我打过电话。

在我与里维拉一家人短暂的相处中，我挑战了他们具有破坏性的生活模式，并帮助埃米利奥制造了一段时间去享受童年的阳光。但是家庭中的其他成员出现了矛盾，德罗蕾丝和玛丽埃拉在布鲁克林的一个小公寓里为空间而斗争，需要埃米利奥回到美国结束战斗。于是埃米利奥又恢复他已经扮演了近四分之一世纪的病人角色。

时间和医疗机构共同对埃米利奥病人身份的强调，让这家人一直坚持着他们狭隘的解决方案。在这种方案中，德罗蕾丝的牺牲、埃米利奥的疾病，以及孩子们对父母身陷其中的困境所提供的支撑，缺一不可。他们将埃米利奥的疾病视为他的个人问题。我尝试着挑战他们这个认知框架，并努力将其放在一个功能失调的家庭组织背景之下，但显然收效甚微，也为时已晚。这与他们长久以来对现实的感知太相悖了，他们并没有给我足够的信任去继续探索改变的可能性。我想，在里维拉家族的集体记忆中，我只不过是又一个对埃米利奥毫无帮助的神棍而已。

今天，当我再想起埃米利奥和他的家人时，仍然能够感到其家庭系统中所存在的那股极不协调却又异乎寻常的力量。

## 十三　死亡与猩猩面具

年轻治疗师比较容易回避死亡的过程，但是对我来说，这个过程却并不陌生。当我与临终病人的家属会面时，我所呈现的态度是接受死亡作为人生阶段之一，我们要对此提前做好准备。最重要的是，我希望家人不要在病人去世之前就已经"埋葬"了他或她。我想帮他们把握住当下，把握住留给他们的未来。有时候，人们很容易抓住过去不放，只是为了逃避被死亡阴影笼罩的未来。

卡尔快死了，但他还没有准备好，他的家人也没有。所有人的眼睛都紧紧盯着过去，因为太害怕面对未来，然而他们所能看到的只有那些糟糕的往昔。在既往岁月里，这个肌肉发达、绰号"大猩猩"的建筑工头卡尔，控制并欺凌他的妻子和孩子。他们还没有准备好原谅他，他也没准备好忘记过去。于是他们来找我进行治疗，希望能清算一下这笔旧账。

卡尔的家庭治疗师尝试帮助他和他的家人回顾既往的恶行和旧日的创伤，而作为比这位治疗师大二十五岁的我，使用了不同的方式来处理这个案例。

卡尔是最后一个走进诊室的，却是第一个坐下的。他六十二岁，看上去像某个正在死去的大人物。癌细胞在他体内迅速蔓延，正在耗尽他的生命能量。他看上去疲惫不堪、行动迟缓，每动一步都甚费气力。

家里其他人进来后坐在一起，妻子伊迪丝和两个孩子——艾伦和凯拉。两个孩子都是二十多岁。这三个人在外面走廊上就开始热烈而亲切的交流，声音中还带着一点点紧张。

卡尔和他们分开而坐，他仍然有一副强壮男人的高大身材，但是脸色苍白、皮肤松弛，他凹陷的脸颊、深陷的眼窝、光亮的秃头让他的脑袋显得更大。伊迪丝是一个大骨架、有魅力的女人，有着黑色的短卷发。与其说她漂亮，不如说她帅气。她坐在卡尔对面，旁边是两个挨着坐在沙发上的孩子。

艾伦身材魁梧，身高180厘米，有着和母亲一样浓密卷曲的黑发。他留着小胡子，这让他看起来比他实际年龄更自信。他穿着短袖衬衫和白色斜纹棉布裤。凯拉二十八岁，比她弟弟大三岁，她穿着一件浅蓝色孕妇罩衫，给人的第一印象是个漂亮女人。她一头齐肩金发，面容姣好，但并不温柔也不害羞。

我靠在椅背上说："好吧，那就让我们开始吧！你们想要从哪里讲起？"

凯拉第一个回答。她坐直了身子，直截了当地说道："我们来这里是想相互帮助，也希望获得帮助。"艾伦表示赞同，说："我们非常亲密，但我们都很情绪化，有时候会发生冲突。"当我让他具体谈谈时，艾伦却支支吾吾起来："呃，也没有什么特别的，我们只是，你知道，偶尔会有些误会什么的。"艾伦和他父亲一样都是大块头，但他却有些焦虑，目光警惕，就像一只提防着危险降临的小动物，不知道麻烦会从哪个方向来。

我对艾伦继续追问，他开始抱怨他的母亲是个"控制欲极强的祖母"，不停干涉他的孩子。

"他毫无耐心，"伊迪丝说道，"他不敢怨恨爸爸对他说的那些话，但如果我对他哪怕稍微说几句，比如'你看孩子是不是想吃饼干了？'他就对我牢骚满腹。都是些鸡毛蒜皮的小事，他就是讨厌我，也许这就是当妈妈或者当女人的宿命。"

"不，不，我没有讨厌你。"艾伦坚持道，"我只是觉得沮丧，你总是不停地谈论孩子。根本没必要如此……紧张，你就让孩子顺其自然嘛！"

儿子怨恨母亲干涉自己生活的故事并不少见，但我清楚这个故事不是眼前这个家庭的问题所在。这只是一张名片，他们在试探我，先给我打开家里一个凌乱的房间，看看我会如何处理这些混乱。

卡尔僵直地坐在那里，不安且痛苦。他穿着一件黄色高尔夫长袖毛衣，衬得脸色更加苍白，一看就不是最近在户外打高尔夫球的人。当我问他对儿子的抱怨有何感想时，卡尔回答说，看到艾伦对他妈妈发火，这让他觉得很难过，但艾伦说的确属实，她对艾伦就像对一个小婴儿。接着，他把话题转到了自己身上，用低沉粗哑的声音缓缓说道："有时候我会大发脾气，摔门而出。我的问题就是脾气太糟糕了。"坏蛋一号出现了。

"我曾经非常非常愤怒，满嘴脏话，很粗俗。我在一个采矿营地长大，然后进海军服役，退役后又和一群建筑工人混在一起，所以我成了个泼皮无赖。"

凯拉、艾伦、伊迪丝都表示赞同：他们一直都怕他。

"那么你呢，伊迪丝？"我问道。

## 第五章　年华老去

"哦，不，我不会和卡尔起冲突，我尽量控制自己。"伊迪丝说道，声音有点儿颤抖。

"最近不太好吗？"

"最近？没有。现在让我谈论卡尔的愤怒，我会觉得很烦。我总是试图为他找理由。"伊迪丝回忆起过往岁月里那些尖声高叫和激烈指责，百感交集。

这仍然是这个家庭故事的官方版本，他们给我讲了他们所认定的真相。每个人都同意来这里是为了治疗，为了解决问题。"我是个无赖。"卡尔说。我喜欢他这个表达，我也喜欢这个男人。他知道自己快死了，其他人也都清楚。那么他们为什么要谈论他的愤怒呢？可能卡尔的愤怒确实非常吓人，但现在开始关注这个的意义是什么呢？

卡尔现在说话还是很幽默，我看到的却不止于此。在我看来，这个男人的生命力显然正在委顿。他坐下来的动作非常缓慢，像一个已经垂垂老矣的人。他皮肤松松地挂在身上。这个"大猩猩"快要死了，但是这个家庭想保留住他们对他的印象，也许这个大猩猩的愤怒就代表着心跳的节奏。

现在，会谈已经进行了十五分钟。不管用什么方式，我决定下一步开始挑战这个家庭对既往的看法。我要帮助他们构建未来，而未来必须建立在一系列对过去和现在的看法之上。

我转向卡尔："你是一个苛刻的暴君吗？"

"据他们所说，我肯定是。"他现在要面对的事情之一就是，在他随心所欲的那些年里，家人都恨他。"我当时并没有意识到，我父亲过去经常醉醺醺地回到家，冲着扇我妈妈耳光，然后摔门离开——我不知道他是否在外面乱搞，但很多男人都是这样的。他们会把钱花在城里某个女人身上，或者加入一个乡村俱乐部，但家里的孩子们却没有鞋子穿。我不想像他们那样。我想，如果我晚上待在家，不喝酒，陪着孩子，对妻子忠诚，给他们买那些我从来没拥有过的好东西，那么我觉得我就是一个好父亲。但事实上，我却在虐待我的孩子们。"

毫无疑问，卡尔是一个苛刻且愤怒的父亲，但"一个恶棍加三个受害者"的故事太片面了。生活通常比这个复杂得多。另外，伊迪丝看上去也不像那种典型的受害者女性。她充满生机与活力，也是个高大的女人，说话直言不讳，也不惧表露情绪。今天她穿了一件鲜绿色的毛衣，搭配一条宽金链子。如果这个家庭有个领导者，那似乎应该是伊迪丝，可是她的孩子们却觉得有必要保护她。我想看看能不能把焦点从卡尔的各种问题，扩大到一对父母和他们孩子在玩的一个复杂游戏。

"你怎么会被这个家伙吓倒？你看上去是一个很有力量的女性。"

"我是有力量，但卡尔比我更强壮。就像每个人都说，'她打理生意、收拾房子、照顾孩子，承担所有的事情'，接着他们说，'但是他管着她'。确实如此。"

"他是怎么做到的？"

"嗯，我猜是用他的愤怒。"

会谈就这样持续了一段时间。我提出质疑，尝试引入一个新的视角。伊迪丝、艾伦，然后是凯拉，他们似乎也都准备从这个新的角度审视自己，但是习惯性的反应又很快占据上风："我猜是因为他的愤怒。"

我试探着想看看卡尔的感受是不是比这个家庭故事的官方版本

更人性化一点，我说："你感觉到自己的权力了吗？"

"没有，但我确实是个比较严厉的监工。我肯定做了很多错事。"

"那么，伊迪丝是怎么变得这样能干，还如此有管理能力的呢？"在他们要堵住这个缺口之前，我尝试着继续扩大它，让他们了解我是如何看待这些局面在家庭中的存在方式的，同时揭晓我的意图。"一般家庭中都会有很多错误看法，他们把这些编成故事，且深信不疑。我的工作就是帮你们审视这些故事，看看是否还有更复杂的层面。"

我很高兴现在不必回避这个目的了，可以通过不同的方式来挑战他们对自己家庭故事的信仰。

接着，我对伊迪丝说："在我看来，你是一个非常能干的人，我对你的第一感觉就是你很有能量。"我想让她思考一下我说的话，而不是急于和我争论，于是我迅速转向了孩子们，说："怎么样，在这么两个异乎常人的父母身边长大是什么感觉？"

"他十分固执。"凯拉斩钉截铁地说，"偶尔他会想想别人说的话，但过不了多久他就会说'简直胡说八道！'"

"你认为母亲有没有影响你的父亲？"

"没有。"

"哦，所以他真的是很执拗啊！我很好奇，你说他非常强大，任何人都无法改变他，但你知道吗，我从来没见过这样的人。"

"他太冷漠了。"艾伦说。和姐姐不同，他的语气中带有一丝紧张和祈求。"跟他说话就像是我在自言自语。我是希望能跟他好好沟通的，但过不了多久，我就会觉得，这有什么用呢？可我从未停止过努力。我这一生中最想要的东西就是父亲的认可。"

"他这么强势？"

"简直就是不可能的任务。我们曾经开玩笑说：'没事的，艾伦，别担心，没关系，只要自己觉得完美就行。但这根本不好笑。'"

我要如何回应这种来自生活的指控？艾伦渴望来自父亲的尊重。这种求而不得的情绪打动了我，我想回应他的需求，但我清楚这只会是一种干扰。

这一系列令人伤感的对既往的控诉，只是让"大猩猩"活下去的一种方式。

"你们见过大猩猩吗？"我问。

"见过。"伊迪丝、艾伦和凯拉异口同声地回答。

"你们一定知道大猩猩是素食动物，他们只是喜欢虚张声势。"

伊迪丝仍然在坚守自己的地盘，她反击道："那你有没有遇到过那种发疯的大猩猩，和它对峙？"

我没有尝试与她争辩，而是再次转向孩子们。"我不认为这个家庭故事是卡尔一个人书写的。我觉得剧本也有伊迪丝的贡献。她是合作者。卡尔内心其实充满了软弱和不确定——就像我们其他人一样，那么伊迪丝是如何写出她那一半故事的呢？"

凯拉说："她总是让我们乖一点儿，安静一点儿。"

艾伦接着说："爸爸从不跟我聊天，我也没有机会跟他争论。我们之间没有沟通，一直都是妈妈在传递信息。"

"其实我很喜欢听故事，我对家庭是如何创作那些故事的非常感兴趣。而你，伊迪丝，就是那个讲故事的声音。他，是故事中的暴君，总是需要这位强大的女士充当调解人。所以，大猩猩是你们四个人一起豢养的一个幽灵。"

一段长久的沉默。

我缓慢而平静地对艾伦说："我认为你欺骗了你的父亲。孩子们其实可以教育他们的父母——挑战他们、扩展他们的生活。你对妈妈是这样的，但你对父亲就不是。你改变了妈妈，因为你能和她讨价还价、跟她生气、沟通，但我认为你没有这样帮过你的父亲。"

孩子们对父母也具有影响力，这种观点总会让人愕然。但如果想让卡尔变回人类，我就必须说服家庭其他成员相信自己有帮助卡尔的能力。这只"大猩猩"是他们制造出来的，当然也可以由他们来解构掉。

"我尝试过，"艾伦说，身体前倾，"我一直在努力，但是当你的努力得不到任何回应，他总是打断你的话时，你还怎么能向他说心里话呢？"

"你们能怎么帮助父亲？"

艾伦还在思考，但凯拉已经想好了答案。这两个人就像是一对摔跤选手。"在过去的一年里，我没有按照他的规则来，而是直截了当地告诉他我的感受。如果他不满意或者恼火，那他就得自己处理。如果他做了让我不高兴的事情，我会直接对他说，'听着，如果你非要这样说的话，我就没办法再和你讲下去了。'他就像个两岁的孩子，你得教他知道，有些事情在你这里行不通。"

"我搞不懂为什么会这样，我们曾经那么亲密。"卡尔说道。他就像一个天真的摸不着头脑的父亲，面对着已经不再是小孩子的女儿。

凯拉试图反抗她的父亲是一个开端，但她采取的主要形式是斥责他然后挂断电话。当凯拉告诉我这个改变的时候，她是一个非常有力量的二十八岁女性；但当我让她和父亲谈谈时，她却变成了一个愤怒又害怕的青少年。

"有件事让我有些困惑。刚刚你爸爸回应你的时候，你的声音开始有些犹豫。他只是说了几句话而已，这是怎么了？"

"我想我还是有点儿怕他。"

"但是你已经二十八岁了，你完全可以和他交谈。请继续，不要放弃他。他需要你，你能够帮他的。"她还是在为自己找理由辩解。我说道："你为什么要按你妈妈的游戏规则来呢？当他根本不可怕的时候，还要怕他？他想要的只是你的认可，而你现在还在用你妈妈的方式对他。"

就像我对艾伦的那样，我尝试着帮凯拉直接挑战她的父亲。我知道我那样说对伊迪丝不公平，我那句"妈妈的游戏规则"是带着指责性的。但是，随着会谈中的剧情步步推进，到目前为止，我已经成了这个家庭中的一员，虽然我们的共同生活历史只有一个小时。另外，我喜欢伊迪丝，也完全相信她能够理解我是代表所有人利益的。

父亲和女儿谈了一会儿，期间没有抢白，没有走神，没有压抑的怒火。女儿告诉父亲她只能做她自己，大家必须诚实面对一切；父亲告诉女儿，他想要的就是她能幸福。这是一个甜蜜的时刻，一个用爱来交流的时刻。

然后凯拉开始谈论她的母亲："妈妈总是让我们每天都如履薄冰。她觉得这样子大家的相处就会容易一些。我有段时间以为，如果我能做到完美，那么妈妈的人生就会轻松一点儿。"

伊迪丝俯身向前想要开口。我转向她说："你做的也没错。如果我不得不面对一只愤怒的大猩猩，我不会激怒他；但是如果我和大猩猩生活在一起，看到了他的弱点和痛苦，在某些时候，我就不会那么害怕了。在这些年里，当你知道卡尔在很多地方都很自卑的时候，你又是如何还能持续地害怕他的呢？"

"哦，我在一个暴力家庭中长大。我父亲非常严厉。我们都很怕他，没人敢反抗他。"

透过窗户，你可以看到初秋午后仍然炙热的朦胧阳光，而在凉爽的空调房内，我们却一起讨论着这位父亲的原罪。几个人坐在那里，与外面午后的闷热隔绝。荧光灯管"嗡嗡"作响，我们一无所获。此刻，我们本可以在任何地方，但我们坐在这里，每个人都在忙于回忆，相互指责。他们还是孩子，他仍然是父亲，碍事的父亲。

他们就这样反反复复地努力想证明卡尔就是一个不讲道理的怪物，而我一直在试图证明他们错了。他们会倾听我的观点，但一旦其中某个人因为保持对这个家庭的片面看法而受到指责时，那个人就会跳出来证明是我错了。我觉得自己就像堂·吉诃德，只不过我不是在和风车战斗，而是在和回忆战斗。我希望他们母子三个不要再觉得自己那么无助，不要再觉得这么多年一直被一个强大而愤怒的人欺负。如果他死了，他们要如何安置自己？从现在到那一天，他们又要如何安置自己？

凯拉说到一件事。高中时代，她在一次话剧表演中没有得到自己心仪的角色，失落至极，冲动之下，她走进浴室吞了一把阿司匹林。她想让父母知道她有多不开心，但后来她害怕了，告诉了她弟弟，弟弟又告诉了父母。"你知道他做了什么？他表现得非常厌恶，说'如果她真的那么蠢，那就让她去死好了'。他执意让妈妈陪他一起出门。她很清楚妈妈担心我，但他就是要让她离开我。"

"那么她离开了吗？"

"当然，她只能那么做。"

"如果是你的女儿发生这种事，你会离开吗？"

"哦，不，我会陪着我女儿。"

"那为什么你只生爸爸的气，不生妈妈的气？在你看来，只有一个坏蛋，一个霸道的人，其他人都只能听命于他。其实不是这样的，这个故事里至少有两个人。"

我感觉凯拉提及的这件事给了我一个机会，让我有途径可以证明我对他们家庭故事的解读。当凯拉说"我会陪着我女儿"时，她就像我的拍档，给这个故事带来了更复杂的层面。但是现在回想起来，我发现自己开始迷恋起我的故事，被它所困，强迫其他人跟随我，却没有注意到他们的勉强。

当这次会谈接近尾声时，我继续重复并强调我的质疑："每个人都在关注如何改变这头怪物。"艾伦插进来说："他不是怪物。"我接着说："但这里确实有一头怪物——就是这段婚姻，他们无法改变的关系，就是一头怪物。因为他们在一直在维系着这个状态，似乎这是不可改变的。事实上，这是可以改变的，哪怕就是现在。"

艾伦是最愿意接受我对这个家庭故事进行修订的人。他似乎很高兴能和父亲培养出一种崭新的、更加开放的关系。当伊迪丝对卡尔是否会接受儿子所提出的改变提出质疑时，艾伦回应道："我并不是要改变他，或者开始指责他之类的。我的意思是我可以改变我们之间的关系，开始和他更亲近一些。"

第五章　年华老去

　　凯拉似乎也欢迎改变的想法。从她自己的角度来说，就是继续反抗她的父亲，不接受他的恐吓和盛气凌人。

　　在她准备好以更具人性、更平等的方式来看待父女关系之前，凯拉似乎需要经历一段愤怒的任性期。对父母发火也许是我们修正过去的一个必要阶段，就像一个成人礼。

　　伊迪丝则不太愿意接受这个故事的新版本。她继续争辩道："卡尔是不可能改变的。"为什么她会比孩子们有更大的需要来抓住那个旧版本的故事不放？她是不是在否认她也应该为这个家庭的不幸负责？或者，她只是比其他人都更明白，对过去的修正会让他们直面一个她并不想见到的现在？

　　会谈接近尾声时，每个人都在打趣各自版本的"家庭故事新编"，会谈在善意的玩笑中结束。他们同意两天后见面进行第二次会谈。到了该走的时候，最后一个离开的卡尔逗留了一会儿，他走到我身边，搂着我的肩膀，平静地说："谢谢，非常感谢。"

　　因为第一次会谈结束时呈现的良好气氛，所以当凯拉、艾伦和伊迪丝先后打电话给卡尔的医生，说他们不想再来参加第二次治疗时，我感到震惊和极度失望。我羡慕起作家轻松的生活：为什么我的故事角色就不能配合我呢？

　　我自豪于自己能够融入前来治疗的家庭，这是我三十多年来与数百个家庭一起工作所培养起来的天赋。我是一个已经做过几百次家庭的"Uncle Sal"[①]，为什么还需要卡尔的医生打紧急电话才能让这家人回来继续第二次治疗？

---

　　① 俚语，形容一个让人又烦又爱的亲友。——译者注

·299·

这家人回来只有一个目的：证明我错了。身着黑衣的卡尔开始说道："为了保护我的家人，我打算让你看看你错得有多离谱。你现在看到的我是一个衰老干瘪的老头，马上就要死了，但我给你看些照片，它们可以证明我就是让家人害怕的大猩猩。伊迪丝没有编造故事，那都是真的。"

然后他拿出一个牛皮纸袋，里面装着两张镶了框的照片，小心翼翼地用纸巾包着。照片是卡尔当选地区摔跤冠军时拍的旧剪报，也就是"当年的大猩猩"：那是一个大块头的强壮男人，肌肉发达，目光凶狠。

这些照片确实让我印象深刻。当我仔细端详这些照片时，卡尔说话了，声音轻得要靠得很近才能听到。"这就是他们不得不面对的，一个110公斤重的男人，他清楚自己在做什么，也清楚他完全做得到。我不怕任何人，如果被惹到，我什么都敢做。"

卡尔描述了他是如何用摔跤来惩罚孩子们的。他慢慢地站起来，也叫我站起来，说："我让你看点东西。"我有点儿紧张，但还是站了起来。"如果我弄断了你的胳膊，我会赔偿的。"他向我保证。为了能够揭开"大猩猩"的面具，我把自己交给了这只"大猩猩"。

我本来是可以选择用传统的应对方式来进行自我保护的，比如我可以说："告诉我你想做什么？"这完全是一种可接受的回应，毕竟，治疗是一种"谈话疗法"。但我没有这么做。卡尔是在捍卫他的家人，而我必须相信他。

令人惊讶的是，这个动作缓慢的老人抓住我的胳膊，很快就让我痛苦得龇牙咧嘴。几乎出于本能，我的反应就像一个被压迫者，"呜呜"叫着向胜利者屈服。卡尔立刻放了我。为他的家人而战，卡尔赢了。他们是对的，我错了。

我受到的伤害与其说是对我个人的攻击，不如说是对我思想的反击。治疗师都是纸老虎，唯一的权力在于其思想的说服力。来访家庭授予了治疗师这种权力，也完全可以在他们认为治疗不再有用的时候收回。我感觉很不舒服，坐回到椅子上，试图让自己看上去不那么脆弱。我放慢呼吸，努力放松腹部肌肉，努力让自己的坐姿显得淡定。我避免目光接触，并且开始回顾之前的一些议题。谈论过去总是缓解当前紧张局势的好办法。

凯拉讲述了她是如何遇到并嫁给了一个比利时男人的。他几乎完全不会说英语。她讲了这个欧洲男人是怎么来到她父母家和她一起生活的。因为不熟悉这里的语言和文化，她得处处为他考虑。她的家人都是坚定的"基督教科学派教徒"，而他仍然整天抽烟喝酒。

"很有意思，"我说。接着我问凯拉，"那你父亲对他做了什么？"

"什么也没做。"

"那他对你父亲做了什么？"

凯拉有些迷惑地回答："也什么都没做。"

"我认为不是，"我说，"我想他是带来了一些改变的。"

沉默片刻，卡尔说道："适应他的生活方式是很不容易的。他喝酒、抽烟。我们的信仰是不认同这些的。他是个很不错的厨师，却喜欢做鱼。我讨厌鱼。一进厨房，那些收拾鱼剩下的垃圾臭气熏天。炉子上有一口大锅，里面煮着鱼，那些鱼抬着脸眼睛盯着我。但不管怎么说，他是个好孩子，凯拉爱他，我们也爱他。"

"艾伦，你的婚姻也给这个家庭带来什么改变了吗？"

艾伦说："我总在把我们家'带入歧途'。"大家都笑了。凯拉靠过去吻了吻他的脸颊。他们对这个家庭的触动很多。"不，其实不是的。"他说，"你知道吗，我结婚的时候，我和父亲刚刚大吵了一架，正在冷战。我们不跟对方说话，我甚至不确定我父母是否会出现在婚礼上。我父亲说我在那个时候结婚是一件很蠢的事情。我还没有稳定的工作就被赶出了家门，而且马上要结婚了。我得做一个重大决定——是逃跑，还是就此安定下来完成一个承诺。最后我决定做出承诺。她是我心爱的女人，我要为此努力。"

此刻我们已经从与卡尔激烈的交锋转移到了更为中立、平和的领域：凯拉与艾伦的婚姻。另一些人物和情节上场了。这家人已经重新给予我提问的权力，同时，我也更加不带偏见地认真倾听。我知道当你已经在几百个家庭中看过同样的场景，你会变得有点不耐烦：之前已经听过几百遍这样的故事了，快点儿继续下一个吧！不，这个故事不同于你听到的。它们不一样。

我向前探了探身子问艾伦："我想问一下，在你家人撰写的故事脚本里，你喜欢他们写的关于你的那一章吗？"

"呃，我不知道。我真的不知道他们会怎么写，真的。年轻的时候也许我会比较确定，他们会觉得我太野，他们不喜欢我天天在外面晃荡，很晚才回家。"

艾伦还记得曾经他父亲那种审视的目光如何刺痛了他，他很想和父亲谈谈，但又不知从何说起。卡尔也想起了那些年里艾伦对他满不在乎的样子，他也很想和儿子交谈，但同样不知道该怎么说。

我转向凯拉问道："你是怎么决定离开的？"

"我丈夫是一个布景设计师。他真的很棒，只是这里没有适合他这种专业水平的工作，他们付不起他的薪水。我曾经想过留在这儿，因为我父母都在这里。但我们得在全国各地来回跑，想办法提高我们的收入，一步步发展。"

"当你离开的时候，你有担心父母会怎么样吗？"

"是的，我担心。"凯拉感慨地说，"我非常担心，我觉得自己有责任。我想也许我能通过某种方式改变一些东西。"

"你想如何改变？改变什么东西？你是想保护你的母亲吗？"我现在非常谨慎，担心自己再次陷入危险境地。

"是的。"

"你想要如何保护她？"

"让爸爸高兴，保持局面平稳。"

"听起来不容易。"

"很难，我放弃了。"

接着，她又谈到了这些年来她在家里如何扮演一个好女儿、和事佬。她说上次咨询结束后，她尝试和父亲开诚布公地谈谈，最终以一场大吵结束。

卡尔回应道："是，她说，'爸爸，你是个骗子！'我听了很沮丧，也很生气。"

我对凯拉说："你来到这里是想改变和父母的关系。你是一个成年人，可以爱你的父亲，也可以和他有不同意见，不用非得有你母亲的支持。那么昨天发生了什么？和他谈谈吧。"

凯拉把她的座位转向她父亲，说道："我已经有一年半没回家了，所以我和你之间经历的一切都已经很遥远了，也时过境迁了。我知道我应该更成熟一些。我本来想说的是，在第一次咨询时，那些过去的事情都被歪曲了。"然后她转过身来，从我的眼中寻找理解:"但当我和他说这些时,他的眼睛就像这样看着我(怒目而视),所有那些往日的感觉都回来了。"

卡尔插嘴说道:"但她是对的,我错了。我真的忘记了。她搬走时我确实很恼火。我觉得本来一切好好的,不明白她为什么要走。"

凯拉离开家,是为了摆脱这个家庭中的一段三角关系,这段关系阻碍她成为一个独立自主的人。但当时她并没有过多地思考这个问题,她只知道自己必须离开。结婚之后,她短暂回家住了一阵,就和丈夫搬到了很远的地方。从那时起,她就开始变得极度抑郁。上次咨询结束后,她试着想把这一切告诉父亲,却引发了一场愤怒的争吵。她努力想让他明白,这个家对她就像一个陷阱,她必须搬走,然而他感觉受到了攻击,火冒三丈并开始进行自卫。他们吵了起来,凯拉当即要离开。但伊迪丝和卡尔谈了谈,让他冷静下来并向女儿道歉,凯拉又留了下来。

这并不是什么出人意料的事情。事实上,这完全是可预见的。上次的咨询质疑了他们提出的家庭剧本:一只自私、愤怒的大猩猩,一个需要成为冲突缓冲区的具有保护欲的母亲。但这家人很快又重新上演了这个旧剧本。官方版本得到了强化,而治疗师所提供的另一种剧本选择,被贬低为好心但幼稚的虚构作品。

我转向卡尔说:"你觉得现在和艾伦对话,还需要伊迪丝帮忙吗?"

"不需要。"

"和女儿凯拉对话呢?"

"也不需要。但就像我说的,那天她帮我了一个大忙,因为我真的忘了以前都是什么样子了。凯拉和我们住在一起的时候,我一直觉得非常美好，我以为我们很幸福，然后她就离开了。接着，忽然之间我就听到原来自己是个混蛋。我努力过，其实我一直都想亲近孩子们。"对卡尔来说，女儿的行为就像一门外语一样难以明白，让他理解她就像让他说某种比利时方言一样困难。现在回想一下，他知道自己错了，但也只能吞掉自己酿下的苦果。

艾伦说："我小的时候，你那么固执，一切都必须做到完美。我打扫房间或者做了些什么事，你就会说'得了，要做就做好'。我从未得到过我需要的赞美或者肯定。"和他父亲一样，艾伦也经常容易被轻视，但他不会像父亲那样愤怒地回击。他对攻击只是忍气吞声。

伊迪丝说："我只是想让他们爱自己的父亲。"

"嗯，我知道你想让孩子们爱我，"卡尔说，"我也知道你想让孩子们尊重我，我知道你觉得你得在……一只大猩猩和他的孩子们之间做好调解人。"

艾伦接着说："妈妈，如果你不想我们害怕他，为什么还总是说'嘘，你爸爸会这样，你爸爸会那样'？我们家就像个闹鬼的房子，处处充满恐惧。"

卡尔欲言又止："如果伊迪丝犯了什么错……她也不是故意的。"他的眼中盈满了泪水，低下了头。艾伦伸手搂住父亲的肩膀。卡尔说："她做这些事都是出于爱。"

接着卡尔用手背擦了擦眼睛，说："他们是我们的全部世界，当我们发现——或者说是我发现——我做了太多错事时……感觉已经无法弥补了。"他说不下去了。

现在，他就要死了，已经没有未来了，他才开始学习为人父母最难的一课。他才了解到孩子们永远不会原谅的事情：漠视，缺乏欣赏，从不以孩子为骄傲，嫌弃一般的严苛的指责，还有在放手与控制之间拿捏不好分寸。这些怨恨和愤怒在孩子的记忆中会非常突出，而父母那些敞开怀抱的爱却因为其持久和牢靠，反而被孩子们熟视无睹。

伊迪丝肯定了卡尔所说的话："除了自己和孩子们，我们从来没有什么家庭以外的朋友。"

凯拉原本想靠回沙发休息，听到这里，她忽然坐起身子说道："我过去也没有朋友，但是现在我有了，而且他们对我来说很重要。以前，每次我遇到麻烦，我都会打电话给我父母，但现在我不会，哪怕有时候我仍想求助于他们，我也不会。我会打给我的朋友们或者和我丈夫谈谈。"

我说："成长的迷人之处就在于发现你一直觉得关闭的门，其实它是打开的。"

另一个故事正在浮现：关于爱、保护和亲密的故事。这似乎是一个还没有结局的故事，里面写着对归属的渴望、笨拙的情感、压抑的拥抱。如果对这个故事视而不见，它仍会被作为谈话的一种弦外之音存在着。但是，一旦我聚焦于它，它立刻变成了对官方故事版本的一个挑战。

凯拉反驳说："我告诉你，它没开！"停顿片刻，她接着说："门是开着的，但我必须要冒着很大的风险，因为这会惹他生气，他根本无法理解。"

听到这里，我站起来走到卡尔坐着的地方，对凯拉说："你知道吗，当他抓住我的时候，我感受到了他的力量。但是我也听到，对他来说，你和他之间的关系是非常珍贵的，所以从这个角度来说你也能威胁到他。"

"呵呵,"凯拉说,"我爸爸只喜欢那种善良的、可爱的、温顺的女人——"

我插了一句:"你从哪里了解的这些?"

"我不知道。"

我微笑着指向伊迪丝:"是这位善良的女士教的。"

凯拉和卡尔异口同声地回答:"不是。"伊迪丝狠狠地瞪了我一眼,说道:"先生,你大错特错了。在我认识他之前,他就是个暴躁的人。"

每个人都绷得紧紧的,我的胃也抽作一团。本能告诉我现在应该撤退,但我忽然意识到伊迪丝此刻对我直言不讳,她对卡尔却做不到。对她来说,自我确认只能来自强烈的愤怒,接受她的这种个性对挑战她和卡尔之间的关系很重要。于是我深吸一口气,一丝笑容浮现出来。

"我喜欢你这样,我喜欢你维护自己的方式。"

"很好,"她说道,看起来既生气又有点儿开心,"我还可以变本加厉。"

凯拉和艾伦都笑了。

"我知道我错了。我喜欢你刚刚对我发脾气。你能这样对待卡尔吗?"

"可以,我现在比以前好点儿了。我会像刚才那样直截了当地和卡尔说话,可我不会说任何他不想听的话,但是我可以对你畅所欲言。"她的能量正在流动。之前我激怒了她,她感到被指责而恼火,对我直言不讳。她会被卡尔的愤怒和无助吓倒,但对我,她并不会。此刻,既然之前已经反驳了我,她索性变得更随便起来,"你可能是一个有智慧、受过教育的人,在你的领域里出类拔萃,但你吓唬不了我。"我是一个她可以勇敢反抗的论敌，这对她来说是一次崭新的体验。

伊迪丝面对着我，讲述了她那严厉苛刻的父亲。"他是一个西班牙裔骑手，喜欢到处鬼混，当然不只是和马在一起。他在我妈妈十五岁的时候娶了她，当时他二十六岁，他让我妈妈一辈子都像个小女孩一样害怕他。我也嫁给了一个同样强壮的男人，我想我需要这个。但现在我自己就是一个很能干的人，我能做很多事，这不需要时代来告诉我。"

我转向卡尔说："卡尔，你的存在让伊迪丝非常容易地接受了我，而且不受我的看法所左右。"

"我喜欢他叫我名字的时候，"伊迪丝说，"这让我仿佛回到了从前。听起来就像我爸爸的声音，真的。"

伊迪丝想起了自己的父亲，而我想起了内森·阿克曼（Nathan Ackerman）①。他经常遇到这种调皮的、带有一丝挑衅的来访者，他称之为"防御式挠痒痒"。我也注意到，正是伊迪丝诚实地表达了愤怒，才释放了她温暖（和不那么温暖的）的回忆。

我对卡尔说："为什么她需要对你收敛起这种态度呢？"

"现在回想，我觉得她确实很怕我。她害怕那只大猩猩。"

在我接受了她的挑战，也接受了她对自己的挑战之后，她更加信任我了。伊迪丝在我这里感觉到了被认可，于是她用挑战我的方式作为模板，去要求卡尔应该更多考虑她的需要。卡尔对盟友的忽然转变感到困惑，但我觉得一切都走在正轨上。在紧张的治疗过程

---

① 美国精神病学家、精神分析学家，家庭治疗领域最重要的先驱之一，也是婚姻咨询方面的专家。——译者注

中，卡尔、伊迪丝和我形成了一个有机的三角形关系，我和他们每个人的关系都影响着他们看待对方的方式。更重要的是，我感觉这个三角关系在我的控制之中。

凯拉不想这么容易就放弃。每个人创造了自己的过去，并依存于那些过去而活在当下。我在为改变而战，但他们在为捍卫过往的经历而战。凯拉想让我明白，她的父亲是那种对女性极不尊重的人。她脱口而出："医生，你不知道那些话有多肮脏。死婊子、蠢婊子、淫荡婊子，还有野婊子，总之就是一群婊子。这就是我们人生中听到的所有称呼。"

卡尔低下头，安静地回答："那是在他们小的时候，我没有意识到……"

"可另外一面是什么样子？"我问道，"他也有爱她的那一面。"

凯拉说："那是因为她对他言听计从，她总是按照他想要的方式行事。"

"我想他错过了很多。"我回答道。

卡尔说："我明白，我不知道自己还剩下多少时间。"伊迪丝握住了他的手。卡尔慢慢地说道："大猩猩不见了。"

接下来，我们一直在为之努力的一个时刻到了。这是家庭中时不时就会出现的局面：当有人说了些什么时，一切天翻地覆。这一刻从卡尔开始，受到我与伊迪丝结盟的刺激，他开始质疑她向我描述的那些画面。

卡尔以一种低沉又痛苦的声音说道："我一直无法理解为什么人人都会怕我。当她在我们结婚三十二年后告诉我，'我一直都怕你'时，就像有人说，'你的整个人生不是你以为的那样，都是假的'。"

这一刻，伊迪丝很难不去安慰他，但她这次想用不同的方式。"我一直没有告诉你，是因为你根本不会容忍我说这些。"接着，她提高了声调，开始释放自己愤怒的分量。

"我们在一起三十二年了，我都快窒息了。我告诉你我不想和你一天二十四小时都在一起，你就认为我是不爱你。三十二年，我真他妈受够了！你想知道我为什么有幽闭恐惧症吗？因为你总是'那么敏感'——你只对你自己的需要敏感，从不关心我的需要，你从来都没有像我关心你那样关心过我！"

卡尔平静地说："我一直不知道你是这么想的。"

"他们让我跟你谈谈，那我就好好谈谈吧！"伊迪丝哭了起来，但仍继续说下去："我希望我们能在一起，不管是十分钟还是十年，我不想继续搞砸我们剩下的时间。我想我们能在这里重新开始，真的。我不想回到家后，你觉得我是因为你生病了才说这些话，我想诚实地面对你。"

伊迪丝和卡尔又谈了十分钟。她讲到想偶尔有一些自己的时间时，卡尔转向我，微笑着说："你看，我就不理解这个。我想和她一直在一起，我喜欢她。"伊迪丝说："你看着我。"她的语气中流露出一丝权力的转移，将她和他从旧的不平等关系中解放了出来。这种权力的转移使得他们能够渐渐接受卡尔的死亡。"如果我某个时候不想和你在一起，你就会把这当成一种侮辱，当成我不爱你。"卡尔回答："是，我也要改变这种想法。"

我对伊迪丝说："如果没有你的帮助，他无法改变，还是会重蹈覆辙，因为他喜欢以前的方式，但是这不公平，所以你需要做你该做的事情。"

在这次会谈接近尾声时,我总结了一下我所认为的治疗主题。我对卡尔说道:"你需要接受你还活着,她也需要接受你还活着。"接着我对伊迪丝说:"你要让卡尔相信你接受他现在的样子。我觉得这并不容易。"

伊迪丝动情地回答道:"我知道。我已经做错了三十二年,去接受他之前的样子。如果他能改变,那我会努力接受他现在的样子。他不再是大猩猩了,我想这并不意味着他死了。也许之前我们以为让过去活着,就是让他活着。"

卡尔和我谈到了年轻时那些破灭的梦想。我回忆起自己还是一名跳远运动员的学生时代。甚至在不再跳远后,我的脑海里依然会浮现自己跳跃的画面,直到我意识到这个梦想真的破灭了。卡尔反驳道:"在我的一部分意识里,我仍然是大猩猩,而且我需要保持这个大猩猩的面具。因为如果不这样,我就得承认自己正在死去。"

九个月后,我收到一张卡片,上面写着:"这段时间是我们一生中最美好的时光,伊迪丝偶尔会借用大猩猩面具。"又过了半年,伊迪丝成了一位寡妇。

# 后记　沉默之歌

我们的文化需要吟唱这样一首歌：一首关于如何处理关系节奏的歌，一首人们能够丰富和拓展彼此的歌。日常的嘈杂纷乱常常掩盖了促进人们共处的和谐之音，而正是这样的歌能够加强人与人之间的相互适应与支持。

我们生来就有协作、适应与互利互惠的能力。每个新生儿对母亲的声音和动作节奏都有着很好的感受性，同时，婴儿的需求反过来又会唤起母亲一系列的同步反应。父母与孩子在无数生活细节中定义彼此，那些细节通过彼此之间精确的化学反应来相互适应。需求引发回应，回应反过来又引发更深入的需求。这一持续过程中最异乎寻常的地方，就在于它是如何自动发生的，这就是属于生命的沉默之歌。

我们之所以需要在文化中强调这个合作过程，是因为我们通常只注意到互动中的差异与不和谐之处。我们总是纠结于关系中的坎坷和困难，过于把和谐关系视为理所应当，而忽略了能让家庭融洽的那些相处模式。但这些相互合作的潜流在所有家庭中都存在，是我们作为家庭成员自我体验的一部分。小孩子会很自然地说："我属于爸爸妈妈。"对于成年人，这种处于家庭中的自我感受是忠诚于这个家、对家人负责、包容差异、享受成长，以及努力避免伤害。

## 后记 沉默之歌

忠诚、责任、包容、满足和善良——这些都是家庭生活的积极特征。通过这些特征，我们拓展并丰富彼此。家庭纽带不会削弱自我，而会延伸自我。

我很幸运能够一直有机会观察家庭内部个体和成员之间的关系，看到自我作为一种存在的同时，也看到了它作为一种亲密关系的存在形式。二十世纪八十年代，我去亚利桑那州拜访了米尔顿·艾瑞克森。艾瑞克森是一名心理医生，也是一位指导催眠师的教师，是大名鼎鼎的传奇式人物，身上混合着专业人士、巫医，甚至精灵的气质。我拜访他时，他中风了，半边身体瘫痪。当我进入咨询室时，他坐在轮椅上，面部因为瘫痪而扭曲，嘴半张着，说话含糊不清。但他的发型一丝不苟，穿着带有他风格的紫色天鹅绒夹克和清爽的白衬衫。我忽然就在他身上看到了他妻子的身影，她充满关爱地为他准备了这次会面。这个男人，身体虽然日趋衰落，却因为她而依然完整。这种情况我已经见过很多次了：男人成为妻子养育对象的延伸，女人作为母亲的负担被加重了，孩子们则成了他们父母的父母。

我不是在书写童话，我深深地明白这些相互适应的过程并不是一帆风顺的，像一段排练有素的双人舞那样顺畅。共同成长的过程总是伴随着痛苦、压力和冲突，但我们还是需要更多地关注那些能够和谐相处的方式。

我们的社会崇尚个体的独特性，我们努力探寻独立存在的自我。代际差异和性别差异总是被描述为两极：父母剥削他们的孩子，青少年与他们的父母抗争；女人有一套自己的话语体系，而男人的沟通方式那么奇怪。虐待儿童、性虐待、家庭暴力，受虐妇女、被遗弃的老人——这些都是关系恶化的症状。但是我们在界定这些现象时，往往倾向于认定一段关系出问题的原因是单方面的，我们会把家庭悲剧归咎于某个人的残忍或者漠视。这种过分简单化的处理，是这个社会过于强调个体，以及视野狭隘的心理治疗专业人士共同造成的结果。我观察到家庭中的各种关系及其衍生出的各种可能性，帮助家庭成员寻找解决办法。我鼓励他们包容差异，接受局限，关注家人之间的互补性和合作精神的构建，而不是一味地强调蛮横和软弱的抗衡，去寻找家庭里的"恶棍与受害者"。

当家庭找到我时，其成员已经在彼此之间相互冲突的斗争中筋疲力尽。他们默许我成为各自家庭自我的加油站，成为维系他们团结的守护者。在激烈的冲突中，家庭成员会彼此声讨，认为自己受到了伤害：

"你总是试图控制我！"

"你在乎的只有你自己！"

"那我呢！"

争吵的声音盖过了那首沉默之歌，消解了用合作来实现愿望的能力，使他们再无法成为一个整体。

所以我在工作中会有两条主线，这两条主线在个体自我与家庭关系之间游走，随着视角的转变来制造张力。当我对那位冥顽不化的父亲卡特·法雷尔说"你是一位称职的警长"时，我指出他介意的是自身权威。当我问他的妻子佩吉"你是被告的辩护律师吗？"时，我想表明的是她与权威的关系以及这对夫妻之间的关系。这种从个人到关系的视角转变也许出人意料，但也很容易理解。人们相互关联并不是一个新观点，只不过常常被我们忽视。

这就是家庭治疗的特征：处理个体与关系，并懂得如何将个体问题从家庭视角进行拓展。一旦家庭成员不再纠结于某个家人令人心碎的行为，并开始看到他们自己与其他家人的联结，他们就会发现全新的相处方式。在婚姻治疗中，我们最容易看到对自我的拓展。我对萨拉说："你丈夫的退休究竟威胁到谁？你仍然保持软弱，是为了让他能够继续强大吗？"尽管这种表述看上去有点儿奇怪，但是萨姆和莎拉立刻意识到了它所表达的真实意思。

一旦能够更好地理解亲密关系中的局限性和可能性，对关系的探索就会成为个人力量的一个源泉。当莎拉发现自己所谓的"依赖"其实只是与萨姆的一种旧交易时，她就能开始承认自己的能力；一旦手杖从与父母的三角关系中被驱逐出去，吉尔就开始能够自己走路了；一旦专制的父亲卡特能够承认自己的需求，他就可以向他的孩子学习了；哈利完全能够保护自己的妻子，只要他意识到妻子其实也非常需要他；当斯蒂芬妮不再从父母的反应中来定义自己时，她就能够控制自己的药物滥用了；而那只"孤独的大猩猩"卡尔，一旦和家人发现将他们捆绑在一起的模式后，他们就能够停止试图改变对方的行为，开始学习和谐共处。认识到每个人都是这个整体的重要部分，就能在让家庭成员彼此更亲密的同时，也更充分地做自己。

家庭治疗师之所以能够在个体自我与家庭整体之间进行引导，是因为所有家庭成员意识到了和彼此的联结，以及如何发生了这样的联结。他们有着共同的生活经历，明白在一起生活既会相互制约，又能彼此丰富。家庭生活确实定义并限制了我们的自由，但也为个体福祉和成就提供了尚未被开发的潜力。

在面对这些家庭时，我会有一个清晰的意识：我不相信父母是残忍的、孩子是无助的，也不相信丈夫总是有逻辑的、妻子只会感情用事，更不相信母亲敏感的、父亲是迟钝的。我看到的是一幅马赛克拼图。其中，每个自我都在定义着他人，而整体又在定义着个体，就像埃舍尔的画作，结束也就是开始。局部能够丰富整体，同时，整体也在丰富着局部。

最近有很多关于"功能失调家庭"的讨论。许多人把自己视为创伤后的幸存者："我如此不快乐都是他们的错。我妈妈酗酒，我爸爸揍我。"但是，在我面对这些家庭时，我看到的不是恶棍与受害者，我看到的是人们被困在无法调和的自我挫败模式中。我清楚家庭尚有未被发掘的支持与关爱资源，整体的利益也将是每个人的利益。于是我聚焦于帮助他们去看到自我更宽广的背景——那个处于家庭中的自我。

那些滥用自己力量的强势的家庭成员，我并没有对他们所造成的破坏性视而不见。我知道有些时候弱者必须得到保护，施暴者必须得到约束——如果有必要，哪怕使用强制措施。但是，当我一次次面对这些家庭时，我对他们拥有的各种资源以及能够做出改变的方式感到惊喜——也就是说，只要转变他们对资源的使用方式，就能帮助他们解决麻烦。这也意味着他们需要重新接受自己和他人的可能性与局限性，意味着对不确定性与差异性的包容，意味着他们能够用新的方式去和睦相处的希望。这是我们的社会需要听到的歌：关于我和你的歌，关于人们在关系中如何对自己和他人承担责任的歌。要听到这样一首歌，我们需要鼓起勇气放弃那种孤家寡人、我行我素式的过度自我幻想，接受来自亲密关系的约束。物种和家族的生存，依赖于适应与合作。一个低估这些能力的社会将面临危险，而且很可能已经危机四伏。